La santé de A à Z

Artis

La santé de A à Z

Le sang, le système lymphatique
et le système immunitaire
Le foie et le système digestif
Le système endocrinien et le métabolisme
Les voies respiratoires et les poumons

Artis

La santé de A à Z

Le sang, le système lymphatique et le système immunitaire

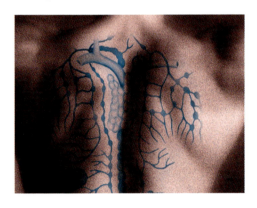

- Adénopathie p. 14
- Anémie p. 18
- Hémophilie p. 22
- Leucémie p. 26
- Lymphomes et maladie de Hodgkin p. 30
- Myélome multiple ou maladie de Kahler p. 34
- Œdème lymphatique ou lymphœdèmes p. 36

Le système endocrinien et le métabolisme

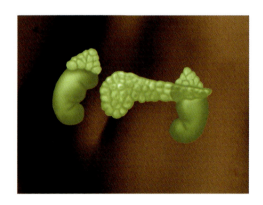

- Cancer de la thyroïde p. 46
- Diabète p. 48
- Hyperthyroïdie p. 58
- Hypothyroïdie p. 62
- Maladie d'Addison p. 64
- Maladie de Cushing p. 66
- Nodules thyroïdiens p. 68
- Obésité p. 70

La santé de A à Z

Le foie et le système digestif

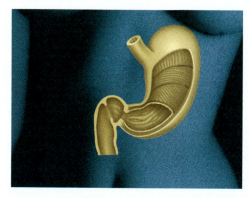

- Appendicite — p. 86
- Calculs biliaires — p. 90
- Cancer du colon — p. 96
- Cancer de l'estomac — p. 100
- Cirrhose — p. 104
- Colique — p. 108
- Colite et rectocolite — p. 114
- Constipation — p. 118
- Diverticulose — p. 124
- Fibrose kystique ou mucoviscidose — p. 128
- Fissure anale — p. 130
- Fistule anale — p. 132
- Gastrite — p. 134
- Gastroentérite — p. 140
- Hémorragie digestive — p. 142
- Hémorroïdes — p. 144
- Hépatites virales — p. 150
- Hernie hiatale — p. 160
- Intolérance au lactose — p. 164
- Jaunisse ou ictère — p. 166
- Kyste hydatique du foie — p. 168
- Maladie Cœliaque ou intolérance au gluten — p. 170
- Maladie de Crohn — p. 172
- Pancréatite — p. 174
- Péritonite — p. 178
- Ulcère gastroduodénal — p. 180
- Ver solitaire ou ténia — p. 186

Les voies respiratoires et les poumons

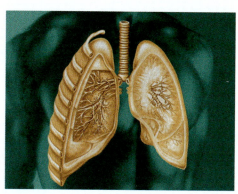

- Asthme — p. 196
- Bronchite — p. 204
- Bronchiolite — p. 210
- Cancer des poumons — p. 214
- Embolie pulmonaire — p. 220
- Emphysème pulmonaire — p. 222
- Insuffisance respiratoire — p. 228
- Maladie du légionnaire — p. 232
- Pleurésie — p. 234
- Pneumonie — p. 236

Le sang | le système lymphatique et le système immunitaire

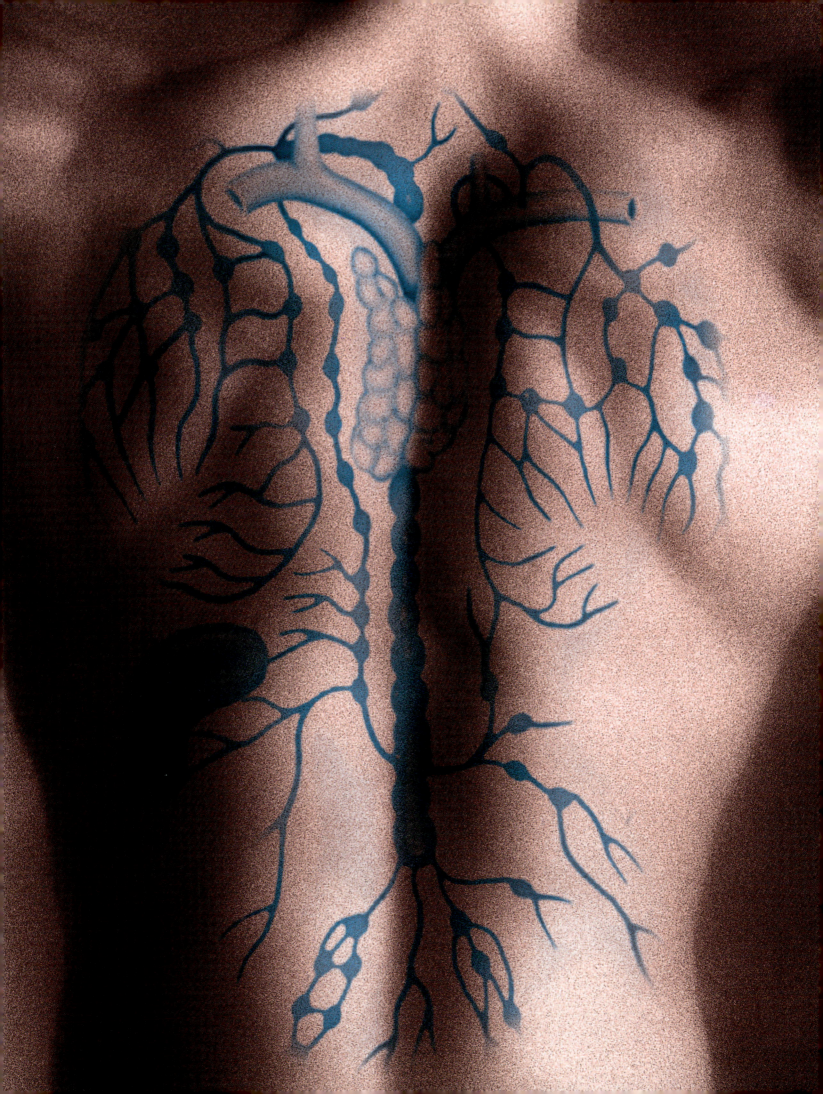

Le sang, le système lymphatique et le système immunitaire

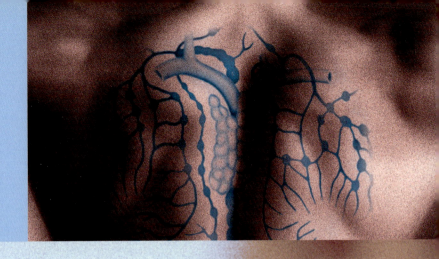

Le sang

Le sang est un liquide vital qui circule dans les artères et les veines grâce à l'action du cœur. Il nourrit et oxygène les tissus de l'organisme, puis achemine les déchets vers les organes chargés de les éliminer. Il transporte dans l'hémoglobine des globules rouges l'oxygène des poumons aux cellules et le gaz carbonique jusqu'aux poumons, afin que ces derniers l'expulsent. Il apporte des éléments vitaux (glucides, lipides, protides) du foie aux différents tissus. Il conduit les substances nuisibles des tissus aux reins qui les évacuent dans l'urine. C'est encore le sang qui se charge de véhiculer l'eau et les minéraux partout où ils sont nécessaires. Les hormones, messagers chimiques, voyagent également à travers le sang. Ce dernier défend le corps contre les bactéries, parasites et virus grâce aux globules blancs et participe au processus de coagulation par l'intermédiaire des plaquettes. Enfin, le sang agit comme un système de chauffage central afin de garder constante la température du corps. Tous les mécanismes physiologiques et pathologiques du sang, de la moelle et des ganglions font l'objet de recherches pointues. La branche de la médecine qui étudie ces processus est appelée l'hématologie.

Le sang

Composition du sang et rôle de ses composants

Le sang est constitué de cellules libres (globules rouges, globules blancs et plaquettes) baignant dans un liquide (plasma).

Le plasma

Liquide formé à 95% d'eau, riche en éléments nutritifs et hormones. Les éléments nutritifs sont les graisses, les sucres, les acides aminés, les vitamines et les sels minéraux. Ces substances sont acheminées vers le foie, lieu de stockage, d'où elles sont libérées selon les besoins du corps. Les déchets sont le gaz carbonique, l'urée (substance azotée émanant de la destruction des protéines) et la bilirubine (substance provenant de la dégradation de l'hémoglobine). Les protéines sont très nombreuses et variées : les immunoglobulines (neutralisent les substances étrangères et les empêchent de se reproduire), le fibrinogène (intervient dans la coagulation) et, surtout, l'albumine, qui représente 55% de toutes les protéines du plasma et participe au transport des hormones et des vitamines.

Les globules rouges

Egalement appelés érythrocytes ou hématies, les globules rouges sont de loin les cellules les plus nombreuses du sang. Ils ont pour mission de transporter l'oxygène des poumons vers le reste de l'organisme. C'est grâce à l'hémoglobine qu'ils contiennent qu'ils peuvent accomplir cette tâche. L'hémoglobine, pigment rouge qui donne au sang sa couleur, capte l'oxygène et le libère à travers les fines parois de capillaires pour qu'il parvienne aux différents tissus. En échange, l'hémoglobine capte le gaz carbonique, qui sera amené aux poumons et expulsé lors de l'expiration. Leur forme biconcave accroît leur surface et permet à l'oxygène de s'y fixer.

Les globules rouges se forment dans la moelle rouge des os où ils évoluent avant de passer, à maturité, dans le sang. Ils vivent une centaine de jours et sont détruits dans le foie ou la rate. L'érythrocyte est une cellule particulière : elle n'a pas de noyau (qui renferme les caractéristiques héréditaires). C'est pourquoi elle ne se reproduit pas : d'autres cellules, dites réticulaires, la fabriquent.

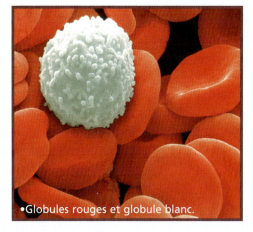
• Globules rouges et globule blanc.

Les globules blancs

Ou leucocytes, ils ont pour fonction de protéger le corps contre les différentes infections dues à des organismes étrangers. Certains d'entre eux attaquent directement les bactéries et les détruisent (phagocytose), d'autres provoquent des processus immunologiques. Ils sont beaucoup moins nombreux que les globules rouges et, à l'inverse de ces derniers, renferment un noyau. Ils peuvent donc se reproduire. Il existe plusieurs types de globules blancs que l'on classe par la forme de leur noyau :

• **les leucocytes mononucléaires** se caractérisent par un noyau simple et arrondi et se répartissent en deux types distincts : les macrophages ou monocytes et les lymphocytes. Les monocytes ont pour mission de capturer et de détruire les antigènes, ces substances étrangères à l'organisme que sont les bactéries, les champignons microscopiques, les virus, les cellules cancéreuses, les parasites, etc. Les lymphocytes, quant à eux, se multiplient dans les ganglions lymphatiques et sont responsables des processus de défense de l'organisme face aux germes pathogènes. Certains d'entre eux sont spécialisés dans la production des anticorps.

L'hémoglobine et la couleur du sang

L'hémoglobine se compose d'une protéine, la globine et d'une petite quantité de pigment, l'hématine. Cette dernière, qui renferme une grande quantité de fer, permet à l'hémoglobine de capter l'oxygène lors de son passage dans les poumons. C'est précisément ce mélange de fer et d'oxygène qui confère au sang sa couleur rouge. Lorsque l'hémoglobine contient de l'oxygène, on l'appelle oxyhémoglobine. Le sang est alors rouge brillant. Par contre, le sang désaturé en oxygène (libération de l'oxygène de l'hémoglobine aux tissus) est rouge sombre. Cette forme d'hémoglobine est appelée carbohémoglobine, car elle transporte une partie du gaz carbonique à expulser.

Le sang, le système lymphatique et le système immunitaire

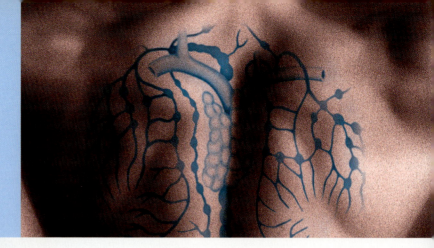

• **les leucocytes polynucléaires** sont les plus nombreux (70%) et se forment dans la moelle épinière. Ils sont répartis en trois groupes : les neutrophiles (qui jouent un rôle de défense contre les infections comme les monocytes), les éosinophiles (dont le nombre augmente lors d'une allergie ou d'une infection par un parasite) et les basophiles (dont la mission est encore mal connue).

Les plaquettes, appelées aussi thrombocytes, sont des cellules minuscules qui se comptent par milliards dans le sang. Elles participent activement au processus de coagulation (régulent la fluidité du sang et limitent donc les hémorragies). Elles proviennent de cellules spécifiques produites par la moelle rouge des os.

Formation des cellules du sang

La majorité des globules du sang se forme dans la moelle osseuse rouge. L'intérieur de la moelle osseuse rouge se présente comme un réseau de fibres (dites réticulaires) qui s'entrelacent pour former une armature qui retient les cellules réticulaires d'où naissent les différents types de globules.

A l'origine toutes les cellules réticulaires sont semblables. Selon les besoins de l'organisme, elles vont décider de se transformer en globule rouge, globule blanc ou plaquette. En s'éloignant des fibres réticulaires vers les espaces libres, chaque cellule va connaître plusieurs modifications jusqu'à sa forme définitive. Une fois son identité établie, elle partira rejoindre le flux sanguin afin d'accomplir sa mission.

Groupes sanguins

Il existe, à la surface des cellules sanguines, des antigènes qui sont des substances étrangères à l'organisme, capables de déclencher un processus immunitaire. Or ces antigènes ne sont pas les mêmes chez tout le monde; il en existe plusieurs variétés, appelées groupes sanguins. Lorsqu'une personne transfusée reçoit des globules rouges porteurs d'antigènes qu'elle ne possède pas, son organisme réagit en fabriquant des anticorps contre cet antigène. C'est pourquoi il faut identifier le groupe sanguin du donneur et du receveur avant chaque transfusion. Cependant, la compatibilité au sein d'un même groupe ne doit être respectée que pour deux variétés d'antigènes : les systèmes ABO et Rhésus.

Le système ABO

Le groupe A (ne contient que l'antigène A), le groupe B (ne contient que l'antigène B), le groupe AB (renferme les deux antigènes), le groupe O (aucune trace des antigènes A et B). Les personnes du groupe B produisent des anticorps anti-A, celles du groupe A ont des anticorps anti-B et celles du groupe O fabriquent des anticorps anti-A+B. Les personnes du groupe AB peuvent recevoir du sang de tous les groupes (receveurs universels). Les personnes du groupe O ne peuvent recevoir que du sang du groupe O et peuvent donner leur sang à des personnes de tout groupe (donneurs universels).

Le système Rhésus

Ce système distingue de nombreux antigènes dont l'antigène D. Les personnes qui possèdent l'antigène D sont dites Rhésus positif (Rh+), les autres, qui ne le possèdent pas, sont dites Rhésus négatif (Rh-).

La coagulation

Lorsqu'un vaisseau sanguin est endommagé, les plaquettes sont activées, se rassemblent à l'endroit de la lésion, adhèrent à la paroi du vaisseau et libèrent certaines substances qui déclenchent la contraction du vaisseau et la production de filaments de fibrine. Ces filaments emprisonnent les plaquettes et les cellules du sang qui finissent par former un caillot, appelé clou plaquettaire. L'ensemble des phénomènes qui déterminent la coagulation est appelé l'hémostase.

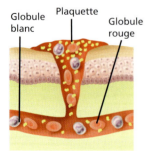

Vaisseau sanguin endommagé

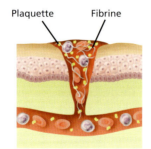

Coagulation

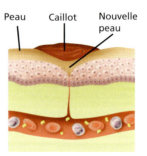

Cicatrisation

Système lymphatique

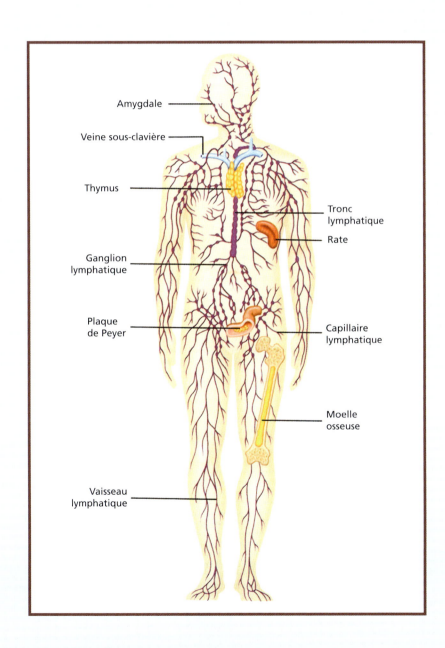

Le système lymphatique fait partie du système immunitaire, chargé de défendre notre corps contre les organismes étrangers. Il joue également un rôle circulatoire : recueillir et drainer la lymphe vers le flux sanguin. Il se compose de capillaires lymphatiques, de vaisseaux lymphatiques, de deux troncs lymphatiques et de ganglions lymphatiques.

Composition et fonctions du système lymphatique

La lymphe
Est constituée de plasma et de globules blancs. Il s'agit en fait d'un liquide issu du sang, dépourvu de globules rouges, qui traverse les parois des capillaires sanguins, passe dans les espaces interstitiels (entre les cellules des tissus), puis est recueilli par un réseau de capillaires lymphatiques. On distingue la lymphe interstitielle qui baigne les cellules et la lymphe vasculaire qui circule dans les vaisseaux. Lorsque des organismes étrangers générateurs de maladies pénètrent dans le sang, c'est dans la lymphe qu'ils se retrouvent.

Les capillaires lymphatiques
Prennent naissance dans les intervalles intercellulaires et s'unissent pour former les vaisseaux lymphatiques. La lymphe pénètre dans les capillaires lymphatiques en traversant leurs parois.

Les vaisseaux lymphatiques
Ressemblent beaucoup aux veines mais sont incolores. Ils sont plus larges et plus épais que les capillaires.

Le sang, le système lymphatique et le système immunitaire

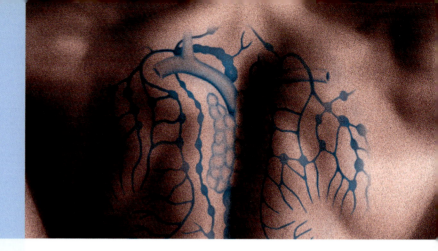

Les troncs lymphatiques

Sont deux conduits longs et larges dans lesquels aboutissent tous les vaisseaux lymphatiques. Une partie de ces vaisseaux rejoint le canal thoracique qui déverse la lymphe et le chyle (liquide issu de la transformation des aliments pendant la digestion) dans le flux sanguin par la veine sous-clavière gauche. La lymphe de la moitié droite du corps est, elle, recueillie par la grande veine lymphatique, qui la conduit jusqu'à la veine sous-clavière droite.

Les ganglions lymphatiques

Sont des petites grosseurs tissulaires qui renferment deux sortes de globules blancs : les lymphocytes et les macrophages. Ces derniers jouent un rôle clef dans la défense contre les infections. La progression de la lymphe est ralentie à l'intérieur des ganglions pour permettre aux macrophages de détruire les bactéries et autres micro-organismes nocifs pour le corps. Les ganglions lymphatiques agissent donc comme de véritables filtres et peuvent s'enflammer et augmenter de volume en réaction à l'invasion d'une grande quantité de bactéries. Ils se situent principalement au niveau du cou, des aisselles et au pli de l'aine. D'autres, plus profonds, se trouvent dans l'abdomen et le thorax.

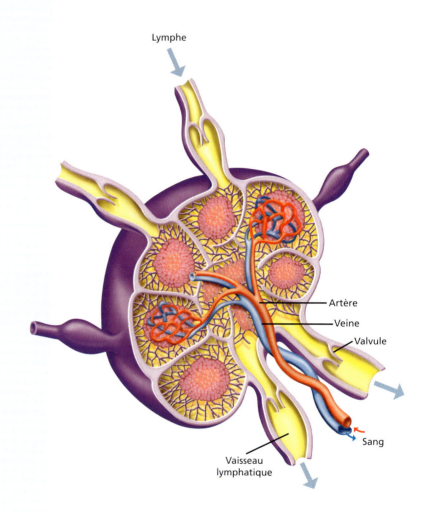

Coupe d'un ganglion lymphatique

Circulation lymphatique

La lymphe ne circule pas en circuit fermé. En effet, les capillaires lymphatiques prennent naissance dans les espaces intercellulaires et rejoignent les vaisseaux lymphatiques dans lesquels ils déversent la lymphe absorbée à travers leurs parois. Ensuite, par l'intermédiaire des troncs lymphatiques, la lymphe intègre le flux sanguin. Dans les canaux lymphatiques, la lymphe progresse grâce à l'action des muscles. Un système de valvules assure le mouvement du fluide en sens unique en empêchant tout reflux.

Système immunitaire

Le système immunitaire se compose de l'ensemble des organes, des cellules et des substances qui ont pour mission de protéger l'organisme contre les agents pathogènes (générateurs d'infections) comme les virus, les bactéries et les champignons microscopiques.

Composition

Le système immunitaire est formé des globules blancs, des organes qui les produisent (moelle osseuse, thymus), des organes qui les hébergent et permettent leur multiplication (rate, ganglions lymphatiques, follicules clos de l'intestin, amygdales), du sang et de la lymphe dans lesquels ils baignent et des molécules qu'ils produisent.

Réactions immunitaires

Lorsqu'une substance étrangère pénètre l'organisme, celui-ci se défend en la détruisant directement ou en fabriquant des protéines spécifiques, comme les anticorps qui combattent l'antigène.

Les réactions inflammatoires

Interviennent dans un premier temps. Lorsque des germes pathogènes parviennent à franchir les barrières physiques du corps et infectent certaines cellules, les globules blancs "natural killers" (les neutrophiles et les macrophages) sont attirés, les englobent et les détruisent. C'est le phénomène de la phagocytose. Ce type de défense attaque identiquement tout corps étranger, sans aucune spécificité à un germe particulier.

Le système de complément

Il comprend une vingtaine de protéines qui circulent, inactives, dans le sang et qui s'activent lors de toute infection. Lorsqu'une particule étrangère s'introduit dans l'organisme, une protéine "de complément" se fixe sur sa surface. D'autres protéines viennent ensuite se lier à la première, formant le complément. Cette réaction a pour but d'attirer les phagocytes. D'autre part, ces protéines peuvent également être activées quand le système immunitaire sécrète des anticorps spécifiques, afin d'aider ces derniers à éliminer l'intrus.

Les réactions immunitaires

Spécifiques, elles se déclenchent lorsque la réaction inflammatoire ne parvient pas à venir à bout de l'infection. Elles reposent sur l'action des globules blancs lymphocytes B et T. A la différence des réactions inflammatoires, les réactions immunitaires se modifient à chaque infection afin de réagir plus efficacement face à un antigène déjà rencontré. En effet, certains lymphocytes gardent en mémoire et reconnaissent les antigènes précédemment croisés. Lors d'une infection, les lymphocytes B identifient l'antigène et se mettent à proliférer. Certains d'entre eux se transforment en plasmocytes, qui produisent les anticorps. Ces derniers sont des protéines spécialisées spécifiques qui détruisent les antigènes. Ce type de défense est plus efficace que la phagocytose parce qu'il est plus précis. En effet, il existe une catégorie déterminée d'anticorps pour chaque antigène attaquant. Les lymphocytes T, *cellules tueuses*, se multiplient et se mobilisent très rapidement afin d'attaquer directement le germe infectieux.

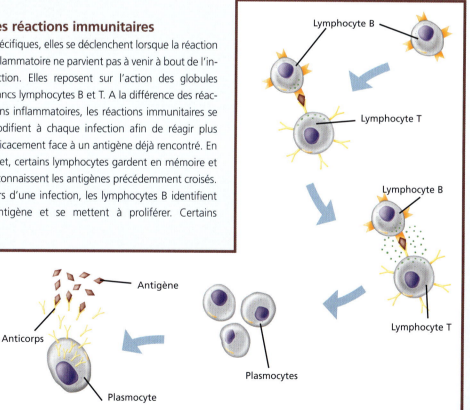

Le sang, le système lymphatique et le système immunitaire

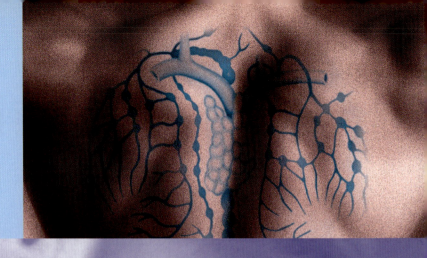

L'adénopathie est une affection des ganglions lymphatiques due à une inflammation, une infection ou une tumeur. Il s'agit donc d'un signe commun à de nombreuses maladies. Elle se manifeste par l'augmentation du volume des ganglions. Ceux-ci sont répartis dans tout l'organisme et peuvent être superficiels (cou, aisselle, aine) ou profonds (thorax et abdomen). Ils sont les relais dans lesquels certains globules blancs se multiplient et attirent les microbes qu'ils doivent détruire. Les adénopathies superficielles sont fréquentes chez l'enfant. En effet, c'est entre 4 et 8 ans que le développement du système lymphatique est maximum. Si les adénopathies ne sont bien souvent que des signes transitoires d'une infection, parfois elles peuvent être le symptôme d'une affection plus sérieuse (leucémies, lymphome malin de Hodgkin, cancers).

 Cause

On peut établir une distinction entre les adénopathies généralisées et les adénopathies localisées.

Les adénopathies généralisées

Elles sont caractérisées par une augmentation du volume des ganglions dans plusieurs régions non contiguës. Elles peuvent être liées à une infection virale (mononucléose infectieuse, rubéole, rougeole, varicelle, adénovirus, VIH, etc.) ou à une infection parasitaire ou mycosique (toxoplasmose). Elles peuvent aussi survenir suite à la prise de certains médicaments ou au cours de maladies auto-immunes (anémie hémolytique auto-immune, lupus érythémateux disséminé). D'autres adénopathies s'observent en réponse à une maladie maligne du sang (leucémies, lymphomes malins de Hodgkin, lymphomes malins non hodgkiniens, métastases cancéreuses).

Les adénopathies localisées

Le plus souvent d'origine infectieuse. Toutefois, une adénopathie isolée peut révéler une métastase cancéreuse ou un lymphome. La localisation des ganglions permet d'orienter le diagnostic vers certaines maladies.

- **Les adénopathies cervicales** (région du cou)
Peuvent être le signe d'une infection microbienne banale suite à une plaie locale. Mais certaines d'entre elles permettent de diagnostiquer une tuberculose, une adénopathie maligne (lymphome malin, métastase cancéreuse) ou la maladie des griffes du chat (infection due à une bactérie qui s'introduit par la griffure du chat ou du chien).
- **Les adénopathies pré-auriculaires**
Accompagnent bon nombre d'infections chroniques des yeux et des paupières.
- **Les adénopathies axillaires** (aisselles)
Peuvent être dues à des infections des membres supérieurs mais, plus rarement, sont le témoin

Adénopathie

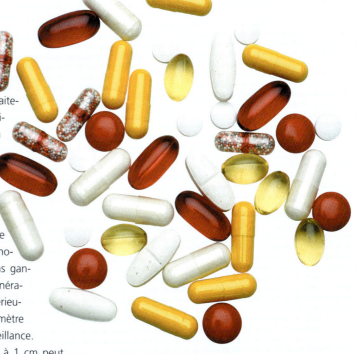

d'autres affections à exclure (chaîne ganglionnaire).
• **Les adénopathies inguinales** (aine)
Sont le plus souvent secondaires à une infection bactérienne des membres inférieurs : plaies cutanées du pied, de la jambe ou de la cuisse, érythème fessier surinfecté, etc.
• **Les adénopathies occipitales** (nuque)

 ## Symptômes et diagnostic

La plupart des enfants ont de petits ganglions (moins de 1 cm de diamètre) indolores dans la région du cou et aux plis inguinaux. Ils correspondent aux multiples petites infections banales et ne doivent pas inquiéter. En revanche, lorsqu'il s'agit de l'apparition récente d'un gros ganglion (surtout s'il est dur, douloureux, inflammatoire) ou de plusieurs petits ganglions disséminés, accompagnés parfois de fièvre, il est important de consulter un médecin. Le diagnostic d'une adénopathie est le plus souvent évident lors de l'examen clinique par le médecin. L'échographie peut cependant permettre de trancher en cas de doute (kyste, graisse, hernie...). Un examen biologique du sang (numération formule sanguine) est souvent indispensable pour évaluer les maladies inflammatoires ou infectieuses et orienter le traitement. Lors de l'examen clinique, le médecin établira la taille, la localisation, l'évolutivité, la consistance (souple ou dure), le caractère douloureux et l'inflammation de la peau du ganglion. Il devra également être attentif à la présence d'adénopathies dans d'autres régions ganglionnaires (adénopathies généralisées). Une adénopathie inférieure ou égale à 1 cm de diamètre nécessite une simple surveillance. Une adénopathie supérieure à 1 cm peut justifier une ponction et/ou une biopsie du ganglion, afin d'en préciser la composition et son éventuel envahissement par des cellules anormales.

 ## Mononucléose infectieuse ou *maladie du baiser*

Il s'agit d'une infection contagieuse et très banale à l'adolescence et chez les jeunes adultes. Le patient est fatigué, fiévreux, sans appétit et présente quelques ganglions gonflés au niveau du cou, des aisselles ou de l'aine. La mononucléose infectieuse, souvent surnommée " maladie du baiser " car elle se transmet par la salive, est une infection bénigne, due à un virus de la famille des herpès, le virus d'Epstein Barr. Face à cette maladie, le traitement est symptomatique. Il n'y a pas d'éradication du virus. la personne en reste porteuse sans pour autant être symptomatique ou contagieuse.

 ## Traitement
Médecine traditionnelle

Le traitement est, avant tout, celui de la maladie causale. Dans l'adénite (inflammation d'un ganglion lymphatique) bactérienne, un traitement par antibiotique est nécessaire. Dans certains cas, les anti-inflammatoires sont associés (corticoïdes notamment). Au stade de suppuration, la ponction évacuatrice est souvent insuffisante et un drainage chirurgical est nécessaire.

Le sang, le système lymphatique et le système immunitaire

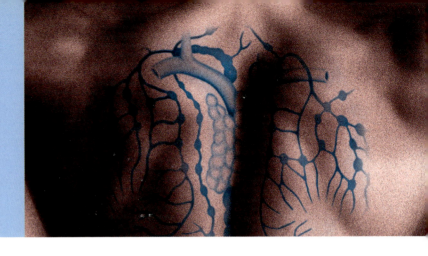

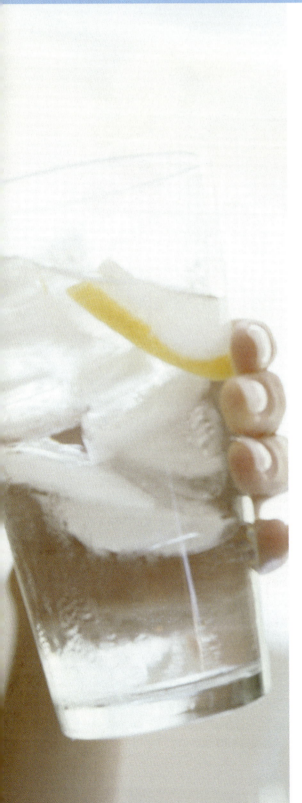

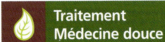

Traitement Médecine douce

Homéopathie

Cette hypertrophie des ganglions lymphatiques est la conséquence d'une maladie ou est liée à une maladie et ne pourra être soignée de façon indépendante sans en chercher la cause. Certains remèdes homéopathiques pourront en limiter l'importance, surtout s'il s'agit d'un problème passager, tel qu'un problème dentaire, ou une infection banale, en attendant de consulter son médecin ou son dentiste.

Les remèdes :

Ils sont à prendre à raison de 3 granules, 3 fois par jour, jusqu'à consultation.

Cistus Canadensis, 5 ch, s' il y a grande sensibilité au froid, si les ganglions lymphatiques, au cou et à la nuque, sont enflammés et endurés, s'il y a une sécheresse de la gorge qui provoque une douleur en avalant.
Drosera Rotundifolia, 5 ch, s'il y a une adénopathie ganglionnaire cervicale, abdominale, si la personne présente est faible, découragée par son état, ou si elle a même tendance au suicide.
Scrofularia Nodosa, 5 ch, s'il y a adénopathie dans toutes les régions du corps, avec ganglions indurés, auxquels s'ajoute une faiblesse avec assoupissement, oppression dans la poitrine.
Calcarea Carbonica, 5ch, s'il y a enflure des glandes sous-maxillaires, si elles sont très dures. S'il y a des douleurs piquantes en avalant, une sensation générale de froid.
Sulfur Iodatum, 5 ch, s'il y a en plus : faiblesse, amaigrissement, céphalées, manque d'appétit.

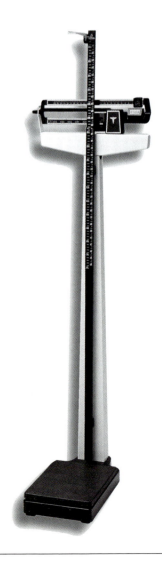

Adénopathie

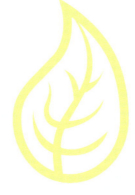

Oligo-éléments

Les oligo-éléments pouvant également apporter une amélioration sont Manganèse-Cuivre, Cuivre-Or-Argent, en alternance pendant une vingtaine de jours.
Ils participeront à renforcer les défenses du corps.

Langage du corps

Il est bien acquis maintenant que l'être humain est un tout, soit que l'on ne peut séparer corps et esprit. Si la médecine ne peut apporter de solution parce qu'elle ne trouve aucune anomalie à ce problème spécifique, il est bon de se souvenir que le corps parle, qu'il s'exprime parfois de façon tout à fait surprenante.

Kinésiologie

Il s'agit d'une méthode manuelle fondée sur des tests musculaires, créée dans le début des années 60 aux Etats-Unis par le Dr. Goodheart, et connue en Europe surtout depuis 1985. La médecine américaine découvre une façon nouvelle de considérer le muscle. Chaque grand muscle du corps est en relation avec un organe, et les organes sont en relation avec un méridien d'acupuncture bien précis (pour rappel, les méridiens sont les courants vitaux qui parcourent le corps). Il établit le principe de base selon lequel le tonus musculaire s'affaiblit dès que quelque chose nous perturbe, que ce soit le stress, un blocage vertébral ou un traumatisme, même très ancien. Le test musculaire, devenu la base même de la kinésiologie, permet d'interroger le corps et de déterminer si l'affaiblissement d'un muscle est d'ordre structurel (mécanique, biochimique), nutritionnel (substances nocives) ou psychique. La faiblesse énergétique de ce muscle sera le porte-parole de l'organe qui est en relation directe avec lui, et permettra de travailler sur les blocages divers qui perturbent aussi bien la santé que le psychisme. La kinésiologie recherche donc des causes souvent très enfouies et perçoit l'être humain dans sa globalité.

Histoire vécue

Un jour, Hélène commence à souffrir d'une paralysie du côté droit du visage. En parallèle, des ganglions ressortent très fort du même côté. Elle se soumet à une longue et nécessaire série d'examens (dents, yeux, oreilles). Si l'on situe la présence de ces ganglions, on ne peut en déterminer la cause.
Elle se tourne alors vers la kinésiologie, qui l'a aidée pour un problème de mémoire et de concentration, redoutable pour une profession comme la sienne, à cheval entre le monde de la communication, de la création et des affaires. Elle comprend alors qu'elle bloque ses élans créatifs et personnels en baignant dans un milieu de stress, de tension. Elle s'est vraiment mise à paralyser ses émotions.
Très rapidement, les ganglions et les symptômes disparaissent.
Après une très sérieuse formation, Hélène devient d'ailleurs kinésiologue.

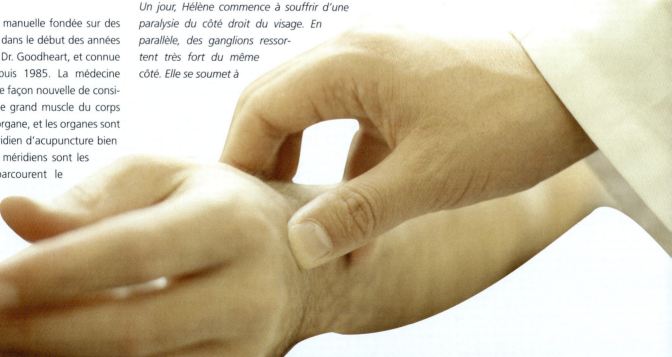

Le sang, le système lymphatique et le système immunitaire

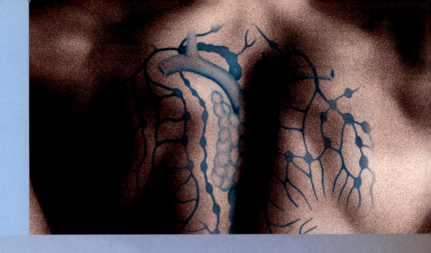

L'anémie se caractérise par une diminution anormale de l'hémoglobine dans le sang. L'hémoglobine est la protéine contenue dans les globules rouges. Elle est chargée d'amener l'oxygène aux différentes cellules du corps. On parle d'anémie lorsque le taux d'hémoglobine est inférieur à 13 grammes par décilitre chez l'homme et à 12 grammes par décilitre chez la femme. Il s'agit d'une affection fréquente dont on recense plus de 200 variétés différentes.

Il permet le transfert de l'oxygène par l'hémoglobine des globules rouges. Les femmes réglées (surtout les adolescentes) sont les premières touchées par ces carences en fer. La femme enceinte peut souffrir d'anémie ferriprive, car le fœtus profite du fer de sa mère pour fabriquer ses propres globules rouges. Parfois, les carences en fer sont dues à une hémorragie d'origine digestive, à une malabsorption ou à un défaut d'apport alimentaire. D'autre part, lors d'inflammations chroniques, les globules blancs macrophages stockent anormalement le fer du sang et amputent la quantité disponible pour les globules rouges (anémie inflammatoire).

nères. Les origines sont multiples. Il peut s'agir d'une maladie héréditaire et congénitale ou d'une maladie auto-immune, c'est-à-dire que l'organisme sécrète anormalement des anticorps contre ses propres globules. Certaines anémies sont liées à la prise d'un médicament, à l'absorption de substances toxiques, à une infection des globules rouges par un parasite ou à un traumatisme.

• Détail d'un vaisseau sanguin.

Types d'anémies

Les anémies par excès de saignement
(ou anémies hémorragiques)
Parfois, l'hémorragie est évidente, comme dans le cas de règles ou de vomissements. Dans d'autres cas, il s'agit d'hémorragies internes survenant souvent dans l'appareil digestif avec des saignements visibles (dans les selles).

L'anémie par carence en fer
(ou anémie ferriprive)
L'anémie ferriprive est la plus fréquente. Le fer est un oligo-élément indispensable à l'organisme.

Les anémies par destruction excessive des globules rouges
(ou anémies hémolytiques)
Caractérisées par une diminution de la durée de vie des globules rouges. La moelle osseuse va s'épuiser à produire de nouveaux globules pour compenser la disparition rapide de leurs congé-

Les anémies par défaut de fabrication des globules rouges
(ou anémies arégénératives)
C'est la moelle osseuse qui ne fabrique plus ou pas assez de globules. Les causes sont nombreuses. Il peut s'agir d'un problème de stimulation hormonale. Une moelle vieillissante peut en

Anémie

être la cause. Les anémies arégénératives peuvent également être dues à une atteinte toxique (médicament type chimiothérapie, alcool) ou à un cancer qui envahit et détruit la moelle. Enfin, un défaut des érythroblastes (cellules souches à l'origine des globules rouges), en cas d'érythroblastopénie (anomalie sanguine caractérisée par la diminution ou la disparition des érythroblastes) ou d'aplasie médullaire (maladie caractérisée par une raréfaction de la moelle osseuse) constitue une autre cause possible de ce type d'anémies.

Les anémies macrocytaires
Présentent des globules rouges plus gros que la normale.

Les anémies mégaloblastiques
Existence dans la moelle d'érythroblastes (cellules souches à l'origine des globules rouges) anormaux appelés mégaloblastes. Elles sont liées à une carence en vitamine B12 ou en acide folique. La vitamine B12 joue un rôle dans la maturation des globules rouges. On la trouve dans les aliments d'origine animale. L'acide folique est une vitamine indispensable à la formation des globules rouges par la moelle osseuse.

Elle est présente dans le foie, les légumes verts, le lait, les fromages, les céréales, la viande.

Symptômes

Les symptômes habituels sont une pâleur de la peau et des muqueuses (bouche et conjonctives), un essoufflement lors des efforts, une tachycardie (accélération du rythme cardiaque), une fatigue à l'effort voire au repos, des maux de tête, des vertiges, des bourdonnements d'oreilles. A un stade plus avancé, il y a une perte d'appétit, des vomissements, un arrêt des règles chez la femme, une impuissance chez l'homme, parfois une fièvre chronique modérée. Chez les personnes âgées, l'examen peut montrer une insuffisance cardiaque et des œdèmes. A ces symptômes généraux peuvent venir s'ajouter des troubles spécifiques à chaque type d'anémie.

Besoins en fer du fœtus à l'adolescence

Au cours des trois derniers mois de la grossesse, le fœtus reçoit de sa mère un stock de fer. Jusqu'à trois mois, le fer contenu dans le lait maternel est suffisant pour couvrir les besoins du bébé, au-delà il est nécessaire de varier son alimentation ou de lui donner un lait enrichi en fer jusqu'à un an au moins. La croissance de l'enfant nécessite également un apport important en fer. Les adolescentes réglées ont besoin d'un apport quotidien en fer supérieur à celui des garçons du même âge pour compenser la perte de fer pendant leurs règles.

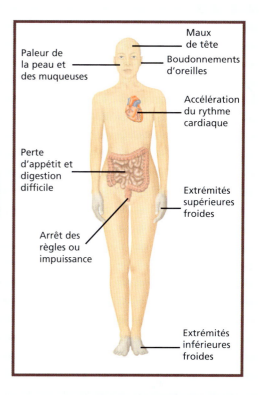

Diagnostic

Une simple prise de sang est suffisante pour établir le diagnostic de l'anémie. Cependant, un examen biologique précis du sang, appelé hémogramme, est souvent nécessaire pour définir l'identité exacte de l'anémie. Il s'agit d'un examen qui, d'une part, quantifie les divers éléments du sang (nombre des cellules du sang, volume moyen des globules rouges, taux d'hémoglobine, etc.) et, d'autre part, décrit leur aspect.

Le sang, le système lymphatique et le système immunitaire

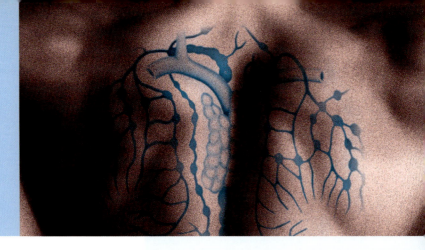

Traitement Médecine traditionnelle

Le traitement d'une anémie est spécifique à chaque type et axé sur le traitement étiologique. Il est donc nécessaire de rechercher, dans un premier temps, la cause de l'anémie. Pour les anémies par carence en fer, acide folique ou vitamine B12, il est d'abord conseillé d'adopter une alimentation équilibrée et adaptée. En fonction des cas, le médecin prescrit également des apports supplémentaires sous forme médicamenteuse. Les transfusions sanguines ne sont pratiquées que dans les cas où la cause de l'anémie ne peut être traitée.

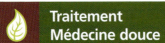
Traitement Médecine douce

Homéopathie

L'homéopathie cherchera avant tout la cause du problème. Il est donc indispensable de consulter un médecin.

Les remèdes :
Phosphoricum Acidum sera le remède numéro 1 si l'épuisement semble être d'origine nerveuse.

China, si en plus de la fatigue intense, de l'épuisement au moindre effort, il y a insomnie. Seul un examen sanguin pourra être concluant.

L'homéopathie pourra fournir les catalyseurs nécessaires à la fixation des remèdes allopathiques tels que le fer ou la vitamine B12.

S'il s'agit d'anémie ferriprive:

les remèdes :
Ferrum Metallicum, 5 ch, 3 granules 2 fois par jour pendant 3 semaines au moins, ou jusqu'à nette amélioration. La personne correspondant à ce remède est fatiguée physiquement et moralement, a des crises d'anxiété, peut être irritable, avoir des accès de colère, ne supporte aucune contradiction, aucun bruit, peut avoir des vertiges en descendant un escalier, des céphalées avec battements dans la tête, comme des coups de marteau, des saignements de nez, des bouffées de chaleur. Il y a pâleur, décoloration des muqueuses, l'appétit est capricieux, la faim vorace alterne avec une complète anorexie.

China, 5 ch, même posologie, si l'anémie est consécutive à une hémorragie, s'il y a sensation d'épuisement. La personne correspondant à ce remède présente une hypersensibilité aux bruits, aux odeurs, possède une certaine tendance à l'anorexie, due à un dégoût pour les aliments. Elle a un sommeil agité, lourd de cauchemars, des céphalées, le cuir chevelu est sensible et la personne est hypersensible au moindre courant d'air.

Natrum Muriaticum, 9 ch, 3 granules, 2 fois par jour, 3 semaines par mois, pendant 3 mois, ou jusqu'à amélioration. Ce remède correspondra surtout s'il y a amaigrissement, si la personne a un désir de sel. Cette personne supporte mal la critique, est souvent solitaire, n'aime pas être consolée, trop entourée, ni même regardée. D'une façon générale elle est prédisposée aux rhumes à répétition, ne supporte pas les endroits chauds et confinés, se sent mieux en étant immobile.

Phytothérapie

Les plantes :
Alfalfa, très riche en minéraux, calcium, zinc, cuivre, fer, donc grand reminéralisant et revitalisant, convient pour les grandes fatigues.

Caroube, très riche en phosphore et en fer, précieux également dans les troubles de mémoire qui peuvent accompagner l'anémie.

Cresson, riche en vitamines dont la vitamine C, grand reminéralisant et stimulant physique et intellectuel.

Lapacho, facilite la formation des globules rouges.

• L'ortie (phytothérapie) fait merveille contre la chute des cheveux.

Hémophilie

Symptômes et diagnostic

L'examen biologique du sang définit le dosage des facteurs VIII et IX et établit à la fois le type (A ou B) et la forme de l'hémophilie (légère, modérée ou sévère). Quel que soit le type d'hémophilie concerné, les symptômes sont identiques. Seule leur gravité varie en fonction de l'importance du déficit en facteur VIII ou IX.

L'hémophilie sévère
Est souvent diagnostiquée dès la naissance, face à un hématome spontané ou lié à un traumatisme minime. Le nourrisson présente fréquemment des ecchymoses ou des hématomes inexpliqués.

L'hémophilie modérée
Se révèle souvent au moment de la marche qui occasionne des traumatismes révélateurs. Les hémorragies sont moins fréquentes et le plus souvent dues à un traumatisme, même léger.

L'hémophilie légère
Ne se manifeste que lors d'interventions chirurgicales, de blessures graves ou d'extractions dentaires si aucune précaution adéquate n'a été prise.

Ces accidents hémorragiques peuvent prendre plusieurs formes :
Les hématomes peuvent survenir à n'importe quel endroit du corps. Les plus fréquents sont sous-cutanés et sans gravité. Certains hématomes intra-musculaires peuvent être dangereux en fonction de leur localisation (gorge, cou, langue, organes génitaux, etc.) et justifient la mise en place d'un traitement substitutif. Les hématomes intra-cérébraux, bien que rares, constituent la principale cause de mortalité. Au moindre signe d'atteinte cérébrale (maux de tête, troubles visuels, vertiges, etc.), il faut mettre en place un traitement substitutif en urgence.

Les hémorragies externes se rencontrent principalement au niveau de la bouche, du nez, dans les urines et les selles. Leur gravité dépend de l'importance du saignement.

Les hémarthroses sont des épanchements de sang dans une articulation (genou, cheville, doigt, coude). Elles peuvent être spontanées ou survenir suite à un traumatisme. En l'absence de traitement substitutif, le sang bloque l'articulation dans un premier temps mais peut l'endommager jusqu'à une destruction partielle.

Evolution

L'évolution spectaculaire de la génétique ces dernières années a permis une meilleure connaissance du gène et de son fonctionnement. On peut maintenant dépister les femmes porteuses de l'anomalie et mieux les informer sur les risques de transmission de la maladie à leurs enfants. D'autre part, différentes techniques médicales permettent un diagnostic anténatal de l'hémophilie (par ponction du liquide amniotique, prélèvement du sang du fœtus au niveau du cordon…). A plus long terme, l'espoir repose sur la possibilité d'insérer un gène sain chez le patient hémophile. Plusieurs essais cliniques sont actuellement en cours de réalisation.

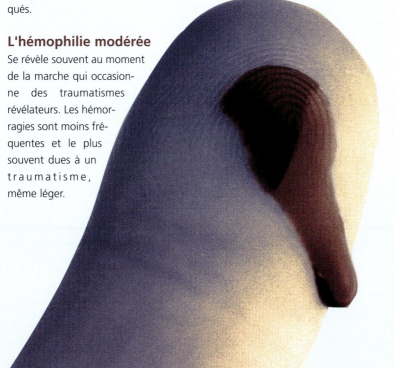

Le sang, le système lymphatique et le système immunitaire

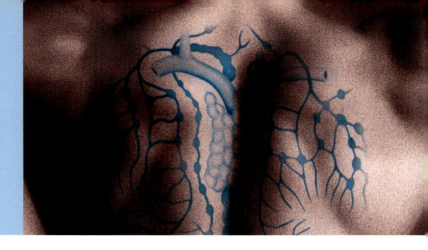

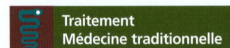 **Traitement Médecine traditionnelle**

Le traitement consiste à injecter des concentrés du facteur déficient afin de stopper l'hémorragie. Le traitement peut se faire à la demande (dès le début de l'hémorragie) ou de manière préventive, afin d'éviter les risque hémorragiques de la vie quotidienne (injections hebdomadaires). La durée et le rythme du traitement préventif varient selon la gravité de la maladie.

Il existe actuellement deux types de produits de substitution : les concentrés de facteurs de coagulation obtenus à partir du plasma sanguin et des concentrés recombinants obtenus par biosynthèse (génie génétique). Le plasma provient de dons de sang de plusieurs dizaines de personnes. Ce qui explique pourquoi les risques de transmission de virus (VIH, hépatite B et C) étaient, jusqu'il y a peu, encore importants. Cependant, grâce à l'efficacité des procédés d'inactivation virale utilisés aujourd'hui au cours de la fabrication des concentrés de facteur de coagulation, la contamination virale devient rare.

 Traitement Médecine douce

Cette maladie se définit comme un déficit héréditaire, génétique. Elle ne fera donc pas partie du domaine des médecines douces.
Néanmoins, concernant l'homéopathie, le Dr. Horvilleur, dans son " Guide familial de l'homéopathie ", aux Editions Hachette, préconise le remède :

Phosphorus, 9 ch, 3 granules, 1 fois par jour, 20 jours par mois. Le résultat espéré est la diminution de la fréquence des hématomes.

Pour l'enfant qui présente des " bleus " à la moindre chute, la posologie est la même. Phosphorus permettra également de préserver l'efficacité des remèdes anti-hémophiliques, puisque l'on aura moins besoin d'avoir recours à eux.

Portrait de la personne en harmonie avec Phosphorus, d'une façon générale :
celle-ci est très artiste, s'enflamme facilement, mais est vite abattue par le stress ou par la moindre maladie. Elle aime se sentir entourée lorsque quelque chose ne va pas.

Le but, pour les hémophiles, est d'arriver à l'âge adulte sans handicaps, de vivre avec un bon équilibre psycho-affectif, de mener une vie professionnelle normale. Outre les traitements de base, on préconise à l'association des patients hémophiles, en Belgique, de pratiquer un sport (marche, bicyclette, natation) qui fortifie la masse musculaire, ce qui rend les articulations moins vulnérables aux hémorragies.

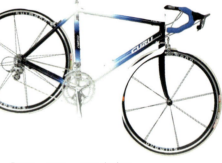

Dans une association comparable au Québec, on parle de médecines et thérapies douces. On précise bien que celles-ci ne sont pas destinées à être utilisées à la place d'un traitement médical, mais bien en complément. On précise qu'un bon plan de promotion de la santé peut reposer à la fois sur des traitements médicaux et des traitements dits " alternatifs " pour aider à obtenir ou à garder une bonne santé physique, émotionnelle, et mentale. Il est évident que l'acupuncture ne pourra être pratiquée, puisqu'il y a aiguilles.

Hémophilie

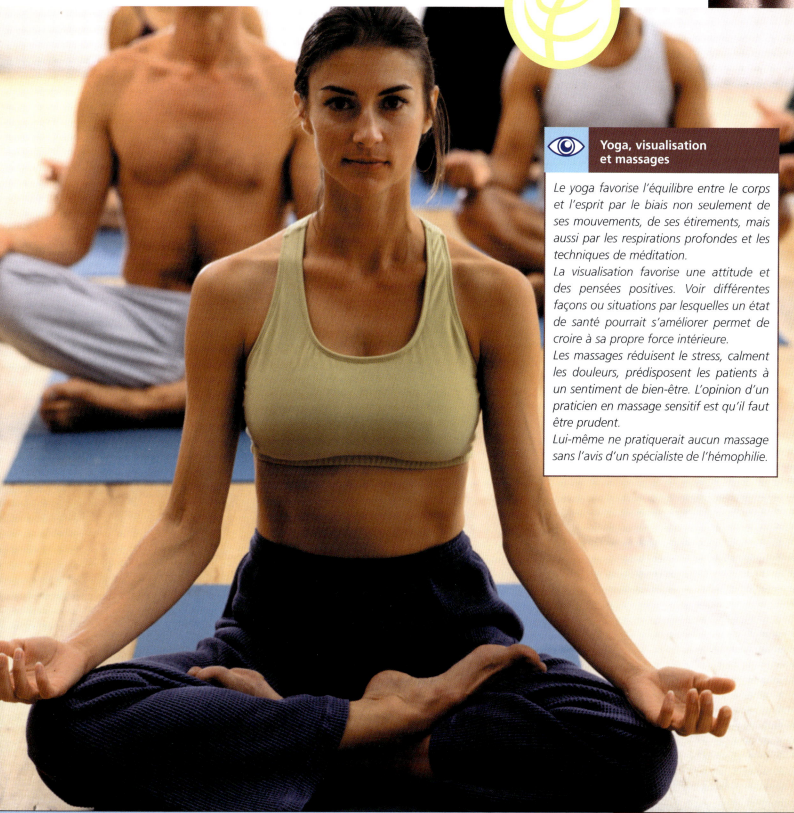

Yoga, visualisation et massages

Le yoga favorise l'équilibre entre le corps et l'esprit par le biais non seulement de ses mouvements, de ses étirements, mais aussi par les respirations profondes et les techniques de méditation.

La visualisation favorise une attitude et des pensées positives. Voir différentes façons ou situations par lesquelles un état de santé pourrait s'améliorer permet de croire à sa propre force intérieure.

Les massages réduisent le stress, calment les douleurs, prédisposent les patients à un sentiment de bien-être. L'opinion d'un praticien en massage sensitif est qu'il faut être prudent.

Lui-même ne pratiquerait aucun massage sans l'avis d'un spécialiste de l'hémophilie.

Le sang, le système lymphatique et immunitaire

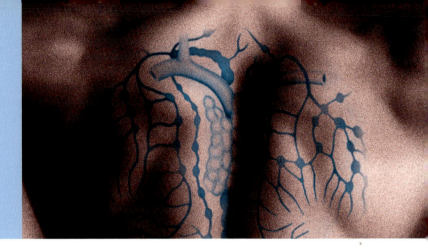

La leucémie est un cancer du sang caractérisé par la multiplication incontrôlée et anormale de blastes ou leucoblastes (cellules précurseurs des globules blancs) dans la moelle osseuse où ils se disséminent. Véhiculés par le sang, ils infiltrent différents organes dont ils perturbent le bon fonctionnement.

Différents types de leucémies

Les leucémies peuvent être aiguës ou chroniques. Cette distinction concerne la rapidité d'évolution de la maladie : les symptômes apparaissent rapidement dans les formes aiguës tandis qu'ils peuvent rester latents plusieurs années dans les formes chroniques (asymptomatiques au début). Les leucémies aiguës se distinguent des leucémies chroniques par le caractère immature des cellules qui envahissent la moelle. Par ailleurs, une leucémie peut se développer aux dépens des cellules qui fabriquent les globules blancs polynucléaires (précurseurs myéloïdes) ou des cellules qui engendrent les lymphocytes (précurseurs lymphoïdes). On distingue quatre types de leucémies : la leucémie lymphoïde aiguë, la leucémie myéloïde aiguë, la leucémie lymphoïde chronique et la leucémie myéloïde chronique. La leucémie lymphoïde chronique est la plus fréquente des maladies malignes du sang et touche un peu plus les hommes que les femmes. Elle est, en général, découverte vers 60-65 ans et est rarissime avant 40 ans. Les leucémies aiguës lymphoïdes s'observent avec une fréquence élevée dans l'enfance, avec un pic aux alentours de 3-4 ans.

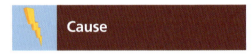

Cause

La leucémie est une maladie rare dont les causes précises restent encore inconnues.
On sait seulement que certaines substances chimiques, comme le benzène, sont cancérigènes et que la leucémie n'est ni une maladie contagieuse, ni une maladie héréditaire.

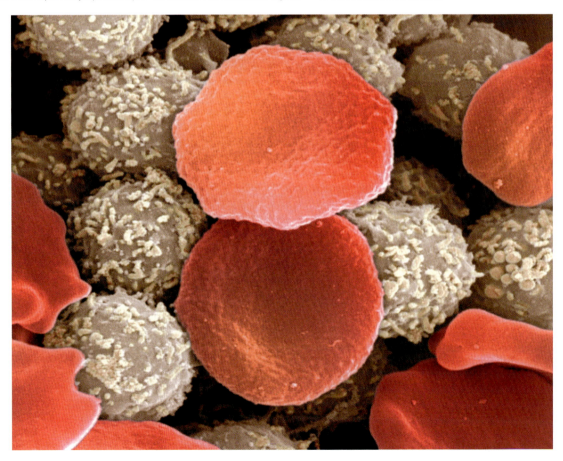

• Sang pauvre en globules rouges et plaquettes.

Leucémie

Symptômes

La prolifération des blastes empêche le développement des autres cellules du sang (globules blancs, globules rouges et plaquettes) à partir des précurseurs sains de la moelle osseuse. Cette diminution des cellules sanguines normales favorise les infections (manque de globules blancs), les anémies (carence en globules rouges) et les saignements (déficit en plaquettes). Devant un ou plusieurs de ces signes, une prise de sang révèle la maladie. L'envahissement du système sanguin par les leucoblastes entraîne également une augmentation de volume de la rate et des ganglions lymphatiques (adénopathie). Des adénopathies peuvent apparaître chaque fois que le système de défense de notre organisme est sollicité. Il arrive, plus rarement qu'une leucémie se manifeste par l'apparition de lésions cutanées rouge-brun ou qu'elle touche le système nerveux, provoquant des maux de tête, des paralysies, des troubles de la conscience.

Diagnostic

L'analyse de sang révèle un sang pauvre en plaquettes et globules rouges. Par contre, il contient un nombre trop élevé de globules blancs matures (leucémie chronique) ou immatures (leucémie aiguë).

Composition du sang

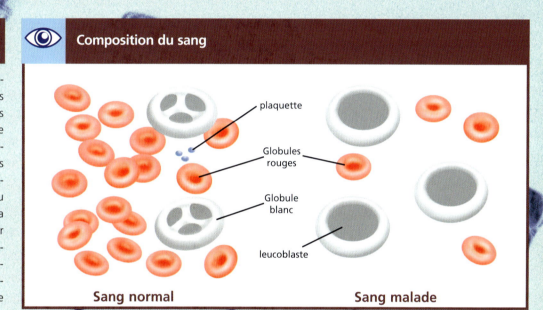

Sang normal — Sang malade

Le myélogramme (ponction de la moelle osseuse) est l'examen primordial, le diagnostic incontournable qui permet de déterminer avec précision le type de leucémie. En cas de leucémie lymphoïde chronique, la moelle osseuse sera envahie par de très nombreux petits lymphocytes, tout à fait semblables à ceux trouvés dans le sang. L'élément essentiel du diagnostic de leucémie myéloïde chronique est la mise en évidence d'une anomalie d'un chromosome à l'intérieur des cellules. Ce chromosome modifié est appelé "chromosome de Philadelphie". Cependant, on ne retrouve pas cette modification chromosomique dans tous les cas de leucémies myéloïdes chroniques. Les malades atteints d'une leucémie aiguë présentent une moelle osseuse envahie par des leucoblastes.

La biopsie d'un des ganglions lymphatiques est parfois demandée afin de confirmer le diagnostic avec certitude.

Le sang, le système lymphatique et immunitaire

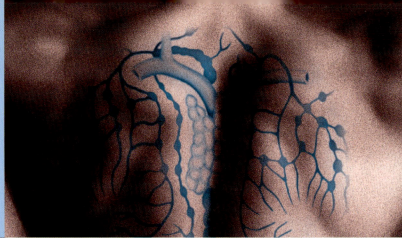

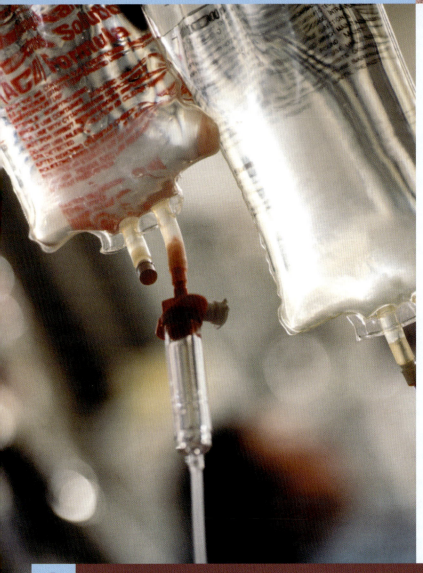

Traitement
Médecine traditionnelle

Les leucémies aiguës myéloïdes et lymphoïdes

Le traitement consiste en une **chimiothérapie** (dite d'induction) intensive, associant différents médicaments administrés par cathéter intraveineux. Le but de ce traitement est de détruire les myéloblastes ou les lymphoblastes. Malheureusement, les substances utilisées suppriment également les cellules saines de la moelle et du sang. Dès lors, le taux des globules rouges, des globules blancs et des plaquettes peut descendre très bas. On appelle cette période l'aplasie. Elle impose une surveillance médicale stricte et le placement du patient en chambre stérile est parfois nécessaire pour éviter les infections. Après ce premier traitement, on constate en général la disparition des cellules leucémiques. On parle alors de rémission.

A ce stade, le patient a le choix entre une chimiothérapie d'entretien (alternance de médicaments et de chimiothérapies moins fortes) ou une chimiothérapie de consolidation (une à trois cures de chimiothérapies intensives).

Une **greffe de moelle osseuse** peut également être envisagée : l'allogreffe, où le patient reçoit des cellules de la moelle d'un donneur sain ou l'autogreffe, où l'on transfuse au malade sa propre moelle, dont on a éliminé les cellules malignes.

Il existe un risque de rechute, surtout pendant les trois années qui suivent la maladie.

Allogreffe et rejet de la greffe

Le choix de l'allogreffe comme traitement dépend du type de leucémie aiguë et de son évolution après les chimiothérapies mais aussi de la possibilité de trouver un donneur compatible. En effet, la greffe de moelle réclame une compatibilité beaucoup plus fine que celle du sang. Le plus souvent le donneur sera un membre de la famille proche. En cas d'échec, on consulte un fichier de plusieurs dizaines de milliers de personnes volontaires pour donner un peu de leur moelle osseuse. Lorsqu'on a trouvé un donneur compatible, le patient subit encore une forte chimiothérapie et une radiothérapie afin de détruire les cellules de la moelle osseuse. Ensuite, on transfuse au patient les cellules de la moelle osseuse du donneur sain.

Le risque de rejet n'est présent que dans le cas d'une allogreffe où c'est la nouvelle moelle osseuse qui peut rejeter l'organisme du receveur. Un traitement spécifique préventif est administré pour limiter ce mécanisme. Lorsqu'on greffe un organe (cœur, foie, rein), même si la compatibilité est très grande, l'organisme du receveur reconnaît cet organe comme étranger et le système immunitaire aura tendance à le rejeter.

Leucémie

La leucémie lymphoïde chronique

Ce type de leucémie évolue très lentement, reste longtemps asymptomatique et touche essentiellement les personnes au delà de 65 ans. L'indication d'un traitement intensif est discutée car celui-ci peut parfois être évité. Dans certains cas, il reste nécessaire d'administrer un traitement bref par chimiothérapie et radiothérapie au niveau de la rate et des ganglions lymphatiques, pour réduire rapidement le taux de lymphocytes.

La leucémie myéloïde chronique

A l'heure actuelle, la greffe de moelle semble être la meilleure solution, quand elle est possible (patient relativement jeune et donneur compatible). Par ailleurs, il existe des médicaments qui font baisser le nombre de globules blancs mais qui n'ont pas d'effet sur le chromosome de Philadelphie et donc sur l'évolution de la maladie à long terme. L'interféron (substance anticancéreuse et antivirale) offre une autre possibilité de traitement, avec cependant des effets secondaires plus marqués. La leucémie myéloïde chronique est une maladie d'évolution lente. Il peut s'écouler des mois et même des années avant que l'on ne la découvre. Malheureusement, elle connaît ensuite une phase d'accélération, puis une phase dite blastique, proche d'une leucémie aiguë. Le pronostic est alors réservé.

Traitement Médecine douce

Homéopathie

En ce qui concerne l'enfant, un suivi homéopathique pourra être envisagé après le traitement spécifique.

La radiothérapie

La radiothérapie est un traitement fondé sur l'utilisation de rayonnements ionisants (rayons X de haute énergie) anticancéreux, qui atteignent les tissus profonds de l'organisme. Ils permettent de traiter une tumeur en épargnant, au maximum, les organes voisins. Les cellules saines sont néanmoins touchées mais se régénèrent mieux que les cellules cancéreuses.

• Recherche sur la leucémie : fragments d'ADN anormal.

Le sang, le système lymphatique et immunitaire

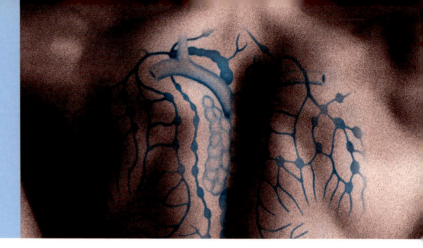

Les lymphomes sont des cancers qui prennent naissance dans les cellules du système lymphatique, surtout au niveau des ganglions lymphatiques. Une cellule appartenant à la famille des lymphocytes se dérègle, et se met à proliférer de manière incontrôlable sous la forme d'un seul et même type de cellule (cellule cancéreuse). Les cellules lymphatiques forment un ensemble appelé tissu lymphoïde dans lequel les lymphocytes se multiplient. Ce tissu est présent dans les ganglions lymphatiques, mais aussi dans d'autres organes lymphoïdes comme la rate, les amygdales ou le thymus. Les lymphocytes sont des cellules sanguines qui participent à la défense de l'organisme contre les infections.

Il existe deux grands types de lymphomes : les lymphomes hodgkiniens ou maladie de Hodgkin et les lymphomes malins non hodgkiniens.

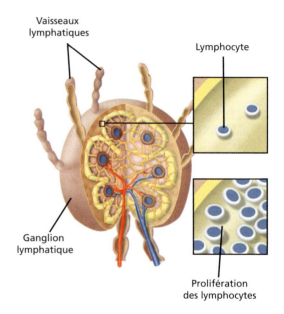

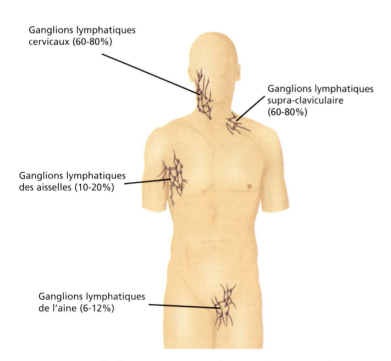

Principaux groupes de ganglions touchés par la maladie de Hodgkin

Types de lymphomes

Maladie de Hodgkin ou lymphomes hodgkiniens

Cette affection, peu fréquente, se caractérise par la présence, dans les tissus atteints, de grandes cellules anormales, appelées cellules de Sternberg. Elle se déclare essentiellement dans les ganglions et la rate. La maladie s'observe à tout âge, avec un pic de fréquence chez l'adolescent et le jeune adulte. Elle est rare chez les très jeunes enfants et n'a, à ce jour, pas de cause connue. Cependant, le virus d'Epstein-Barr pourrait jouer un rôle dans l'apparition de la maladie. Un système immunitaire déficient (déficits immunitaires congénitaux, infection par le VIH) semble également constituer un facteur de risque.

Lymphomes et maladie de Hodgkin

Lymphomes malins non hodgkiniens

Le lymphome non hodgkinien apparaît généralement dans les lymphocytes présents dans un des ganglions lymphatiques. Les cellules cancéreuses peuvent demeurer dans ces ganglions (lymphome non hodgkinien localisé) ou se propager à d'autres tissus du système lymphatique (lymphome non hodgkinien généralisé). Le développement et la propagation des cellules anormales dépendent du type de lymphocytes à l'origine du lymphome. Les lymphomes non hodgkiniens représentent la majorité de tous les cas de lymphomes. Il existe un grand nombre de lymphomes non hodkiniens (lymphomes de Burkitt, lymphomes lymphoblastiques, lymphomes immunoblastiques, etc.) qui diffèrent par le mécanisme d'apparition des cellules malignes, la morphologie de ces cellules et l'évolution de la maladie. Les causes de la maladie sont encore inconnues, mais il existe des facteurs de risque. Les troubles du système immunitaire (maladies congénitales affectant le système immunitaire, infections graves comme celles dues au VIH) semblent avoir une incidence sur le développement des lymphomes. Les maladies auto-immunes (anticorps engendrés par l'organisme contre ses propres cellules), l'usage d'immunosuppresseurs (après une greffe), les traitements antérieurs de chimiothérapie ou de radiothérapie, certains pesticides, certaines infections virales (virus d'Epstein-Barr) peuvent aussi favoriser l'apparition de la maladie. Parfois, le lymphome non hodgkinien apparaît en l'absence de tous ces facteurs.

Symptômes

La maladie se révèle d'abord par le gonflement d'un ou plusieurs ganglions superficiels (cou, aisselles, aine) ou profonds (abdomen et thorax).
Par ailleurs, de nombreuses formes de lymphomes présentent des localisations prédominantes très diverses dans l'organisme : dans la thyroïde, le système nerveux central, au niveau de la peau (rougeurs, démangeaisons), des sphères ORL, digestives (estomac, intestin grêle ou colon) ou osseuses. Parallèlement, la maladie peut aussi se manifester par des sueurs nocturnes, une altération de l'état général, de la fièvre et une perte de poids. Les analyses de sang indiquent la présence d'une inflammation.

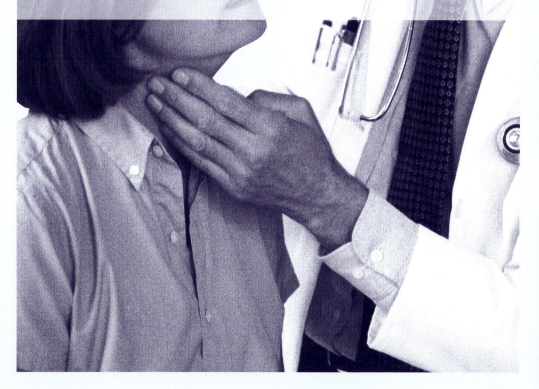

Le sang, le système lymphatique et immunitaire

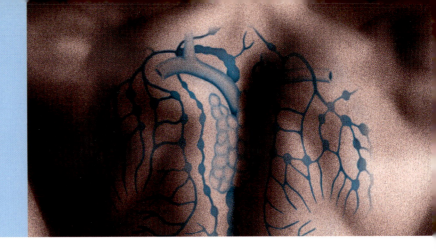

Diagnostic

Le diagnostic repose principalement sur l'examen microscopique d'un fragment d'un ganglion ou d'un autre organe atteint prélevé sous anesthésie locale ou générale (biopsie). Cette étude permet de différencier les différents types de lymphomes. Une fois le diagnostic établi avec certitude, il est nécessaire d'évaluer l'étendue de la maladie et d'en connaître toutes les éventuelles localisations. Des examens précis des ganglions profonds sont réalisés grâce aux techniques d'imagerie médicale (échographie, scanner, IRM, radiographie). La lymphographie est un type de radiographie qui, par l'injection d'un produit de contraste dans un vaisseau lymphatique, permet de visualiser l'ensemble du réseau lymphatique.

Stade et grade du lymphome

Afin de déterminer le traitement le plus efficace, il faut établir le stade du lymphome. Celui-ci dépend de la taille de la tumeur et de son degré de propagation dans l'organisme. On définit ce stade par un chiffre allant de 1 à 4. Plus le chiffre est élevé, plus les cellules cancéreuses se sont propagées à d'autres tissus. Il est également important de déterminer le foyer initial d'un lymphome (un ou plusieurs ganglions ou organes). D'autre part, les différents lymphomes sont divisés selon leur grade ou degré de malignité : faible, intermédiaire ou élevé. Les lymphomes de grade faible, qu'on dit indolents, évoluent lentement. A l'inverse, les lymphomes de grade élevé sont plus agressifs et se propagent rapidement. Toutes ces caractéristiques (type, stade, grade, foyer initial du lymphome) permettent de choisir le traitement le plus adapté.

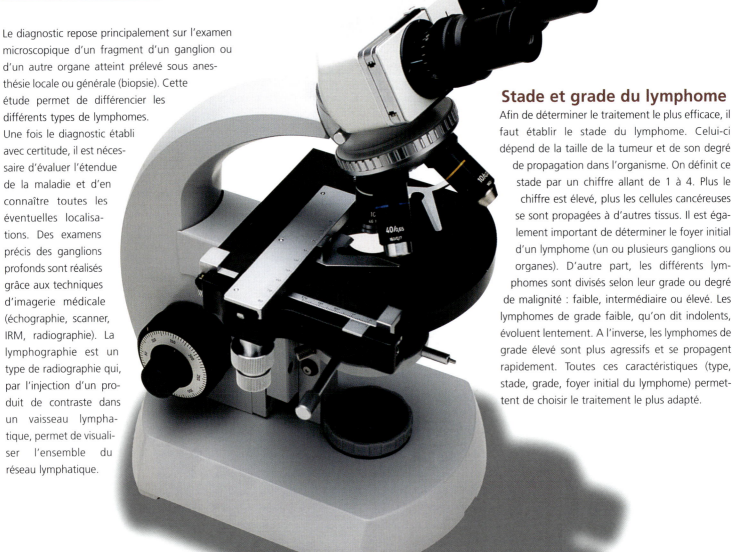

Lymphomes et maladie de Hodgkin

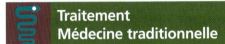
**Traitement
Médecine traditionnelle**

Chaque lymphome nécessite un traitement particulier. Celui-ci dépend du type de lymphome diagnostiqué, de son stade, de son grade, de l'état général du patient et des preuves scientifiques de l'efficacité du traitement pour ce type de cancer.
En ce qui concerne les lymphomes indolents, un suivi et des examens cliniques réguliers sans traitement actif sont souvent suffisants. Sur ce type de lymphomes, les chimiothérapies n'ont qu'une action modérée. En revanche, les lymphomes agressifs, qui évoluent rapidement, répondent bien aux chimiothérapies et radiothérapies. Ces deux traitements sont généralement utilisés conjointement.

La chimiothérapie
Consiste à administrer au patient des médicaments par voie veineuse. Les produits contenus dans la chimiothérapie ont pour but de détruire les cellules cancéreuses, mais affectent également des cellules saines et provoquent des effets secondaires : nausées, vomissements, perte de cheveux, fatigue, manque d'appétit…

La radiothérapie
C'est la destruction des cellules cancéreuses par rayons X de haute énergie. Les rayons ciblent une tumeur de façon à épargner au maximum les tissus voisins sains. La radiothérapie peut être proposée sans chimiothérapie pour traiter certains lymphomes localisés.

Les thérapies biologiques
Sont basées sur l'utilisation de protéines spéciales ou de substances semblables à des vaccins, afin de combattre les cellules cancéreuses ou d'aider l'organisme à les éliminer.

Les greffes de cellules souches
(cellules omnipotentes donnant naissance à n'importe quelle cellule sanguine).

Ces greffes permettent d'augmenter les doses de médicaments de la chimiothérapie. Dans un premier temps, une partie des cellules souches est prélevée et congelée. La chimiothérapie est ensuite mise en place, détruisant cellules cancéreuses et cellules normales. Après le traitement, les cellules décongelées sont réinjectées au patient et recommencent à fabriquer de nouvelles cellules sanguines saines, favorisant ainsi la guérison.

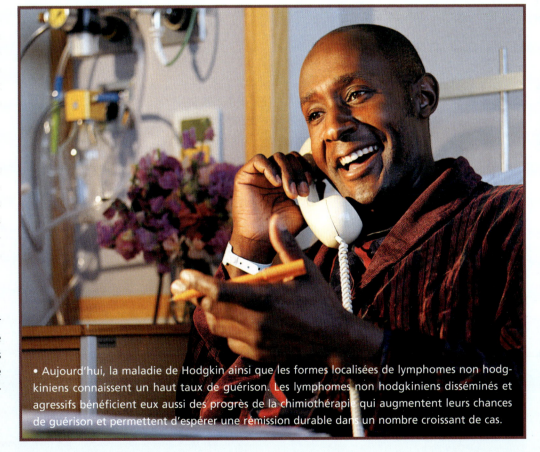

• Aujourd'hui, la maladie de Hodgkin ainsi que les formes localisées de lymphomes non hodgkiniens connaissent un haut taux de guérison. Les lymphomes non hodgkiniens disséminés et agressifs bénéficient eux aussi des progrès de la chimiothérapie qui augmentent leurs chances de guérison et permettent d'espérer une rémission durable dans un nombre croissant de cas.

Le sang, le système lymphatique et immunitaire

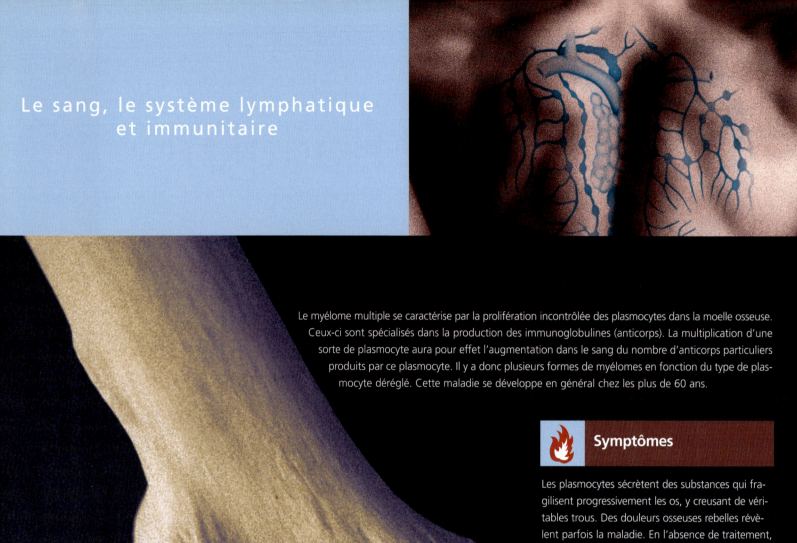

Le myélome multiple se caractérise par la prolifération incontrôlée des plasmocytes dans la moelle osseuse. Ceux-ci sont spécialisés dans la production des immunoglobulines (anticorps). La multiplication d'une sorte de plasmocyte aura pour effet l'augmentation dans le sang du nombre d'anticorps particuliers produits par ce plasmocyte. Il y a donc plusieurs formes de myélomes en fonction du type de plasmocyte déréglé. Cette maladie se développe en général chez les plus de 60 ans.

Cause

Les myélomes sont des maladies très rares dont il n'est quasiment jamais retrouvé de cause précise. On sait simplement que les radiations ionisantes peuvent favoriser la survenue du myélome et que la maladie n'est ni contagieuse, ni héréditaire.

Symptômes

Les plasmocytes sécrètent des substances qui fragilisent progressivement les os, y creusant de véritables trous. Des douleurs osseuses rebelles révèlent parfois la maladie. En l'absence de traitement, le risque de fractures spontanées (sans traumatisme) augmente et le taux de calcium s'élève anormalement (hypercalcémie).
En effet, les os se présentent comme des réservoirs de calcium. Lorsque le myélome attaque l'os, le calcium qu'il contient est libéré dans le sang. Par ailleurs, l'accumulation des plasmocytes à l'intérieur de la moelle osseuse entrave le développement des autres cellules sanguines dont le nombre diminue. Ce phénomène favorise l'apparition d'anémies (manque de globules rouges), d'infections (déficit en globules blancs) ou d'hémorragies (diminution des plaquettes). De plus, des dépôts d'anticorps peuvent se localiser au niveau des reins et les empêcher de remplir leur rôle de filtre (insuffisance rénale). Enfin, on peut suspecter un myélome face à un accroissement de la vitesse de sédimentation (vitesse à laquelle les globules rouges se séparent du plasma sanguin et se déposent au fond d'un récipient). L'augmentation du taux de protéines dans le sang l'accélère de façon significative.

Myélome multiple ou maladie de Kahler

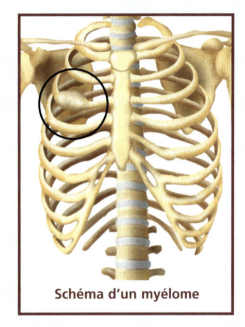

Schéma d'un myélome

Diagnostic

Devant un ou plusieurs des signes précités, le médecin va réaliser un certain nombre d'examens afin de confirmer le diagnostic, d'évaluer son stade d'extension et de cerner les organes atteints.

Le myélogramme est une ponction de moelle osseuse qui révèle la présence surnuméraire des plasmocytes.

L'électrophorèse permet de quantifier les différentes protéines du sang dont font partie les anticorps. Cette technique, qui requiert une simple prise de sang, met en évidence l'excès d'une sorte particulière d'immunoglobulines, qui se traduit par un *pic* sur le graphique de l'examen.

Les radiographies des os montrent des *trous* significatifs dans le tissu osseux.

Réaction du greffon contre l'hôte

En cas d'allogreffe, un rejet par l'organisme de la moelle étrangère est un mécanisme appelé " réaction du greffon contre l'hôte ". Il s'agit d'un syndrome caractéristique de la greffe de moelle osseuse. Lorsqu'on greffe un organe (cœur, foie, rein), même si la compatibilité est très grande, l'organisme du receveur reconnaît cet organe comme étranger et le système immunitaire aura tendance à le rejeter. Dans le cas de la greffe de moelle osseuse, le mécanisme est inversé : c'est la nouvelle moelle qui rejette l'organisme du receveur. Un traitement spécifique sera administré au malade afin de limiter au maximum cette réaction normale de rejet. Il fait appel aux corticostéroïdes et aux immunosuppresseurs. En l'absence de traitement ce syndrome peut être mortel.

Traitement
Médecine traditionnelle

Le traitement du myélome multiple repose sur la chimiothérapie, qui a pour but la destruction des *mauvais* plasmocytes. En dessous de 50 ans et chez les patients qui le supportent, on préfère administrer un traitement lourd, composé d'une chimiothérapie intensive, d'une radiothérapie et d'une greffe de moelle. Cette dernière est rarement envisagée et proposée, car elle n'est possible qu'en dessous de 45 ans pour une allogreffe (moelle osseuse d'un donneur compatible) et avant 55 ans pour une autogreffe (propre moelle du patient). Or, le myélome est une maladie touchant plutôt les personnes d'âge mûr. Elle favorise cependant la guérison du malade, puisqu'elle apporte des cellules souches saines qui vont recommencer à produire les différents types de cellules sanguines (globules blancs, globules rouges et plaquettes).

Le sang, le système lymphatique et immunitaire

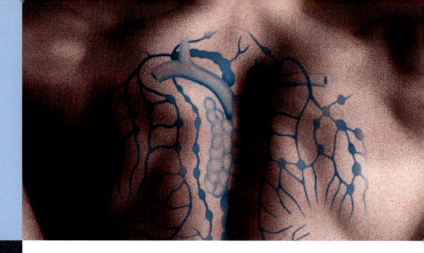

Le lymphœdème est une accumulation anormale de lymphe dans les tissus, le plus souvent ceux des jambes et des bras. La lymphe est constituée de plasma et de globules blancs et circule dans un réseau de canaux qui ressemble au circuit veineux. L'œdème lymphatique touche plus volontiers les femmes.

Types de lymphœdèmes

Les lymphœdèmes primaires
Ils peuvent être congénitaux ou spontanés et sont dus à l'absence ou à la détérioration de certains vaisseaux lymphatiques (avec l'âge notamment).

Les lymphœdèmes secondaires
Ils peuvent survenir suite à une maladie (cancer, tuberculose, sarcoïdose, parasitose, lymphangite, etc.) ou à un traumatisme au niveau de la cheville ou de la face interne du genou. Ils peuvent aussi être provoqués par la destruction du réseau lymphatique lors d'une intervention chirurgicale. Une immobilisation prolongée ou le non-respect des règles postopératoires de prévention du lymphœdème (après une ablation du sein, par exemple) constituent également des facteurs favorisant l'apparition des œdèmes lymphatiques. Une insuffisance veineuse non traitée peut évoluer vers une atteinte conjuguée du système veineux et lymphatique.

 ## Symptômes

Lorsque la dégradation des vaisseaux est trop importante, la lymphe ne peut plus être drainée de façon efficace et s'accumule dans les tissus. Cette surcharge de liquide lymphatique provoque le gonflement du membre affecté. Le lymphœdème peut se manifester sous la forme d'un simple gonflement d'un bras ou d'un pied mais peut également revêtir un aspect monstrueux, dans les cas de filariose lymphatique (infection par un ver parasite). On parle alors d'éléphantiasis. De plus, dans de nombreux cas, l'œdème lymphatique se complique de diverses affections cutanées : ulcères, mycoses, dermites, etc.

 ## Traitement
Médecine traditionnelle

Le traitement fait appel à plusieurs moyens thérapeutiques, utilisés simultanément ou en alternance. La manière de procéder est adaptée à chaque cas. La zone massée, le temps accordé à une région ou à une autre, le type de contention utilisée dépendent du cas de la personne.

Le drainage lymphatique manuel
Technique de massage qui vise à évacuer le liquide lymphatique vers les ganglions et, de là, vers le cœur, entraînant ainsi une partie des déchets de notre organisme. Il s'agit d'un soin de base exercé par un masseur kinésithérapeute.

La pressothérapie intermittente
Technique de drainage mécanique et pneumatique, qui opère un massage par compression et décompression d'accessoires (bottes, manchons, ceinture). Les alvéoles des accessoires se remplissent d'air à rythme varié

Œdème lymphatique ou lymphœdème

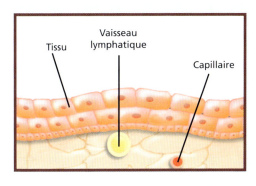
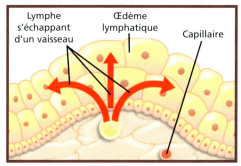

et exercent ainsi des pressions multiples et douces sur la partie du corps traitée. La pressothérapie permet d'améliorer la circulation lymphatique, d'augmenter les fonctions d'élimination et de lutter contre l'engorgement des toxines.

Le bandage multicouche

Placé entre les soins (drainage lymphatique manuel et pressothérapie intermittente) afin de poursuivre la diminution de l'œdème mais aussi de maintenir le résultat déjà obtenu. D'autre part, des exercices spécifiques peuvent être réalisés, mais uniquement sous bandage. En effet, la contraction musculaire sans contention ne stimule pas la circulation lymphatique. Elle va au contraire augmenter les échanges sanguins, alors que les lymphatiques ne fonctionnent pas suffisamment bien. Il y a alors risque d'entretien voire d'augmentation de l'œdème. Ce bandage ne doit pas être placé pendant les périodes de repos. Il sera repositionné chaque jour.

La contention par bas ou manchon

Elle vise à maintenir la réduction du volume du membre. Elle est réalisée sur mesure et doit être portée jour et nuit au début, pour progressivement n'être plus portée que le jour.

 La mastectomie ou ablation d'une tumeur mammaire

Le lymphœdème du membre supérieur après un cancer du sein concerne un certain nombre des femmes opérées. Il peut apparaître immédiatement après l'opération, après quelques mois, voire des années. Il est lié au prélèvement des ganglions lymphatiques de l'aisselle (curage axillaire) lors de l'intervention chirurgicale. Même si le traitement du lymphœdème du membre supérieur est efficace pour en réduire le volume, il nécessite souvent un traitement d'entretien avec le port d'un manchon de contention. Il est donc nécessaire d'observer quelques règles de prévention afin d'éviter ou de maîtriser rapidement la maladie. Le curage axillaire prive l'organisme d'une partie de ses ganglions et appauvrit, de ce fait, le système immunitaire. En effet, les ganglions lymphatiques renferment deux sortes de globules blancs jouant un rôle clé dans la défense de l'organisme. La prévention des infections représente une partie importante de la prévention d'apparition du lymphœdème, mais aussi de son aggravation. Toute brûlure, écorchure, irritation, coupure doit systématiquement être désinfectée. Il est déconseillé d'exposer le bras à la chaleur et de le contraindre à des mouvements intensifs et répétés. La prise de tension artérielle et les injections intraveineuses sont interdites. Elles ont en commun la mise en place d'un garrot qui risquerait de bloquer la circulation lymphatique.

Le sang, le système lymphatique et immunitaire

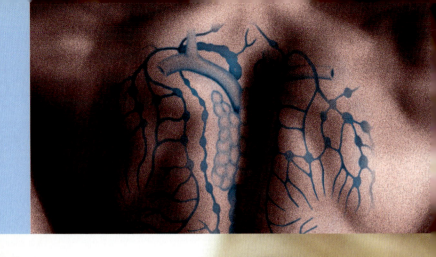

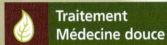

Le drainage lymphatique

Le drainage lymphatique est une technique thérapeutique de massage doux et indolore, qui a pour but le traitement spécifique des troubles lymphatiques. C'est la technique douce la plus adéquate dans le cas d'œdèmes lymphatiques.

 Un peu d'histoire...

En 1637, un jeune médecin danois, Thomas Bartholin, donna le premier un nom à un liquide particulier du corps, la lymphe, du latin limpidus (clair). Il compara le réseau lymphatique du corps humain au système d'évacuation d'une ville. Le sang passe dans les tissus, l'oxygène apporte les nutriments, tout ce dont nous avons besoin. Un système parallèle au système veineux va récupérer les déchets, qui seront épurés par la station d'épuration que sont les ganglions.

Cette lymphe emporte dans son courant les toxines, les microbes, les grosses molécules que le système nerveux ne peut pas récupérer. S'il y a rétention d'eau, l'eau est redistribuée.

Dans les années 30, un autre médecin danois, Emil Volder, mit définitivement au point la technique de drainage lymphatique manuel.

Faire un drainage lymphatique aujourd'hui consiste donc à laver l'eau de notre corps. Passant à travers les ganglions lymphatiques, cette eau gère aussi nos défenses immunitaires. Elle distribue les globules blancs qui luttent contre les germes. Elle draine, stimule, et apporte des nutriments aux cellules. D'où le nom élixir de longue vie employé par le Dr. Alexis Carrel, prix Nobel du début du siècle.

Œdème lymphatique ou lympoedème

Dès que l'on encombre l'organisme, par une mauvaise alimentation, des mauvaises graisses (graisses saturées), par le stress, les soucis, le manque de respiration, le manque d'activité sportive, cela crée des toxines qui polluent la lymphe. Le travail des mains aidera la nature à évacuer les toxines, à relancer le système.

Le drainage lymphatique permet de limiter la douleur et de résorber l'œdème.
Il est utile dans le cas d'œdèmes dus à un traumatisme, une entorse, une fracture de la jambe, ou survenant au cours d'une maladie inflammatoire rhumatismale, en cas de jambes lourdes, ou dans des cas plus extrêmes, par exemple gonflement d'un bras, phénomène se voyant parfois après un traitement du cancer du sein. S'il est fait le plus souvent en cabine d'esthétique, dans le but de garder une bonne forme, de ne pas prendre de poids, lorsqu'il y a œdème lymphatique à traiter, cela relèvera alors plus du domaine d'un kinésithérapeute.

Certains grands centres hospitaliers ont un service spécialisé.

La séance

La technique consiste à faire parvenir dans les territoires lymphatiques sains l'excès liquidien accumulé dans les zones d'œdème par des manipulations ou massages.
Après un temps de respiration profonde, qui permet de débloquer le diaphragme, de détendre le plexus solaire, d'oxygéner les tissus, de régénérer ce qui est au fond des poumons, quelques minutes de relaxation sont nécessaires pour abaisser le niveau de vigilance.
Ensuite peut se poursuivre le programme de rééquilibrage : massages au niveau des ganglions lymphatiques et pressions par des mouvements circulaires de la paume des mains sur les zones de passage du système lymphatique.
En termes plus techniques, un mouvement d'appel a pour but d'évacuer la lymphe à distance de la zone malade dans les vaisseaux précollecteurs, puis les vaisseaux collecteurs sains. Un mouvement de captation ou de résorption pour favoriser la pénétration de la lymphe dans les vaisseaux lymphatiques, au niveau de la zone œdématique.

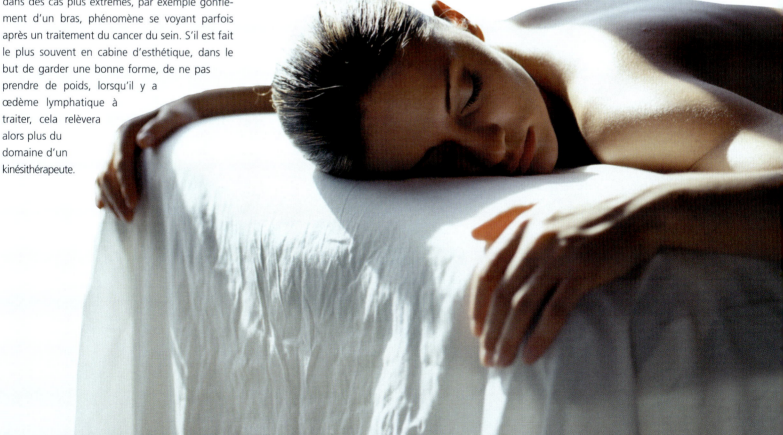

Le système endocrinien | le métabolisme

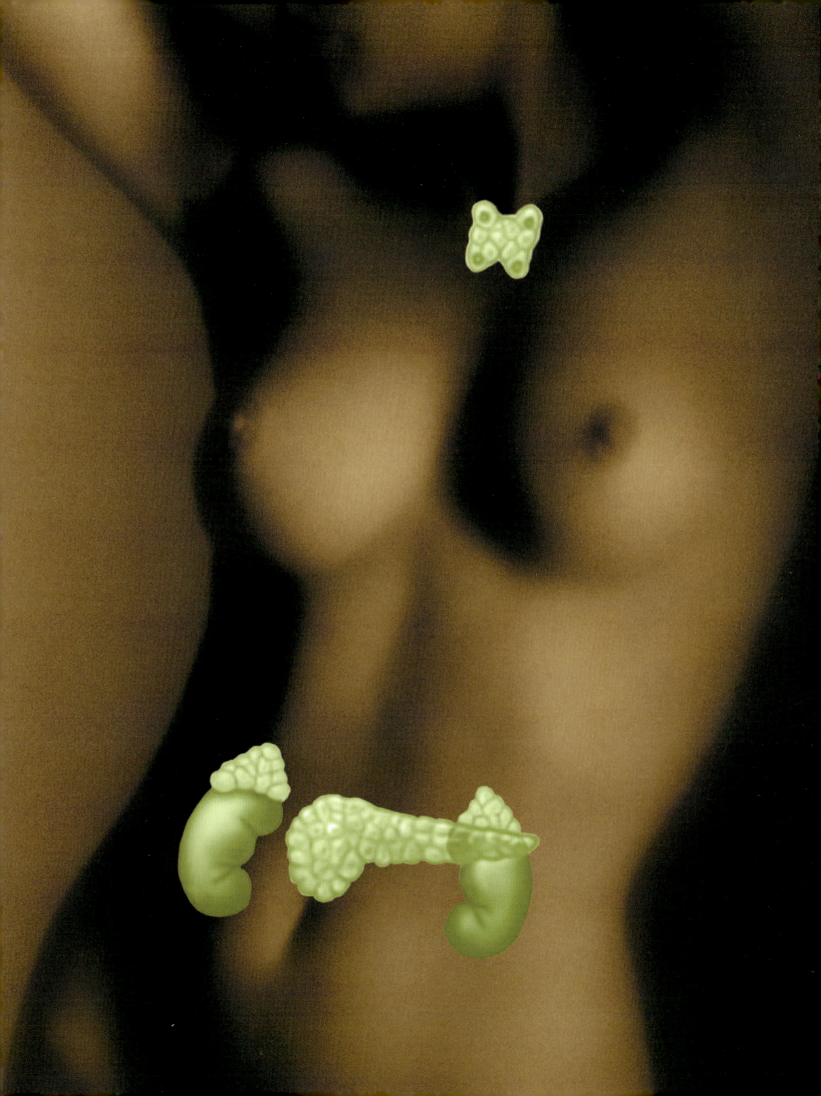

Le système endocrinien et le métabolisme

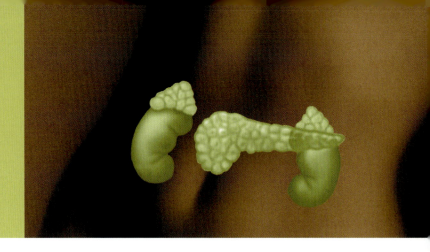

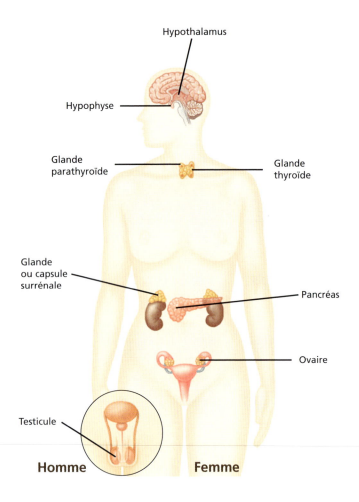

Le système endocrinien ou système hormonal

Le système endocrinien est composé d'un ensemble de glandes productrices d'hormones situées dans diverses parties du corps. Il régule la croissance, le développement, le métabolisme, les fonctions sexuelles et les réactions d'adaptation de l'organisme au monde extérieur. Il représente un réseau de communication interne qui permet à notre organisme de s'adapter aux modifications internes ou externes (stress, etc.) et de maintenir l'homéostasie du système.

Les hormones

Les hormones sont des substances chimiques produites par des glandes spécifiques, dites endocrines, qui les déversent directement dans le sang. Elles voyagent ainsi dans toutes les parties du corps pour atteindre leur tissu cible dont elles régulent les fonctions ou stimulent la production d'autres hormones. Lorsqu'une hormone atteint son tissu cible, elle se fixe sur des récepteurs spécifiques portés par les cellules du tissu. Chaque hormone a son propre champ d'action, son propre récepteur. Les hormones remplissent une triple fonction : stimuler les cellules afin qu'elles produisent des substances précises, réguler le métabolisme, favoriser la croissance et la spécialisation cellulaire (chaque cellule a une forme et un fonctionnement adaptés à ses fonctions).

Système endocrinien

Glandes endocrines

L'hypothalamus est un amas de cellules nerveuses qui sert de relais entre le système nerveux et le reste du corps (contrôle des fonctions végétatives). Il règle et dirige la production hormonale par l'intermédiaire d'hormones qui agissent directement sur l'hypophyse, avec laquelle les interactions s'opèrent constamment et dans les deux sens (boucles de rétroaction).

L'hypophyse est un organe situé à la face inférieure du cerveau, à la base du crâne. Elle comprend deux parties : l'hypophyse antérieure, glandulaire, productrice d'hormones et l'hypophyse postérieure, neurohypophyse, reliée directement à l'hypothalamus par des fibres nerveuses (la tige pituitaire). L'hypophyse exerce un rôle central dans la régulation des sécrétions hormonales dans tout le corps. Les hormones qu'elle produit sont, entre autres, la prolactine (action principale + production de lait), l'ocytocine (action sur le muscle utérin pendant l'accouchement), l'hormone antidiurétique (ADH) qui régule l'équilibre hydrique, le volume sanguin et l'hormone de croisssance.

Les glandes ou capsules surrénales sont de petites masses triangulaires posées comme des chapeaux au sommet des reins. Elles sont constituées de deux couches distinctes qui fonctionnent de façon indépendante : la corticosurrénale (partie externe) et la médullosurrénale (partie interne). La corticosurrénale produit plusieurs hormones : l'aldostérone, le cortisol et les androgènes surrénaliens (hormones mâles). L'aldostérone est responsable de la rétention du sodium par les reins. Elle intervient également dans le contrôle du volume sanguin et sur la tension artérielle.

Le cortisol participe au métabolisme des glucides et des protides et joue un rôle anti-inflammatoire important. Les hormones issues de la couche médullosurrénale (adrénaline, noradrénaline) préparent l'organisme à réagir aux situations de stress.

La glande thyroïde, située à la base du cou, juste devant la trachée, joue un rôle important dans le métabolisme. Elle sécrète des hormones (thyroxine et triiodothyronine) riches en iode qui interviennent notamment dans la croissance et le développement du système nerveux.

Le système endocrinien et le métabolisme

Les glandes parathyroïdes sont situées dans la partie postérieure de la glande thyroïde. Elles sécrètent la parathormone, contrôlant le taux de calcium sanguin en agissant sur les os (libération du calcium stocké) et sur les reins (production de vitamine D).

Les glandes sexuelles regroupent les ovaires chez la femme et les testicules chez l'homme. Les ovaires produisent les œstrogènes et la progestérone indispensables au développement des caractères sexuels féminins et à la fécondité. Les testicules produisent des hormones androgènes dont la plus importante est la testostérone, responsable des caractères sexuels masculins.

Le pancréas est une glande volumineuse située dans la cavité abdominale (côté gauche). Il a à la fois une fonction exocrine, digestive (production du suc pancréatique) et une fonction endocrine. Parmi les cellules endocrines du pancréas, on trouve des amas cellulaires, appelés *îlots de Langerhans*, qui produisent l'insuline et le glucagon. Ces deux hormones régulent très précisément le taux de glucose dans le sang.

La régulation hormonale

L'hypothalamus agit comme un agent de surveillance qui détecte tout changement dans la situation d'équilibre de l'organisme. Dès qu'il y perçoit une modification, il déclenche la stimulation hormonale adaptée aux besoins. On parle de rétrocontrôle hormonal. L'hypothalamus, l'hypophyse et les glandes périphériques travaillent ensemble soit pour augmenter la sécrétion d'une hormone (rétrocontrôle positif), soit pour diminuer celle-ci (rétrocontrôle négatif). Le fonctionnement du thermostat corporel repose sur le même principe.

Métabolisme

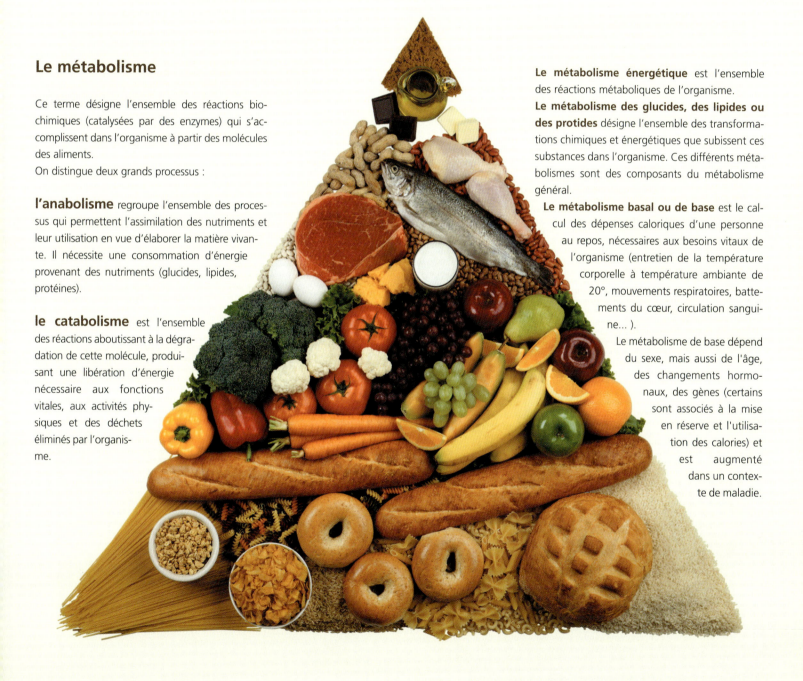

Le métabolisme

Ce terme désigne l'ensemble des réactions biochimiques (catalysées par des enzymes) qui s'accomplissent dans l'organisme à partir des molécules des aliments.
On distingue deux grands processus :

l'anabolisme regroupe l'ensemble des processus qui permettent l'assimilation des nutriments et leur utilisation en vue d'élaborer la matière vivante. Il nécessite une consommation d'énergie provenant des nutriments (glucides, lipides, protéines).

le catabolisme est l'ensemble des réactions aboutissant à la dégradation de cette molécule, produisant une libération d'énergie nécessaire aux fonctions vitales, aux activités physiques et des déchets éliminés par l'organisme.

Le métabolisme énergétique est l'ensemble des réactions métaboliques de l'organisme.
Le métabolisme des glucides, des lipides ou des protides désigne l'ensemble des transformations chimiques et énergétiques que subissent ces substances dans l'organisme. Ces différents métabolismes sont des composants du métabolisme général.

Le métabolisme basal ou de base est le calcul des dépenses caloriques d'une personne au repos, nécessaires aux besoins vitaux de l'organisme (entretien de la température corporelle à température ambiante de 20°, mouvements respiratoires, battements du cœur, circulation sanguine...).
Le métabolisme de base dépend du sexe, mais aussi de l'âge, des changements hormonaux, des gènes (certains sont associés à la mise en réserve et l'utilisation des calories) et est augmenté dans un contexte de maladie.

Le système endocrinien et le métabolisme

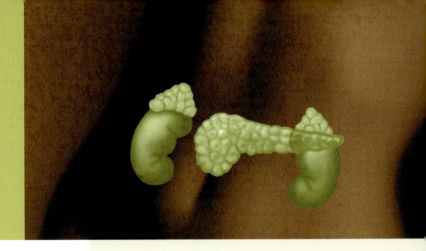

Le cancer de la thyroïde se déclare dans les cellules de la glande thyroïde. Il peut se présenter sous diverses formes. Les quatre principaux types de cancer de la thyroïde sont : **le carcinome** (tumeur maligne) **papillaire**, **le carcinome folliculaire**, **le cancer médullaire de la thyroïde** et **le cancer anaplasique**. Ils évoluent tous de manière différente. Les autres formes de cancer de la thyroïde sont très rares.

Cause

On ne peut dégager une cause précise au cancer de la thyroïde, mais plutôt mettre en évidence des facteurs qui augmentent le risque qu'une personne en soit atteinte. Il touche principalement les personnes entre 25 et 65 ans et principalement les femmes. Le cancer médullaire peut être héréditaire. L'exposition à des radiations dirigées vers la tête et le cou pendant l'enfance et destinées à soigner des maladies bénignes ont également une incidence sur la maladie. Par ailleurs, un excès ou une carence en iode dans l'alimentation influence l'apparition de ce type de cancer. Cependant, celui-ci peut aussi survenir en l'absence de tous ces facteurs.

Diagnostic

En présence d'un nodule thyroïdien, divers examens doivent être réalisés afin de déterminer la présence d'un cancer et orienter le diagnostic. Les techniques d'imagerie médicale (échographie, scintigraphie, scanner, IRM) permettent de réaliser un examen approfondi des organes, des tissus et des os. Des analyses sanguines et une biopsie (prélèvement d'un fragment de la tumeur) permettent parfois de confirmer le diagnostic.

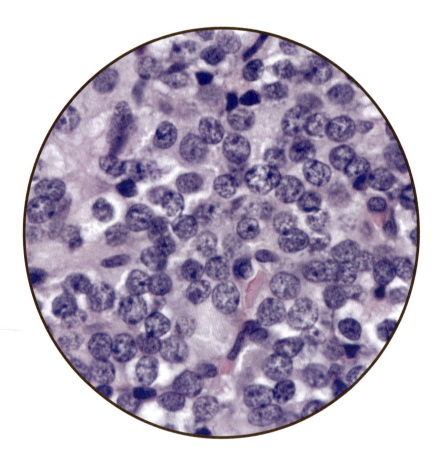

• Cellules cancéreuses de la thyroïde.

Cancer de la thyroïde

 Symptômes

Un des premiers signes de la maladie est la présence d'une grosseur (nodule) dans le cou. Une thyroïde qui fonctionne bien n'est ni apparente, ni perceptible au toucher. Le nodule peut être isolé ou associé à des ganglions du cou. A un stade plus évolué, la tumeur devient dure et tellement volumineuse qu'elle comprime la thyroïde, l'empêchant de fonctionner normalement. D'autres signes de compression locale se manifestent : difficulté pour avaler, pour respirer, atteinte du nerf laryngé qui se traduit par des anomalies de la voix (voix cassée). Dans certains cas, des métastases osseuses (douleurs osseuses, fractures spontanées) et pulmonaires (toux, gêne respiratoire) révèlent le cancer.

 **Traitement
Médecine traditionnelle**

Chaque cancer est un cas particulier.
Le traitement dépend du type de cancer de la thyroïde diagnostiqué, de son degré de malignité, de son stade d'évolution (taille de la tumeur, présence de ganglions et de métastases) et de l'état de santé du patient. Plusieurs traitements, employés de manière isolée ou en combinaison, sont à la disposition du médecin : la chirurgie (ablation totale ou partielle de la thyroïde), la radiothérapie, la chimiothérapie. Une dose d'iode radioactif est prescrite après l'ablation de la thyroïde (thyroïdectomie) afin de détruire les résidus thyroïdiens et cancéreux encore présents dans l'organisme. La chimiothérapie est rarement utilisée pour traiter les cancers de la thyroïde. Pour compenser l'absence de la thyroïde, le patient devra suivre tout au long de sa vie un traitement substitutif à base de comprimés de thyroxine synthétique. Ces comprimés n'entraînent pas d'effets secondaires et permettent aux patients de vivre tout à fait normalement à condition de les prendre quotidiennement.

Le système endocrinien et le métabolisme

Le diabète sucré est caractérisé par une concentration trop élevée de glucose dans le sang, due à une anomalie de sécrétion et/ou d'action de l'insuline. On distingue deux types de diabète sucré : le **diabète insulino-dépendant** et le **diabète non insulino-dépendant**.

Rôle de l'insuline et du pancréas

Rôle de l'insuline

Le corps humain a besoin d'énergie en permanence pour assurer ses activités quotidiennes et ses besoins vitaux. C'est en grande partie le glucose qui fournit cette énergie. Les sucres présents dans les aliments ingérés sont transformés en glucose par l'organisme. Celui-ci passe alors dans le sang et peut circuler dans les différentes zones du corps. Une partie de ce glucose est utilisée par les cellules qui s'en servent comme carburant, l'autre partie est stockée dans différents organes ou tissus de l'organisme (le foie, notamment). L'insuline est une hormone sécrétée par le pancréas endocrine. C'est grâce à elle que le glucose peut être stocké ou capté par les cellules. Sans insuline, le glucose s'accumule dans le sang, provoquant une hyperglycémie (taux de glucose dans le sang trop élevé).

Rôle du pancréas

Le pancréas est une glande endocrinienne aux multiples fonctions, dont la principale est de sécréter l'insuline et le glucagon, les deux hormones essentielles pour adapter le taux de glucose sanguin aux besoins de l'organisme. Ce sont les cellules bêta des îlots de Langerhans (amas cellulaires logés au cœur du tissu pancréatique) qui sécrètent l'insuline et les cellules alpha, le glucagon. Le pancréas adapte en permanence sa production d'insuline à la concentration de glucose dans le sang (glycémie), afin de maintenir un taux de glucose relativement stable. Si la glycémie diminue, les cellules alpha des îlots de Langerhans libèrent du glucagon, une hormone qui permet au foie et aux muscles de libérer le glucose stocké. Si la glycémie augmente, le pancréas déclenche une production plus importante d'insuline pour permettre à l'excès de glucose de quitter le sang en pénétrant dans les cellules. Au cours d'une journée, le pancréas libère en continu une faible quantité d'insuline qui apporte l'énergie nécessaire aux cellules et des pics d'insuline lors des repas.

• Lecteur de glycémie.

Diabète

Le diabète insulino-dépendant (DID) ou diabète de type 1

Ce diabète se déclare pendant l'enfance, l'adolescence ou chez les jeunes adultes. C'est à la puberté qu'il apparaît le plus souvent. La production d'insuline par le pancréas s'arrête brutalement. En l'absence d'insuline, le taux de glucose augmente dans le sang, c'est l'hyperglycémie.

Cause

Les causes exactes du diabète sont inconnues, mais on sait que, dans la plupart des cas, les cellules bêta sont détruites par le système immunitaire (maladie auto-immune). Il résulte d'une destruction sélective des cellules B des îlots de Langerhans. Une prédisposition génétique et des facteurs environnementaux semblent en influencer le développement.

Symptômes

Les symptômes du DID sont les conséquences d'une hyperglycémie importante et prolongée : augmentation du volume des urines, soif intense, faim exagérée, amaigrissement, perte de poids, grande fatigue. Le diabète ne se manifeste pas toujours de la même façon, avec la même intensité et les mêmes symptômes. Parfois, la maladie n'est découverte qu'à l'occasion d'une des complications aiguës du diabète, comme l'acidocétose.

Traitement Médecine traditionnelle

Le diabète insulino-dépendant ne se guérit pas mais il peut se contrôler. Le traitement repose sur des injections sous-cutanées d'insuline artificielle. Le patient est amené à pratiquer lui-même ses injections à l'aide d'un stylo injecteur muni d'une réserve d'insuline. Un traitement correct du diabète requiert une collaboration étroite entre le médecin et son patient, basée sur une confiance réciproque

Le stress

Le stress libère certaines hormones qui ont pour effet d'augmenter la glycémie. Le stress peut agir comme facteur déclencheur sur un diabète installé mais dont les symptômes ne sont pas visibles. D'autre part, en période de stress, le malade est moins à même de gérer son auto-surveillance et les horaires d'injection d'insuline. En plus, le stress provoque des symptômes similaires à ceux de l'hypoglycémie (palpitations, transpiration), qui pourraient conduire le diabétique à manger du sucre alors que sa glycémie est déjà trop élevée.

"au long cours". Le patient doit être informé de tous les aspects de sa maladie et les moyens qu'il peut mettre en œuvre pour gérer son diabète avec la plus grande autonomie possible. Il existe des unités spécialisées à ces fins. Le patient diabétique doit maîtriser l'autosurveillance glycémique afin d'établir un profil glycémique et ajuster ses doses d'insuline selon le résultat, ses activités et son alimentation.

Il existe des **lecteurs de glycémie** dans lesquels le patient glisse une tigette réactive sur laquelle il aura déposé une goutte de sang.

Tout patient diabétique doit également veiller à **une alimentation équilibrée** et des conseils de diététique lui seront donnés afin d'envisager une bonne hygiène alimentaire globale, gérant l'apport en glucides et d'autres nutriments.

Le type de schéma thérapeutique (nombre d'injections quotidiennes et type d'insuline utilisée) est à adapter au cas par cas.

Le diabétique peut également bénéficier d'un **infuseur portable programmable**,

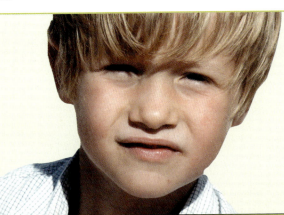

Le système endocrinien et le métabolisme

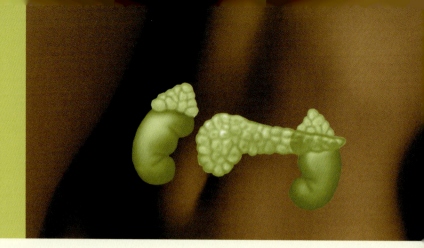

qui libère en continu de petites quantités d'insuline rapide par un cathéter placé dans le tissu sous-cutané péri-ombilical. L'appareil est placé à la ceinture ou en bandoulière et le patient doit s'injecter des doses supplémentaires d'insuline au moment des principaux repas. Ce mode d'administration de l'insuline améliore la qualité des profils glycémiques de patients diabétiques très instables, mais nécessite la bonne collaboration du patient et une surveillance médicale soutenue, vu les risques de complications.

Il existe également des **pompes à insuline implantables** qui débitent l'insuline directement dans la cavité abdominale. Il s'agit d'un traitement coûteux, réservé à certains cas particulièrement difficiles.

Les transplantations pancréatiques restent un traitement d'exception et impliquent la concertation d'une équipe multidisciplinaire très spécialisée.

Les greffes d'îlots de Langerhans sont encore à ce jour expérimentales.

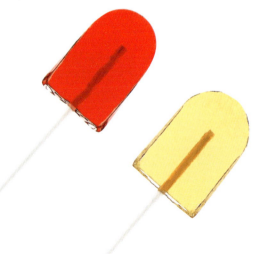

Le diabète non insulino-dépendant (DNID) ou diabète de type 2

Ce diabète touche, en général, des personnes de plus de 40 ans. Chez certains patients, l'insuline n'agit pas auprès des cellules aussi efficacement qu'elle le devrait, car ces dernières ont développé une résistance à l'insuline. On attribue ce phénomène à une surcharge pondérale. Chez les autres, le pancréas ne sécrète pas suffisamment d'insuline par rapport aux besoins de l'organisme. Une partie du sucre présent dans le sang continue d'être transférée vers les cellules et est utilisée par celles-ci, mais l'autre partie reste bloquée dans le sang, où elle s'accumule, entraînant une hyperglycémie. Ce type de diabète est plus fréquent que le diabète insulino-dépendant.

Cause

La cause exacte du DNID est encore inconnue. On pense cependant que c'est la combinaison de plusieurs facteurs qui déclenche la maladie. Il existe une **prédisposition familiale** à la maladie. Elle affecte principalement les personnes ayant un **excès de poids,** ainsi que celles qui présentent un **manque d'activité physique.** D'autre part, on a identifié des gènes liés au diabète de type 2. C'est vraissemblablement l'association d'un terrain génétique et de certains facteurs de milieu qui amène l'éclosion d'un diabète de type 2.

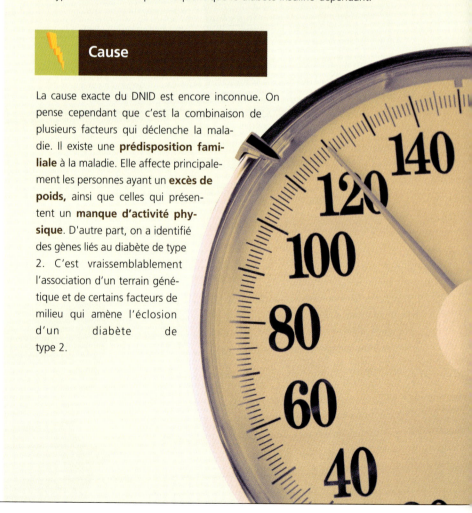

Diabète

Personnes à risque

Les personnes présentant un risque accru de développer un DNID sont les individus ayant des personnes diabétiques dans leur famille proche, les femmes ayant développé un diabète de grossesse, les personnes présentant un excès pondéral, les personnes ayant des problèmes d'hypertension artérielle ou d'anomalies dans les lipides sanguins, les personnes dont la glycémie a augmenté suite à la prise de certains médicaments.

Diabète et grossesse

Le diabète gravidique ou gestationnel est une forme de diabète qui ne se manifeste que durant la grossesse et disparaît après l'accouchement. Il touche 2 à 3 % des femmes enceintes et il est donc important d'effectuer le dépistage en présence de facteurs à risque, pour le traiter et en limiter les conséquences. Chez ces femmes, on retrouve une forte incidence de diabète de type 2 à plus long terme.

La survenue d'une grossesse chez une femme diabétique nécessite un suivi médical plus soutenu qu'une grossesse dite sans risque. Elle s'accompagne de certaines complications chez la mère (hypertension artérielle, infection urinaire...) et chez le fœtus (malformations diverses, macrosomie...) qui sont favorisées par le mauvais équilibre du diabète en cours de grossesse.

Dans des conditions de bonne surveillance glycémique et obstétricale, la grossesse est, dans la plupart des cas, menée quasi à terme avec succès.

Traitement
Médecine traditionnelle

Dans bien des cas, les personnes atteintes d'un diabète non insulino-dépendant peuvent contrôler leur glycémie en modifiant leurs habitudes alimentaires, en faisant plus d'activité physique et en contrôlant leur stress. Elles doivent adopter un régime alimentaire équilibré, pauvre en sucres rapides (pâtisseries, sodas, bonbons, etc.) et en graisses. Le patient obèse doit suivre un régime amaigrissant afin de retrouver un poids plus ou moins normal. Pour certains, la prise de comprimés antidiabétiques par voie orale sera ajoutée au traitement. Enfin, si l'ensemble de ces mesures s'avère insuffisant, il faudra opter pour l'injection d'insuline afin de stabiliser la glycémie.

Symptômes

Il s'agit des mêmes symptômes que pour le diabète de type 1 (fatigue, soif et urines abondantes), mais qui se manifestent de façon plus ou moins importante. C'est pourquoi certains de ces diabètes ne sont découverts que plusieurs années après leur survenue initiale, tant les symptômes sont mineurs. Dans la moitié des cas, la maladie se déclare lors d'une complication, alors que le patient est déjà diabétique depuis un certain temps.

Le système endocrinien et le métabolisme

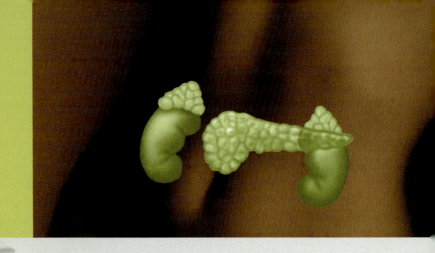

Complications aiguës

L'hypoglycémie : on parle d'hypoglycémie lorsque le taux de glucose dans le sang est inférieur aux besoins de l'organisme. Au cours d'un diabète, les causes d'hypoglycémie sont nombreuses : excès d'insuline, absence de repas, exercice physique imprévu, etc. Les cellules n'ont alors pas assez de sucre pour fonctionner. L'hypoglycémie se manifeste par des malaises, des vertiges, une pâleur, des sueurs, des tremblements, une fatigue… Le remède consiste à prendre du sucre en morceaux, par exemple. Si l'hypoglycémie est très forte et entraîne l'inconscience, il faut recourir à une injection de glucagon par voie intramusculaire ou une injection de glucose par voie intraveineuse.

L'hyperglycémie majeure : Il s'agit d'une très importante augmentation de la concentration de sucre dans le sang. Le malade ressent une soif intense et urine abondamment. Il est nécessaire d'hospitaliser le malade en urgence, afin de lui injecter de l'insuline et de le réhydrater.

Parallèlement à une carence en insuline prolongée, **l'acéose et l'acidocétose** constituent deux modalités secondaires d'aggravation du diabète. Les mécanismes physiologiques qui en découlent sont complexes et amènent un désordre métabolique sévère (perte de tissu musculaire, production d'acétone à partir de tissu graisseux, libération excessive d'hormones hyperglycémiantes...). Il faut donc que le patient et l'entourage soient informés des symptômes d'un diabète décompensé (soif, urines abondantes, nausées, vomissements, haleine d'acétone) pour contrôler les glycémies et consulter un médecin si nécessaire afin de réajuster le traitement et éviter le coma hyperglycémique acidocétosique.

Diabète

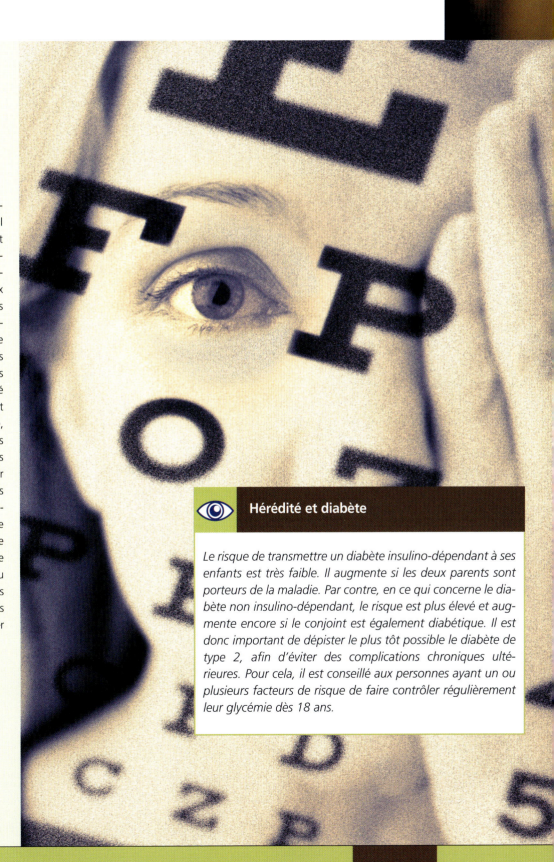

Complications chroniques

Le diabète peut entraîner à long terme des complications chroniques. Elles apparaissent en général après 10 ans d'évolution, surtout si le diabète est mal équilibré. En effet, la succession d'hyperglycémies endommage l'ensemble des vaisseaux sanguins et principalement ceux du cœur, des yeux (rétinopathie), des reins (néphropathie) et des nerfs (neuropathie). La meilleure façon d'éviter les complications est donc d'obtenir le meilleur équilibre glycémique possible et de dépister au plus tôt ces complications. La rétinopathie, ou atteinte des petits vaisseaux de la rétine, peut mener à la cécité en l'absence de traitement. La néphropathie peut être à l'origine d'une insuffisance rénale terminale, dont les seuls traitements sont à l'heure actuelle les dialyses ou les greffes du rein. D'autres facteurs (hypertension artérielle, athérosclérose, par exemple) interviennent dans le développement des maladies cardiovasculaires, mais la présence du diabète en favorise l'émergence. L'excédent de sucre dans le sang lors d'un diabète mal contrôlé favorise la coagulation sanguine. Cette situation augmente le risque d'obstruction d'un vaisseau sanguin au niveau du cerveau, du cœur et des pieds. Enfin, les personnes diabétiques doivent prendre soin de leurs pieds, car toute plaie, même minime, peut entraîner des ulcérations.

Hérédité et diabète

Le risque de transmettre un diabète insulino-dépendant à ses enfants est très faible. Il augmente si les deux parents sont porteurs de la maladie. Par contre, en ce qui concerne le diabète non insulino-dépendant, le risque est plus élevé et augmente encore si le conjoint est également diabétique. Il est donc important de dépister le plus tôt possible le diabète de type 2, afin d'éviter des complications chroniques ultérieures. Pour cela, il est conseillé aux personnes ayant un ou plusieurs facteurs de risque de faire contrôler régulièrement leur glycémie dès 18 ans.

Le système endocrinien et le métabolisme

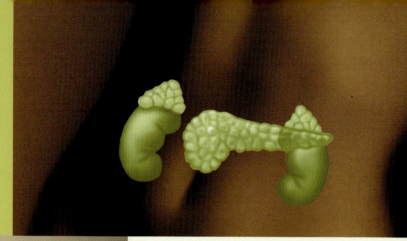

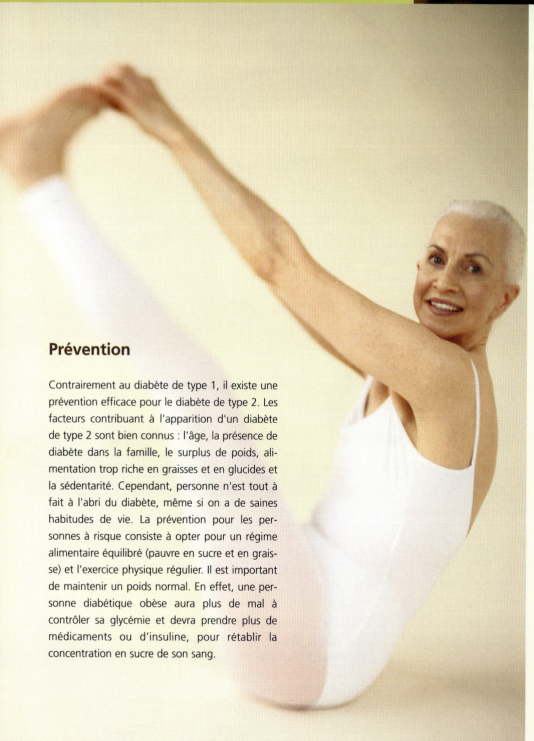

Prévention

Contrairement au diabète de type 1, il existe une prévention efficace pour le diabète de type 2. Les facteurs contribuant à l'apparition d'un diabète de type 2 sont bien connus : l'âge, la présence de diabète dans la famille, le surplus de poids, alimentation trop riche en graisses et en glucides et la sédentarité. Cependant, personne n'est tout à fait à l'abri du diabète, même si on a de saines habitudes de vie. La prévention pour les personnes à risque consiste à opter pour un régime alimentaire équilibré (pauvre en sucre et en graisse) et l'exercice physique régulier. Il est important de maintenir un poids normal. En effet, une personne diabétique obèse aura plus de mal à contrôler sa glycémie et devra prendre plus de médicaments ou d'insuline, pour rétablir la concentration en sucre de son sang.

 Traitement Médecine douce

Il y a eu une progression du diabète en Belgique ces dernières années, surtout en ce qui concerne le diabète de type 2 (le diabète de la maturité), celui que l'on attrape au cours de la vie et qui est responsable de cette véritable épidémie. Le diabète de type 1, dit *de l'enfance*, celui où le pancréas travaille très mal ou pas du tout et qui demande à être obligatoirement insulino-dépendant, a subi une moindre progression. On compte environ 250.000 diabétiques, auxquels doivent s'ajouter près de 200.000 autres cas de personnes qui ignorent leur état. En France, 1,5 million de diabétiques sont diagnostiqués, dont 85% de diabète non insulino-dépendant, et environ 500.000 personnes sont atteintes sans le savoir. C'est une maladie invisible. Le diabète de type 2 peut rester méconnu pendant des années et provoquer d'importants dégâts. Il est souvent dépisté lors d'une complication (accident cardiovasculaire, atteinte de la rétine, arthrite des membres inférieurs, trouble rénal). Pour les médecins, il n'est pas toujours évident de convaincre les malades de se soigner. Les chiffres, d'une façon générale, ne sont pas encourageants pour le futur; ils doubleraient d'ici l'an 2025. Et ceci dans tous les pays, y compris ceux en voie de développement.

Diabète

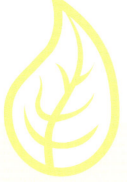

Le système endocrinien et le métabolisme

Médecines douces et diabète

L'homéopathie ne se substituera pas aux traitements indispensables, surtout dans le cas du diabète insulino-dépendant. L'homéopathie n'a pas pour but ni pour fonction de remplacer l'insuline. Il faut absolument garder à l'esprit que si le diabétique ne fait pas d'injection d'insuline, il risque de perdre la vie à plus ou moins brève échéance.

Selon une infirmière spécialisée, les médecines douces utilisées pour traiter le diabète de type 2, avec en tête l'acupuncture et l'homéopathie, sont loin d'être des thérapies en elles-mêmes. Elles peuvent par contre favoriser la perte de poids, et donc aider le diabète à s'équilibrer. D'autre part, certains manques en métaux et en oligo-éléments peuvent favoriser le diabète. Un rééquilibre sera donc bénéfique. Enfin, une aide pour lutter contre les sur-infections qui aggravent le diabète peut être apportée. Si l'on est en bonne santé, on est plus résistant aux infections.

Alimentation, exercice physique et bonne gestion du stress par des méthodes telles que yoga, stretching ou Qi Gong, font parties de la prévention nécessaire.

La progression des différents types de diabète est souvent due à l'alimentation (trop de sucre rapide), à la sédentarité et à la conséquence des deux choses réunies, le poids. L'obésité prédispose au diabète. La prise de poids rend l'assimilation du sucre plus difficile. Il faut savoir que même si l'on ne mange pas trop de sucre, mais que l'on mange trop de graisses, on peut devenir diabétique.

L'être humain n'a pas pour vocation d'être malade. Il retrouve d'ailleurs de plus en plus un goût pour la prévention.

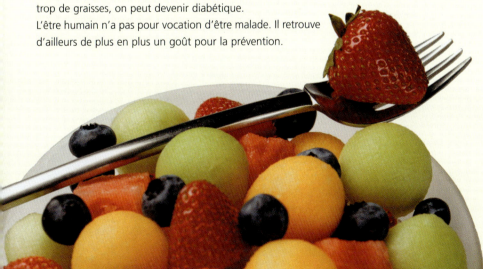

Homéopathie

Un traitement constitutionnel, ou traitement de terrain, sera donné en accompagnement du traitement indispensable. On cherchera la cause de ce diabète, qui a pu être latent et qui se révèle subitement. Travailler la cause signifie aussi remonter vers la santé.

Les remèdes :

Phosphoricum Acidum, 5ch, si le diabète a été déclenché par un stress d'ordre émotionnel.
La personne correspondant à ce remède est souvent apathique, indifférente à tout, se sent incapable de réunir deux idées ensemble, a quelques difficultés à parler, ne trouve pas le mot juste et peut subir une perte de mémoire des faits quotidiens. Faiblesse le matin, bouche sèche, gencives saignant facilement, soif, urine souvent abondante, incontinence nocturne d'urine.

Silicea, 5 ch, si le diabète survient après une infection. La personne ressent une perte de toute énergie morale, un refroidissement de tout le corps, souffre de céphalées, ne supporte pas alors le moindre bruit, le moindre courant d'air, ressent une faiblesse des membres, parfois avec tremblements. La plante des pieds est douloureuse.

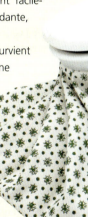

55

Le système endocrinien et le métabolisme

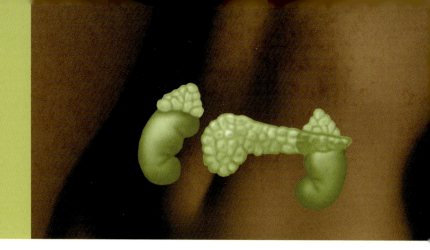

Tarentula Hispanica, aide si le problème est lié à un chagrin important et si la personne a des sautes d'humeur, une grande sensibilité mal vécue, souffre de mouvements incontrôlables des mains et des jambes, est précipitée pour tout, même pour marcher, présente des risques cardiaques ou d'angine de poitrine, ressent une impression de coups dans le cœur et a tendance aux furoncles, anthrax ou panaris.
Anacardium Orientale, 5ch, l'état de la personne est toujours amélioré en mangeant. Celle-ci a quelques problèmes d'origine pancréatique. Ce remède agit bien sur la boulimie et offre en prime un effet positif sur la mémoire.
Uranium Nitricum, 3 ch, pour les gens ayant coutume de dire : "j'aimerais bien manger, mais après le repas je ne suis pas bien du tout". Ce remède présente une affinité avec l'appareil digestif, aide d'autant plus un diabète s'il y a des problèmes d'hypertension et de rétention d'eau.

Ces remèdes seront pris à raison de 3 granules 3 fois par jour pendant une vingtaine de jours, ou selon prescription médicale.

Phytothérapie

Acerola, régule l'absorption des lipides et des glucides, est tonique, renforce le système immunitaire.
Bardane, grand draineur cutané, agit sur les dermatoses diverses, furonculoses, conséquences du diabète. Hypoglycémiante, peut être employée sans crainte dans le diabète léger.
Cosse de haricot, employé dans le diabète non insulino-dépendant. Diurétique, aide lorsque il y a rétention d'eau, œdèmes.
Fenugrec, anti-diabétique, troubles de la nutrition, régulateur du métabolisme.
Géranium Robert, hypoglycémiant et hypotensif léger.
Oignon, anti-diabétique, diurétique, hypocholestérolémiant.
Ginseng asiatique, est couramment utilisé en médecine traditionnelle chinoise pour traiter le diabète. Cette plante a la réputation d'améliorer le contrôle glycémique et d'augmenter le niveau d'énergie des diabétiques.

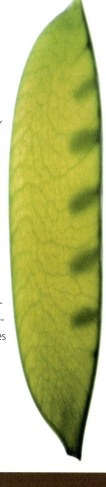

Conséquences du diabète

Trois conséquences du diabète pourront être soignées par homéopathie, mais par un traitement tout à fait individualisé. Ce sont :
- ***La neuropathie**, ou détérioration des nerfs provoquant des engourdissements et des pertes de sensations dans les extrémités.*
- ***La rétinopathie**, qui endommage les yeux.*
- ***La néphropathie**, trouble pouvant provoquer une importante insuffisance rénale.*

Il pourra y avoir un suivi de qualité pour les maladies cardiovasuclaires, 2 à 4 fois plus fréquentes chez les diabétiques que chez les autres personnes.
A savoir : 50 % des diabétiques meurent d'un trouble cardiovasculaire.
*Les remèdes à visée vasculaire sont : **Baryta Carbonica**, **Nux Vomica**, **Arsenicum Album**, **Sulfur**, **Aurum Metallicum**.*
*Les remèdes aidant à renforcer les défenses immunitaires et à prévenir les infections sont : **Hepar Sulfur**, **Silicea**, et **Pyrogenium**.*

Diabète

Oligo-éléments

Zinc-Nickel-Cobalt est un trio très favorable à l'équilibre du pancréas, donc de l'insuline. Régularise l'appétit, évite les crises de boulimie.
Chrome, abaisse le taux de glucose et d'insuline sanguins à jeun. Il intervient dans la fabrication d'une molécule nommée *facteur de tolérance au glucose* et potentialise donc l'action de l'insuline. Il favorise la pénétration du glucose à l'intérieur de la cellule et régule la concentration de lipides du sang.

Silicium, intervient, dans le cas du diabète, dans les difficultés à cicatriser, les maladies de peau, l'artériosclérose.
Manganèse, agit sur les troubles métaboliques du sucre et des graisses. Prise de poids, rétention d'eau, fatigue
Vanadium, agit sur les palpitations et, récemment, cet oligo-élément s'est même révélé supérieur au chrome pour faire baisser la glycémie.
Magnésium, prévient la tendance des diabétiques à être carencés en magnésium (selon une recente étude canadienne). On parle donc d'une forte association entre la carence en magnésium et la résistance de l'organisme à l'insuline.

Alimentation

Certains aliments peuvent jouer un rôle préventif. Le régime végétarien est à l'honneur. Une étude américaine ayant duré 21 ans, à laquelle ont participé des végétariens et des non végétariens (26 000 adultes en tout) a prouvé que les personnes végétariennes risquent moins de contracter le diabète de type 2. Il résulte également de cette étude que le végétarisme pourrait avoir un impact positif chez les personnes déjà atteintes. Il agirait favorablement sur la neuropathie et sur la néphropathie, puisqu'il y a réduction naturelle des protéines dans le régime végétarien. Dans un régime carné, la consommation est beaucoup trop élevée.

Eviter les aliments raffinés, consommer beaucoup de légumes (chou, laitue, navet, haricot, graines de coriandre), privilégier l'asperge, la betterave, qui diminuent le sucre des urines; l'artichaut, le salsifis, qui ne nécessitent pas le recours au suc pancréatique; l'oignon, qui stimule la fonction pancréatique. Le champignon est régulateur du glucose sanguin. La fraise et la pêche contiennent du lévulose, mieux toléré que le glucose. Les noix et les noisettes contiennent très peu de sucre.

Le blé, si riche en fibres, était recommandé déjà 1500 ans avant notre ère pour traiter le diabète. Surtout ne pas supprimer pain et autres féculents, les sucres lents étant indispensables au diabétique. Et les fibres ralentissent l'absorption des sucres au niveau de l'intestin.

Les laitages maigres sont à privilégier. Les aliments les moins hyperglycémiants sont les légumes secs, les lentilles, les pois chiches etc, les yaourts et le lait. Privilégier aussi le poisson (même le poisson gras), apportant les précieux oméga 3, véritables gardes du corps qui permettent de limiter le risque d'accident vasculaire cérébral.
Répartition idéale des apports pour le diabétique : 50% de glucides, 30% de lipides, 20% de protéines.

Le système endocrinien et le métabolisme

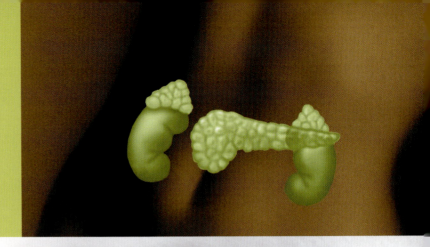

L'hyperthyroïdie est une hypersécrétion prolongée d'hormones thyroïdiennes, ce qui implique, d'une part un hyperfonctionnement de la glande thyroïde et d'autre part, des manifestations cliniques et biologiques de thyrotoxicose.

Types d'hyperthyroïdie

Il existe deux grands types d'hyperthyroïdie :

L'hyperthyroïdie diffuse
Toute la glande sécrète des quantités anormales d'hormones. Cette forme d'hyperthyroïdie se manifeste par une augmentation du volume de la glande thyroïde, appelée goitre. Dans la plupart des cas, elle est liée à une maladie immunologique, la *maladie de Basedow*. L'affection s'accompagne, en plus du goitre, d'une exophtalmie (saillie des globes oculaires qui donne au patient un air tragique).

L'hyperthyroïdie nodulaire
Seule une partie de la glande est atteinte. On parle alors de nodule hypersécrétant. Il peut y avoir un nodule hypersécrétant (adénome toxique) ou plusieurs (goitre multinodulaire toxique).

Cause

Les causes de l'hyperthyroïdie sont peu connues. Le terrain familial semble avoir une incidence sur ce dysfonctionnement et les femmes sont davantage touchées. La maladie de Basedow, qui est souvent à l'origine de l'hyperthyroïdie diffuse, est une affection auto-immune. Ce genre de maladies se définit par un système immunitaire qui s'attaque à son propre organisme. Dans ce cas-ci, il produit des anticorps qui stimulent la production d'hormones par la thyroïde, d'où goitre diffus et thyrotoxicose. Une surcharge d'iode dans l'organisme peut également mener à une hyperthyroïdie. L'iode est indispensable à la synthèse des hormones thyroïdiennes. A cette fin, la thyroïde stocke 20% de l'iode que renferme le corps. L'ingestion abusive de produits hormonaux de type thyroïdiens, ou la prise de médicaments contenant de l'iode, vont pousser la thyroïde à sécréter plus d'hormones.

Symptômes

L'hypersécrétion des hormones thyroïdiennes a un retentissement sur tous les métabolismes.
Tout fonctionne à l'excès et trop vite.
Outre le goitre et l'exophtalmie, les patients souffrent de tachycardie (accélération du rythme cardiaque), qui se traduit par des palpitations.
Parfois, on note une hypertension artérielle. Le malade présente des mains chaudes et moites, se plaint de bouffées de chaleur. Il a toujours chaud et soif. On observe souvent un amaigrissement rapide malgré un bon appétit. Le transit intestinal s'accélère aussi, provoquant diarrhées, nausées ou vomissements.
En dehors de ces manifestations physiques, les signes de l'hyperthyroïdie sont d'ordre psychologique : nervosité, anxiété, irritabilité et insomnies.

Hyperthyroïdie

Diagnostic

Lors de l'examen clinique, le médecin palpe le goitre et évalue son importance. Il vérifie la présence d'une exophtalmie éventuelle, il ausculte le patient à la recherche de troubles du rythme cardiaque. Face à un ou plusieurs de ces symptômes, d'autres analyses et examens peuvent être demandés. : bilan hormonal, échographie (évaluation de la taille de la thyroïde et présence d'un nodule), scintigraphie thyroïdienne (apporte des informations sur la fonctionnalité du nodule), analyses biologiques.

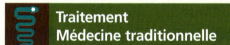 Traitement Médecine traditionnelle

Le traitement peut être médicamenteux, chirurgical ou par iode actif.

Le traitement médicamenteux associe antithyroïdiens de synthèse, anxiolytiques et médicaments pour ralentir le cœur (bêtabloquants). Les antithyroïdiens de synthèse inhibent le fonctionnement de la thyroïde en empêchant sa sécrétion, le temps de retrouver une régulation normale. En raison du risque de diminution massive des globules blancs neutrophiles que ces produits entraînent, la surveillance médicale sera stricte et régulière. La durée du traitement est de 18 à 24 mois, afin d'éviter les rechutes. Cependant, la maladie peut récidiver. Il faut alors se diriger vers la chirurgie ou le traitement par iode radioactif.

La chirurgie ou thyroïdectomie consiste à enlever la quasi-totalité de la glande. Un traitement de substitution par hormones thyroïdiennes de synthèse est mis en place après l'intervention.

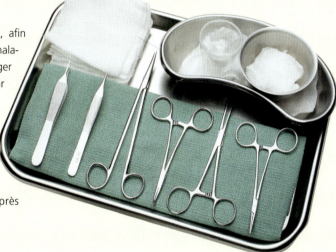

Le traitement par iode radioactif consiste à prendre par voie orale une gélule qui va bloquer le fonctionnement de la thyroïde, puis détruire les hormones thyroïdiennes. Ce traitement est déconseillé aux femmes en âge d'avoir des enfants.

Pronostic et complications

Les formes nodulaires, qui échappent au traitement médicamenteux, sont rapidement guéries par la chirurgie. En ce qui concerne la maladie de Basedow, le traitement médicamenteux n'obtient la guérison que dans la moitié des cas. La chirurgie et l'iode radioactif permettent aujourd'hui de soigner efficacement les cas graves. Malheureusement, ces deux traitements sont responsables d'hypothyroïdies définitives à moyen et long terme, régulées par traitement de substitution. Par ailleurs, les conséquences de l'hyperthyroïdie sur le système cardiovasculaire (insuffisance cardiaque, arythmie complète par fibrillation auriculaire, hypertension artérielle) peuvent être graves et leur contrôle passe par le traitement de l'hyperthyroïdie.

Le système endocrinien et le métabolisme

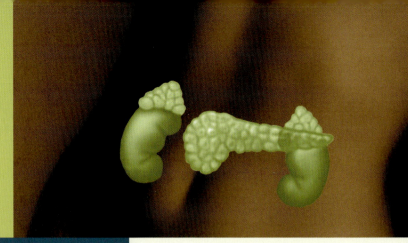

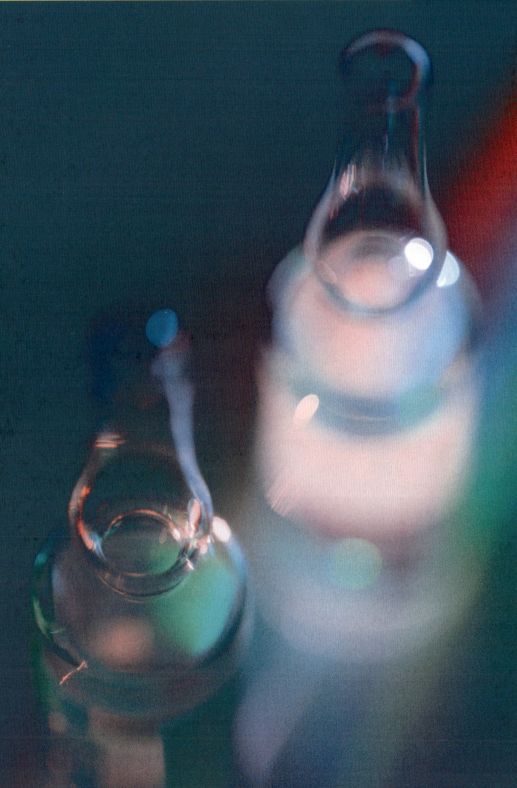

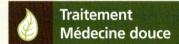

Traitement Médecine douce

Homéopathie

Selon le Dr Alain Horvilleur dans son livre *Le guide familial de l'homéopathie* (Editions Hachette), les maladies de la thyroïde peuvent être soignées par homéopathie et même guéries pour beaucoup d'entre elles. L'hyperfonctionnement de la thyroïde semble plus être du domaine de l'homéopathie que l'hypofonctionnement, qui répondra mieux à un traitement classique.

Des remèdes comme **Thyroïdea** ou **Iodum** correspondent à ce déséquilibre. S'il y a un début de goitre, des compresses d'eau de mer (que l'on trouve en ampoules en pharmacie) pourront être appliquées, en complément d'un traitement.

Pour une médecine percevant l'être humain dans sa globalité, les troubles endocriniens sont un bon reflet des dysfonctionnements qui peuvent s'installer à certains moments de la vie, et sur des terrains bien personnels.

Ces dysfonctionnements correspondent à des ruptures de l'équilibre de base.

Le problème de l'hyperthyroïdie est très délicat, très personnel, il nécessite l'aide d'un médecin qui traitera le terrain de la personne d'une façon générale, la questionnera sur ses antécédents, ses goûts et ses habitudes.

Hyperthyroïdie

Oligo-éléments

De grands résultats sont obtenus par les oligo-éléments. Après un traitement chirurgical ou à l'iode radio-actif, les associer à un traitement classique permet de diminuer le nombre de récidives.

L'oligothérapie s'attache aussi, comme l'homéopathie, à prendre en compte le terrain sur lequel intervient la pathologie. Elle s'intéresse à l'ensemble des signes cliniques présentés par le malade ainsi qu'aux maladies et problèmes qui ont pu l'affecter au cours de son existence. Si le traitement hormonal permet de retrouver des dosages normaux, l'état général de la personne peut très bien ne pas s'améliorer, proportionnellement. Un état de fatigue ou des problèmes digestifs, par exemple, ne seront pas forcément résolus.

Les oligo-éléments, prescrits à doses très faibles, agissent en catalyseurs, afin que la fonction ou l'organe perturbé retrouve une activité normale et qu'un meilleur état général reprenne sa place.

Les oligo-éléments accompagnant les troubles de la thyroïde

Iode, est l'élément clef de la thyroïde.
Cuivre, convient bien aux hyperthyroïdiens. Il est aussi un régulateur neuro-ovarien.
Potassium, Manganèse, ont une place d'accompagnateurs.
Magnésium, intervient si le système immunitaire est atteint.
Lithium, agit sur les troubles neuro-endocriniens qui peuvent être perturbateurs du sommeil.
Zinc, aidera s'il y a d'autres troubles hormonaux.
Zinc-Nickel-Cobalt, agit sur l'axe neuro-pancréatique, qui peut être visé lui aussi en cas de déséquilibre de la thyroïde.

Langage du corps

Pour Louise Hay : l'hyperthyroïdie résulte de l'extrême déception de ne pas pouvoir faire ce que l'on veut, avec cette impression de toujours répondre à l'attente des autres, jamais à la sienne. Sa phrase positive : " Je redonne à mon pouvoir sa juste valeur. Je prends mes propres décisions. Je me comble moi-même ".

Pour Debbie Shapiro, " l'intelligence du corps ", cette accélération de l'activité corporelle qui provoque une perte de poids, une grande nervosité, une faiblesse physique, peut être liée à la peur de prendre ses responsabilités. Cela peut traduire le désir de rester un enfant insouciant et irresponsable.

Le système endocrinien et le métabolisme

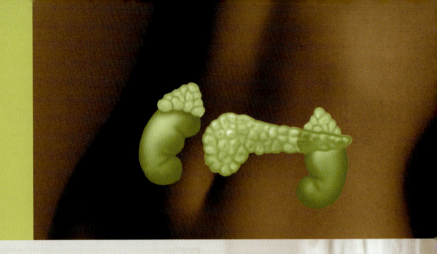

La thyroïde est une petite glande en forme de papillon située à la base de la face antérieure du cou. Les hormones qu'elle sécrète, la thyroxine (T4) et la triiodothyronine (T3), ont de nombreux effets sur le métabolisme, la croissance et le développement. L'hypothyroïdie apparaît lorsque la glande thyroïde ne parvient pas à produire suffisamment d'hormones pour satisfaire les besoins de l'organisme. C'est une pathologie assez fréquente que l'on retrouve souvent chez plusieurs membres d'une même famille. Elle affecte plus les femmes que les hommes et touche surtout l'adulte d'un certain âge (femme de plus de 40 ans et hommes de plus de 60 ans).

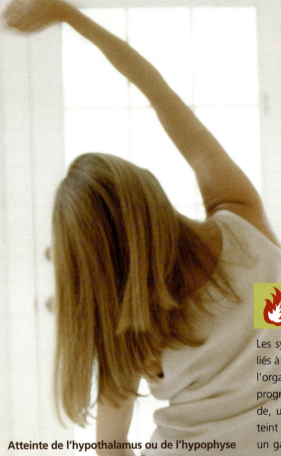

Cause

Absence ou dégradation du tissu thyroïdien
L'absence du tissu thyroïdien suite à l'ablation de la thyroïde requise pour le traitement d'autres maladies (hyperthyroïdie, cancer) peut être à l'origine d'une hypothyroïdie. Le traitement par iode radioactif administré pour enrayer une hyperthyroïdie peut rendre les cellules thyroïdiennes improductives. La thyroïdite d'Hashimoto est une infection due à l'accumulation de lymphocytes et d'anticorps au niveau de la thyroïde, entraînant une inflammation et la destruction du tissu thyroïdien.

Atteinte de l'hypothalamus ou de l'hypophyse
La thyroïde peut être normale mais ne pas être suffisamment stimulée par la thyréostimuline ou TSH. Cette hormone, produite par l'hypophyse, commande la production des hormones thyroïdiennes.

Déficit en aliments iodés. L'iode est nécessaire à la fabrication par la thyroïde des hormones thyroïdiennes. En cas de quantité insuffisante d'iode dans l'organisme, le tissu thyroïdien ne sera plus assez productif.

Symptômes

Les symptômes sont nombreux et variés. Ils sont liés à un ralentissement global du métabolisme de l'organisme. L'hypothyroïdie s'installe de façon progressive. On constate une peau sèche et froide, un épaississement de la peau du visage, un teint pâle et cireux, des cheveux secs et cassants, un gain pondéral, des douleurs musculaires, une voix basse et rauque, des troubles menstruels, une infertilité, une fragilité des ongles. Le malade peut devenir frileux et sujet à la constipation. Sur le plan psychique, on note une lenteur intellectuelle, des troubles de la mémoire, voire une dépression. Le patient est en proie à une grande fatigue, une lassitude, un épuisement. L'hypothyroïdie peut provoquer la formation d'un goitre (augmentation du volume de la glande thyroïde) et se manifester par un ralentissement cardiaque.

Hypothyroïdie

Diagnostic

Étant donné la diversité de ses symptômes, l'hypothyroïdie n'est pas toujours facile à diagnostiquer. Elle peut être confondue avec d'autres affections ou être attribuée au stress et à la fatigue de la vie quotidienne. Cependant, aujourd'hui, avec les dosages plus précis des hormones, le diagnostic est souvent établi de façon plus précoce par des prises de sang complètes et des tests spécifiques.

Traitement Médecine traditionnelle

Le traitement est facile à mettre en place et efficace. Il est basé sur la prise d'hormones thyroïdiennes de synthèse (thyroxine). Il est important que le dosage du médicament soit bien adapté, afin que l'organisme reçoive autant d'hormones que si la thyroïde fonctionnait normalement. Bien dosé, le traitement sera bien toléré. Cependant, il ne faut pas oublier que les symptômes liés à l'hypothyroïdie disparaissent progressivement avec le traitement. Plusieurs semaines sont parfois nécessaires avant que le dosage des hormones de substitution soit stabilisé dans le sang. Les personnes traitées mènent une vie normale mais devront, dans la grande majorité des cas, poursuivre leur traitement à vie.

Traitement Médecine douce

Homéopathie

Voir Hyperthyroïdie.

Oligo-éléments

Robert Viala, médecin endocrinologue, oligothérapeute et auteur d'un ouvrage très pointu, *La pathologie fonctionnelle : médecine des éléments-trace* (Editions Maloine) explique que, face à une hypothyroïdie, il est important de repérer si le dysfonctionnement thyroïdien est au cœur du problème posé, ou s'il n'est qu'un élément d'un syndrome plus général à traiter, ce qui permettra de voir disparaître le problème thyroïdien. Il peut s'agir d'une perturbation de l'équilibre général, qu'un seul traitement catalytique par oligo-éléments suffira à régler. Pour lui, il peut être intéressant de commencer par ce type de traitement et d'en observer les résultats avant d'entamer un traitement substitutif. (Sources : interview de Alternative santé –l'Impatient, octobre 2000).

Toujours selon Robert Viala, Les problèmes thyroïdiens ont un sens très large qui dépasse leur seul déséquilibre. Il précise que la fonction thyroïdienne possède un système régulateur qui permet à l'organisme de s'adapter aux fluctuations de la vie. C'est un système à la fois fragile et performant, capable de réagir aux situations de stress et aux émotions. Les troubles endocriniens traduisent donc souvent des déséquilibres psycho-affectifs. Il lui paraît important de considérer la thyroïde et ses dysfonctionnements dans cette perspective.

Langage du corps

Pour Debbie Shapiro et " L'intelligence du corps ", l'hypothyroïdie étant une insuffisance de l'activité d'une glande, elle peut se manifester par une dépression, un excès de fatigue, une maladie capable d'affecter les activités mentales et physique, une baisse de la température du corps. Comme si notre volonté de vivre était mise en veille ou que nous entrions dans un état d'hibernation émotionnelle.

Le système endocrinien et le métabolisme

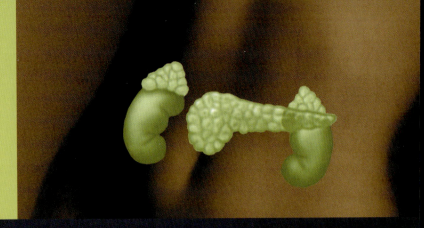

La maladie d'Addison ou insuffisance surrénalienne lente

Cette maladie endocrinienne rare est due à une atteinte des glandes corticosurrénales, qui mène à l'arrêt de la sécrétion de l'aldostérone et du cortisol. L'aldostérone est responsable de la rétention du sodium par les reins. Elle intervient également dans le contrôle du volume sanguin et sur la tension artérielle. Le cortisol participe aux métabolismes des glucides et des protides et joue un rôle anti-inflammatoire important. La maladie d'Addison se caractérise par une absence totale des hormones corticosurrénales. C'est le médecin anglais Thomas Addison qui, en 1855, mit en évidence les caractéristiques de cette affection. Elle était mortelle jusqu'à l'apparition d'un traitement hormonal spécifique.

 ### Cause

Toute affection qui détruit les glandes corticosurrénales peut être à l'origine de la maladie d'Addison (métastases de cancer, ablation chirurgicale des glandes surrénales, …). Il s'agit le plus souvent d'une destruction chronique des deux glandes corticosurrénales, provoquée par une **maladie auto-immune**, la rétraction corticale. Au cours de cette maladie, le système immunitaire produit des anticorps antisurrénaliens. Elle peut s'accompagner d'autres maladies auto-immunes (thyroïdite lymphocytaire chronique, anémie de Biermer).

Autrefois, la maladie d'Addison était fréquemment provoquée par **la tuberculose**.

 ### Symptômes

La maladie s'installe progressivement de manière insidieuse. Le patient éprouve une très grande fatigue physique et psychique (dépression). Une pigmentation brunâtre apparaît d'abord au plis de flexion des membres, aux endroits de frottement puis s'étend à tout le corps et aux muqueuses. La tension artérielle basse (hypotension) provoque des palpitations et des vertiges. Cette hypotension est majorée en position debout. Le malade se plaint de troubles digestifs ; nausées, vomissements, diarrhée, douleurs abdominales, inappétence. Il maigrit et a un goût prononcé pour le sel. Il a tendance à faire des hypoglycémies (diminution du taux de sucre dans le sang).

 ### Les glandes ou capsules surrénales

Les glandes surrénales sont de petites masses triangulaires posées comme des chapeaux aux sommets des reins. Elles sont constituées de deux couches distinctes qui fonctionnent de façon indépendante : la corticosurrénale (partie externe) et la médullosurrénale (partie interne). La corticosurrénale produit plusieurs hormones : l'aldostérone, le cortisol et les androgènes surrénaliens (hormones mâles). Les hormones issues de la couche médullosurrénale (adrénaline, noradrénaline) préparent l'organisme à réagir aux situations de stress.

Maladie d'Addison

Diagnostic

Il repose sur les dosages hormonaux effectués sur base d'une simple prise de sang. Le taux de cortisol et d'aldostérone sont très bas. On réalise un test de stimulation à l'ACTH qui, normalement, stimule la sécrétion des deux hormones. Dans les cas de maladie d'Addison, les taux de cortisol et d'aldostérone restent bas une heure après injection. Par contre, le taux d'ACTH s'élève naturellement pour inviter les glandes déficitaires à sécréter le cortisol et l'aldostérone. Le médecin recherche aussi des traces de tuberculose, des anticorps antisurrénaliens et l'existence d'autres maladies auto-immunes. Une radiographie de la région lombaire ainsi qu'un scanner des glandes surrénales sont souvent pratiqués afin de détecter la destruction éventuelle de ces glandes ou des calcifications surrénaliennes tuberculeuses.

Traitement Médecine traditionnelle

Sans traitement, la maladie évoluait autrefois vers la mort par insuffisance surrénale aiguë. Ces poussées aiguës de la maladie peuvent être déclenchées par une infection, une agression psychique, une intervention chirurgicale ou un traumatisme. Elles se manifestent par une déshydratation et des troubles digestifs importants et nécessitent un traitement en urgence. Aujourd'hui, les thérapeutiques de substitution permettent une vie pratiquement normale. Le traitement par voie orale repose sur la prise à vie d'hormones de synthèse : l'hydrocortisone (remplace le cortisol) et la 9-alpha-fludrocortisone (remplace l'aldostérone). Le régime alimentaire doit être normalement salé. Le patient doit rester vigilant car les traumatismes, les infections, les fortes émotions ou les interventions chirurgicales peuvent modifier le fragile équilibre hormonal et déboucher sur une insuffisance surrénale aiguë. Certaines précautions sont donc nécessaires et le patient doit s'informer régulièrement auprès de son médecin.

Traitement Médecine douce

Cette maladie n'est pas du domaine de l'homéopathie, comme la plupart des maladies lésionnelles. Elle nécessite un traitement de substitution hormonale.
Cependant, l'homéopathie est toujours une bonne accompagnatrice et peut maintenir un équilibre général.

Une hygiène de vie sera recommandée, une alimentation atoxique éliminant les aliments contenant une forte proportion de purines, c'est-à-dire produisant de l'acide urique.

Alimentation

Les aliments contenant de 200 à 1 000 mg de purines pour 100 grammes : jus de viande, foie, charcuterie, viandes fumées, foie gras, cervelle. De 25 à 200 mg : caviar, viande, gibier, fromages forts, lard, coquillages, champignons, asperges, épinards, chou-fleur, thé, café, chocolat.
Les aliments ne produisant pratiquement pas d'acide urique : salade, concombre, tomates, céréales, riz, fruits, tous les légumes à l'exception de ceux cités plus haut, lait, fromage blanc.

Mélanodermie ou pigmentation brunâtre de la peau

Elle est due à la réponse de l'hypophyse face au déficit en hormones surrénaliennes. En effet, l'hypophyse antérieure va sécréter de l'ACTH ou corticotrophine en grande quantité, pour tenter de relancer la production des glandes surrénales. C'est cette hypersécrétion d'ACTH qui provoque la teinte bronzée de la peau.

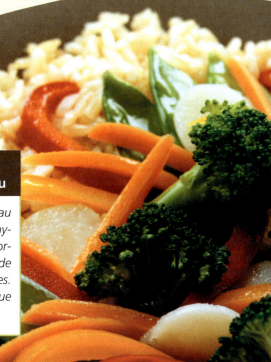

Le système endocrinien et le métabolisme

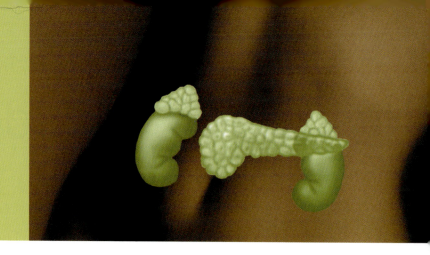

La maladie de Cushing est une affection grave caractérisée par un excès d'hormones glucocorticoïdes (le plus fréquemment par hypersécrétion surrénalienne). Chaque individu possède deux glandes surrénales posées comme des chapeaux sur les reins. Elles sont constituées de deux couches distinctes qui fonctionnent de façon indépendante : la corticosurrénale (partie externe) et la médullosurrénale (partie interne). Les corticosurrénales produisent trois types d'hormones : les androgènes surrénaliens, l'aldostérone et le cortisol. Les androgènes surrénaliens sont des hormones mâles qui favorisent entre autres le développement musculaire. L'aldostérone est responsable de la rétention du sodium par les reins. Elle intervient également dans le contrôle du volume sanguin et sur la tension artérielle. Le cortisol participe au métabolisme des glucides et des protides et joue un rôle anti-inflammatoire important. La maladie de Cushing touche principalement les femmes entre 20 et 40 ans. Elle doit son nom au neurochirurgien américain Harvey Williams Cushing, qui fut le premier à la décrire en 1932.

Cause

L'hypersécrétion et l'hyperplasie des glandes corticosurrénales est le plus souvent due à un adénome (tumeur bénigne) de l'hypophyse. Cette dernière est en réalité le *cerveau* du système endocrinien. C'est elle qui contrôle l'activité des autres glandes endocriniennes, dites périphériques, dont les corticosurrénales. Ainsi, le moindre dérèglement dans le fonctionnement de l'hypophyse peut avoir des répercussions sur l'activité des glandes périphériques. Dans le cas de la maladie de Cushing, l'hypophyse sécrète une trop grande quantité de corticotrophine, une hormone qui stimule les cortico-surrénales.

Symptômes

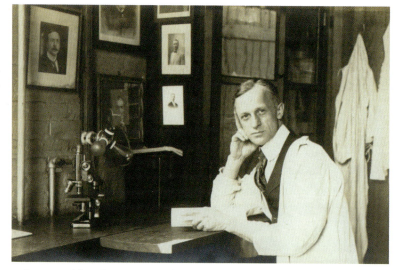

• Le neurochirurgien Harvey Williams Cushing dans son cabinet de travail.

La maladie de Cushing se manifeste par une accumulation de graisse au niveau du visage, du cou et du tronc. Le visage s'arrondit, devient rouge et bouffi. Par contre, les membres s'amincissent car les racines des muscles s'atrophient, entraînant une diminution de la force musculaire. La peau et les capillaires se fragilisent favorisant les hématomes, les ecchymoses, les pétéchies (petites lésions rouges ou bleutées), les vergetures pourpres sur l'abdomen, les flancs et les seins. On constate également une chute des cheveux, des mycoses des ongles, une fatigue, une augmentation du taux de glucose dans le sang et des troubles psychiques. La maladie s'accompagne souvent, chez la femme, d'une absence des règles, d'une acné et d'une augmentation de la pilosité et, chez l'homme, d'une impuissance. L'affection favorise l'hypertension artérielle.

Maladie de Cushing

Diagnostic

Le diagnostic repose sur des dosages hormonaux concernant la corticotrophine et le cortisol. Des examens radiologiques, un scanner et surtout l'IRM (imagerie par résonance magnétique) permettent de visualiser l'adénome de l'hypophyse. Cependant, celui-ci n'est pas toujours visible. Les symptômes de la maladie se retrouvent également dans d'autres variétés de syndromes de Cushing dont les causes sont diverses et de diagnostic spécifique.

Traitement Médecine traditionnelle

Lorsque l'adénome de l'hypophyse est visible, une intervention chirurgicale est envisagée afin de le retirer. Si l'adénome ne peut être visualisé, le médecin prescrit un traitement médical prolongé par les anticortisoliques de synthèse, qui permet d'obtenir des rémissions prolongées allant jusqu'à la guérison. Ce traitement vise à empêcher le fonctionnement des glandes surrénales. L'ablation des surrénales est réservée aux échecs du traitement médical ou à des récidives fréquentes de la maladie. Il est alors nécessaire de prendre un traitement substitutif pour remplacer la sécrétion hormonale des glandes cortico-surrénales.

Evolution

La maladie de Cushing est une affection grave. Sans traitement rapide et adapté, elle évolue vers des complications importantes : ostéoporose et fractures faciles, hypertension artérielle, thromboses, affaiblissement du système immunitaire et augmentation du risque d'infections, diabète sucré, troubles psychiques graves.

Traitement Médecine douce

Cette maladie est due le plus souvent à un adénome, tumeur glandulaire de l'hypophyse, et son traitement fera appel à des médicaments ayant une action contre le cortisol, ou sera chirurgical et suivi d'un traitement de substitution hormonale. Elle n'est pas du domaine de l'homéopathie. Cependant, il pourra y avoir un accompagnement, ou une préparation à l'opération.

Corticothérapie

Les corticostéroïdes de synthèse ont une structure chimique semblable à celle des hormones naturelles. En thérapeutique, on les utilise comme traitement substitutif pour suppléer la sécrétion hormonale déficitaire des glandes surrénales (maladie d'Addison). Certains corticostéroïdes de synthèse ont un effet anti-inflammatoire, antiallergique et immunosuppresseur. Il est important de souligner que si une courte thérapie présente peu de danger pour l'organisme, en revanche, à long terme, elle peut provoquer de nombreux effets secondaires indésirables.

• La radiographie est un élément capital pour établir un diagnostic.

Le système endocrinien et le métabolisme

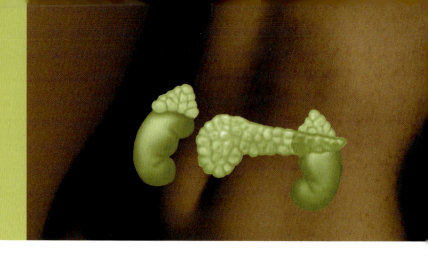

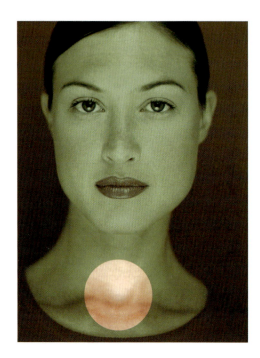

• Zone de la glande thyroïde.

Le nodule thyroïdien est une petite grosseur située sur la glande thyroïde. Il peut s'agir d'une prolifération de cellules ou d'une petite poche de liquide (kyste). Le plus souvent, il est solitaire mais on peut parfois retrouver plusieurs nodules chez le même patient, on parle alors de goitre multinodulaire. La plupart du temps, les nodules thyroïdiens n'entraînent aucun symptôme. Ils sont découverts par le patient lui-même ou par le médecin lors d'un examen de routine. Une faible proportion peut devenir cancéreux.

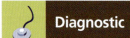 **Diagnostic**

Outre l'examen clinique, **un bilan hormonal** (ex : dosage de la TSH) sera effectué, afin de vérifier le bon fonctionnement de la thyroïde. La TSH ou thyréostimuline est une hormone hypophysaire chargée de stimuler la thyroïde.

Une échographie de la glande peut également être utile : elle permet de distinguer un nodule unique d'un goitre multinodulaire, de mettre en évidence de petits nodules impalpables et de différencier un nodule solide d'un kyste. De plus, l'échographie permet d'évaluer les dimensions du nodule et de contrôler son évolution.

La scintigraphie de la thyroïde vient compléter le diagnostic. Cette technique d'imagerie médicale permet de détecter les radiations émises par une substance radioactive (traceur) introduite dans l'organisme. Un traceur spécifique est choisi en fonction de l'organe ou du tissu à explorer. Pour la glande thyroïde, c'est l'iode qui est utilisé et injecté par voie intraveineuse. Selon la fixation de l'iode par la thyroïde et le (ou les) nodule(s), le médecin détermine le type de nodule et évalue l'activité de la glande.

Types de nodules

Les différents nodules thyroïdiens peuvent être classés en quatre groupes : **les kystes liquidiens** (habituellement bénins), **les tumeurs bénignes ou adénomes** (les plus fréquents), **les adénomes produisant un excès d'hormones thyroïdiennes** (rares), **les cancers malins de la thyroïde** (rares). D'autre part, la scintigraphie permet également de différencier les nodules. Un nodule qui capte mieux l'iode que le tissu environnant est dit chaud. A l'inverse, un nodule qui fixe moins bien l'iode est dit froid. Si la plupart des nodules froids sont bénins, certains d'entre eux sont néanmoins cancéreux. Le médecin aura recours à la biopsie du nodule pour déterminer sa nature bénigne ou maligne. Par contre, les nodules chauds sont toujours bénins mais peuvent entraîner une hyperthyroïdie. Une biopsie est aussi effectuée dans les cas de kyste thyroïdien ; on peut alors retirer le liquide contenu dans le kyste et ainsi réduire la taille du nodule.

Nodules thyroïdiens

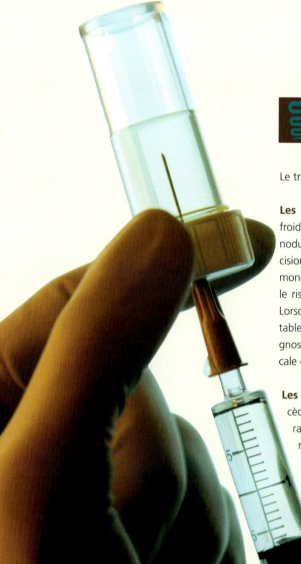

Traitement Médecine traditionnelle

Le traitement dépend de la nature du nodule.

Les nodules froids. Dans le cas des nodules froids bénins, un simple suivi régulier suffit. Si le nodule grossit, on procède habituellement à l'excision chirurgicale. Un traitement avec des hormones thyroïdiennes est alors prescrit pour éviter le risque d'augmentation de volume du nodule. Lorsque le nodule grossit, s'il devient inconfortable, si l'on suspecte un cancer ou qu'un diagnostic clair ne peut être posé, l'ablation chirurgicale est également recommandée.

Les nodules chauds. Dans tous les cas, on procède à l'ablation du nodule ou à une radiothérapie métabolique après avoir traité l'hyperthyroïdie éventuelle. Cette méthode thérapeutique repose sur l'administration d'un médicament qui renferme une substance radioactive qui ira se fixer dans le tissu ou l'organe pour l'irradier et le traiter.

C'est l'iode radioactif qui est utilisé pour soigner les maladies de la glande thyroïde.

Traitement Médecine douce

Le Docteur Robert Viala (auteur du livre : " Contributions à l'étude de la pathologie fonctionnelle : médecine des éléments-trace " aux Editions Maloine, endocrinologue et oligothérapeute, émet une double opinion sur les problèmes touchant à la thyroïde. Concernant les nodules, il agit avec prudence, partant de l'idée que 10% d'entre eux sont cancéreux.

Il prescrit dosages hormonaux, examens radiologiques et tente de distinguer ce qui peut être cancéreux de ce qui ne l'est pas.

S'il s'agit de nodules s'accompagnant de problèmes de dysfonctionnement de l'organisme, il part du principe qu'ils sont le signe d'une rupture de l'équilibre de base, qu'il tente de corriger par un traitement à base d'oligo-éléments. Mais s'il s'agit d'un problème isolé, c'est-à-dire sans autre signe que l'existence de ce nodule, sans troubles de la tension, du sommeil, de la digestion, il est davantage circonspect. Son expérience lui a montré qu'il pouvait ainsi diminuer le nombre d'interventions chirurgicales.

Le système endocrinien et le métabolisme

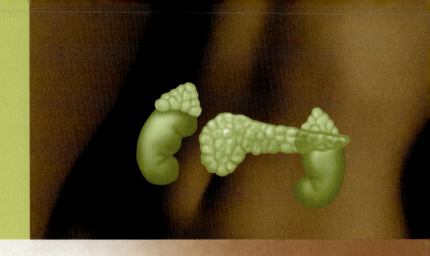

L'obésité est un excès de masse adipeuse (tissu graisseux) dans le corps, entraînant un surpoids. Cet excès est le résultat d'un déséquilibre entre l'apport calorique quotidien et les dépenses énergétiques : l'organisme reçoit plus qu'il ne dépense et donc stocke une partie du surplus dans les cellules du tissu adipeux. Le corps humain est en partie constitué de graisses qui lui servent de réserves énergétiques. L'obésité se définit par un poids nettement excessif, tandis qu'on parlera de surpoids lorsque le poids n'est que légèrement trop élevé.

Mesure du tour de taille

Cette mesure permet de détecter une obésité abdominale. Elle se calcule au moyen d'un simple mètre ruban. Lorsque le tour de taille dépasse 100 cm chez l'homme et 90cm chez la femme, il est nécessaire de consulter un médecin.

Types d'obésité

La graisse se répartit différemment d'une personne à l'autre. On distingue deux types d'obésité en fonction de la zone ou prédomine l'amas graisseux.

L'obésité gynoïde

Elle concerne surtout les femmes. La masse adipeuse est localisée à la partie inférieure du corps : hanches, bas ventre, fesses et cuisses.

L'obésité androïde ou abdominale

Elle touche surtout les hommes. Cette obésité se caractérise par un excès de graisse dans l'abdomen et autour des viscères. C'est la forme d'obésité la plus grave parce qu'elle s'accompagne souvent de complications telles que l'hypertension artérielle, le diabète, des accidents cardio-vasculaires.

Indice de Masse Corporelle

A partir de quelle valeur peut-on dire que le poids d'une personne sort des limites de la normale ? Pour nous aider à répondre à cette question, il existe un indice qui permet d'évaluer la quantité de graisse dans le corps, appelé Indice de Masse Corporelle (IMC). Cet indice, défini par l'Organisation Mondiale de la Santé, tient compte du poids et de la taille. Il est calculé en divisant le poids de la personne en kilogrammes par le carré de la taille exprimée en mètres. Un IMC compris entre 20 et 25 est considéré comme normal. Entre 25 et 30, on parle de surpoids et, à partir de 30, d'obésité. Au-delà de 35, l'obésité est dite " sévère ". Ces valeurs ne sont valables que pour les personnes qui ont entre 16 et 70 ans.

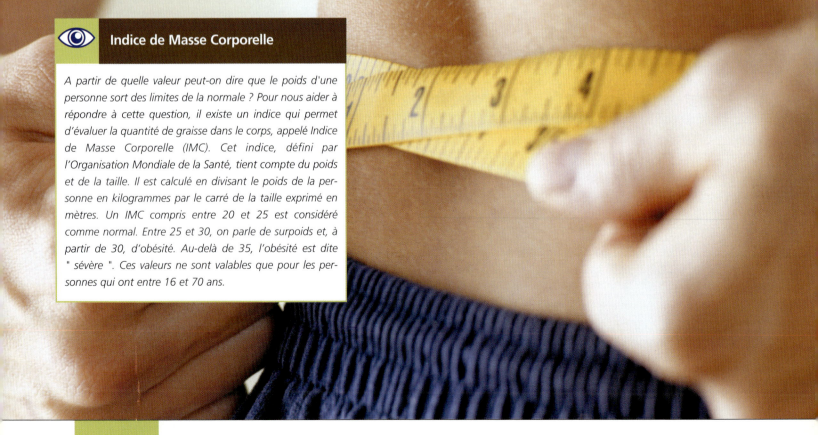

Obésité

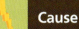
Cause

L'obésité peut apparaître dès l'enfance, à l'adolescence ou ne se déclarer qu'à l'âge adulte. Chez certains, l'obésité est déclenchée par une circonstance. Chez d'autre, elle s'installe progressivement au fil du temps. C'est la combinaison de facteurs environnementaux et la présence de gènes de prédisposition à l'obésité (transmis de façon héréditaire) qui favorisent l'apparition d'une obésité. On distingue plusieurs facteurs à l'origine de l'obésité :

L'alimentation

L'obésité résulte généralement d'un déséquilibre entre le manque d'exercices physiques et une alimentation trop riche en calories (consommation excessive de matières grasses, de boissons sucrées ou alcoolisées). Par ailleurs, la prise de poids est favorisée par les habitudes familiales et culturelles, qui nous conditionnent à manger au delà de la satiété. D'autres déséquilibres alimentaires conduisent à l'obésité : grignotage et collations en dehors des repas, perte des rythmes alimentaires, repas devant la télévision. Les régimes trop restrictifs ou les interdits alimentaires peuvent également mener à l'obésité par des phénomènes de compensation, de manque où la personne se remet à manger avec excès.

Les facteurs héréditaires

Il est évident que les facteurs familiaux, génétiques, jouent un rôle dans le développement de certaines obésités, mais pas dans toutes. Un enfant dont les parents ou plusieurs personnes parmi ses proches (frères et sœurs) sont obèses aura plus de risques de devenir obèse. Pour des raisons génétiques, certaines personnes ne parviennent pas à perdre du poids et ne seront jamais minces. La répartition du tissu adipeux et différents aspects de l'assimilation des aliments par l'organisme sont en partie d'origine génétique. Les chercheurs ont mis en évidence ces dernières années une vingtaine de gènes qui pourraient avoir une importance dans la constitution de l'obésité. Cependant, l'obésité n'a jamais uniquement une origine génétique.

Les facteurs psychologiques et sociaux

L'angoisse, l'anxiété, la dépression, le stress, mais aussi le chômage, une séparation, un décès, peuvent jouer un rôle dans la constitution ou l'entretien de l'obésité. Les conséquences psychologiques et les comportements de privation que l'obésité peut provoquer sont autant de facteurs d'auto-entretien ou d'aggravation de la maladie.

La sédentarité et le manque d'activité physique

L'activité physique est essentielle à la santé. Or, malheureusement, notre mode de vie nous pousse à la sédentarité. Nous nous déplaçons en voiture ou en transports en commun au détriment de la marche ou du vélo, nous prenons l'ascenseur plutôt que les escaliers. Les nouveaux outils (ordinateurs, télévisions, consoles vidéo, etc.) orientent également le travail et nos loisirs vers la sédentarité.

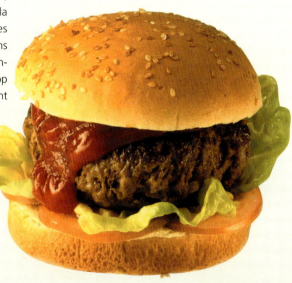

Le système endocrinien et le métabolisme

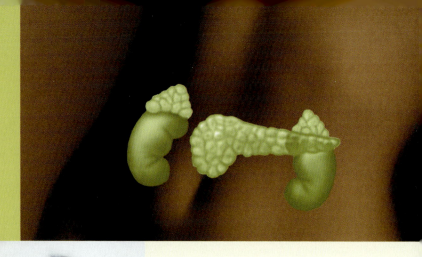

Dangers de l'obésité

L'obésité peut s'accompagner de complications dont les plus graves sont les accidents cardiovasculaires (insuffisance cardiaque, hypertension artérielle). Des complications respiratoires (apnée du sommeil, insuffisance respiratoire) sont également à craindre. Par ailleurs, l'obésité favorise l'apparition du diabète, augmente la fréquence des calculs biliaires et aggrave l'arthrose de la hanche et des genoux.

Périodes à risque

L'enfance et l'adolescence

Le nombre d'enfants obèses a augmenté de façon significative ces 20 dernières années. Cette évolution inquiétante est source de nombreuses complications, avec des conséquences endocriniennes, cardiovasculaires et psychosociales qui demandent une prise en charge de l'enfant aussi précoce que possible. En effet, un enfant dont l'obésité est dépistée et traitée avant sa puberté voit le risque d'être obèse à l'âge adulte fortement diminuer. A l'adolescence, le corps et la personnalité subissent des bouleversements majeurs.
L'augmentation importante de la masse grasse et de la taille du jeune entraîne une augmentation des besoins caloriques. Il est donc essentiel, afin d'éviter tout dérapage, de maintenir de bonnes habitudes alimentaires et une activité physique régulière.

Chez la femme

La vie d'une femme connaît plusieurs périodes de bouleversements physiologiques et psychologiques qui augmentent les risques d'obésité. La puberté et ses changements hormonaux peuvent conduire à un stockage excessif des graisses. La grossesse et la ménopause sont également des périodes où les prises de poids sont fréquentes et doivent être contrôlées.

Traitement Médecine traditionnelle

Régime

Tout amaigrissement contrôlé, aussi léger soit-il, est bénéfique pour diminuer les risques de maladies associés à l'obésité. Par contre les régimes sévères, trop restrictifs, provoquent souvent un effet contraire. A force de se priver, la personne obèse risque de souffrir psychologiquement et de lâcher prise en ingérant de grandes quantités d'aliments caloriques, par compensation, ce qui accentuera un sentiment de culpabilité. Le traitement de l'obésité repose sur un régime alimentaire équilibré, qui restreint l'apport en matières grasses et en produits sucrés. Il est important de mettre en place une prise en charge médicale, mais aussi psychologique, du patient et d'établir un suivi à long terme. Le régime doit s'accompagner d'une bonne information et d'une éducation nutritionnelles.

Obésité

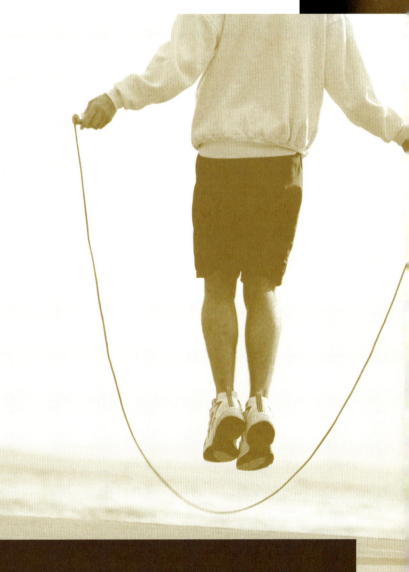

Autres traitements
Les traitements actuels ne se focalisent plus sur la seule perte de poids. L'obésité est une maladie multi-factorielle qui doit être prise en charge par une équipe pluridisciplinaire comprenant un médecin nutritionniste, des psychiatres, endocrinologues, gastro-entérologues et chirurgiens, afin d'établir des stratégies thérapeutiques adaptées à chaque patient. Dans tous les cas, le médecin nutritionniste coordonne le suivi de cette prise en charge.

Médicaments
Certains médicaments favorisant la perte de poids sont parfois prescrits en association avec un régime équilibré et une activité physique régulière. Les anciens médicaments coupe-faim ne sont plus utilisés car ils produisaient trop d'effets secondaires. Les diurétiques, laxatifs et hormones thyroïdiennes sont aujourd'hui interdits ou fortement déconseillés, car dangereux, s'il sont utilisés sans surveillance médicale.

Chirurgie
La chirurgie peut être envisagée dans les cas d'obésité sévère, après l'échec des méthodes traditionnelles d'amaigrissement. Il existe plusieurs techniques possibles dont la pose d'un anneau et le court-circuit digestif.

L'anneau est placé sur la portion supérieure de l'estomac afin de réduire la taille de ce dernier. L'absorption d'une trop grande quantité d'aliments provoque un sentiment de satiété plus rapide, une sensation de blocage, voire des vomissements.

Le court-circuit digestif consiste à réduire le passage des aliments dans l'estomac en les faisant directement passer dans l'intestin grêle.

Prévention
Une obésité dépistée et traitée précocement, notamment avant l'adolescence, n'entraînera normalement pas de conséquence à l'âge adulte. Il est donc essentiel d'insister sur la prévention dès le plus jeune âge. Elle passe par la mesure annuelle de la taille et du poids de l'enfant, afin de suivre sa courbe de corpulence et de détecter les enfants à risque. En pratique, l'alimentation doit être équilibrée et variée et tenir compte des besoins en glucides, protéines et lipides en fonction de l'âge de l'enfant. Il est important également de supprimer le grignotage et les repas devant la télévision et de maintenir trois repas par jour. D'autre part, on veillera à réduire la sédentarité, à ne pas négliger l'activité physique régulière.

Le système endocrinien et le métabolisme

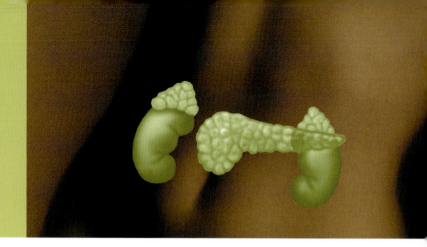

 Traitement Médecine douce

Les déséquilibres hormonaux s'enchevêtrent les uns les autres et peuvent fonctionner ainsi sans fin. Dans le cas de l'obésité, des examens spécifiques révèleront les défaillances. Les médecines douces s'attaqueront aux problèmes hormonaux s'il y a lieu et cerneront l'être dans sa globalité. D'où vient cette obésité, cette boulimie, d'où viennent ces fringales incontrôlées? Où est le mal de vivre? Le corps existe dans la tête aussi, nous le savons maintenant.

Homéopathie

Le traitement homéopathique tiendra donc compte, comme dans toute autre maladie, de la globalité du patient, de son environnement, de sa morphologie, de ses traits dominants, de ses goûts alimentaires.

Il est évident que certains remèdes, en dilution homéopathique, ont une correspondance directe avec les troubles glandulaires, tels que **l'hypophyse, le cortex cérébral, l'hypothalamus.** Mais seul un médecin sera en mesure de prescrire un traitement comportant ces substances.

Le plus souvent, on prescrira avant tout un drainage. La notion de drainage est essentielle en homéopathie. Il s'agit d'entraîner les toxines à l'extérieur du corps en faisant appel aux organes d'élimination (le foie, les reins) et en cherchant leur déficience. Il existe des formules de drainages comportant plusieurs remèdes (voir en pharmacie). Si l'on veut un traitement tout à fait personnalisé, il est nécessaire de tenir compte de chaque indice.

Pour le drainage du foie :

Les remèdes :

Taraxacum, 5 ch, si le foie est sensible, la langue " en carte de géographie " c'est-à-dire présentant des sillons, s'il y a souvent un goût amer dans la bouche, avec salivation exagérée.
Chelidonium Majus, 5 ch, si la région du foie est sensible au toucher. **Solidage**, 5 ch, qui draine le foie et les reins, si l'on a un mauvais goût dans la bouche, surtout la nuit et le matin, si la langue est chargée, si les selles sont souvent décolorées, et si l'abdomen est distendu.

Ces remèdes sont donnés à raison de 3 granules, 2 fois par jour, 20 jours par mois, tant que le problème est d'actualité.

Traitement de terrain:

Il apportera un rééquilibre des fonctions hormonales.

Les remèdes :

Antimonium Crudum, 5 ch, c'est le remède des déprimés, victimes par intermittence de crises de boulimie.
Actea Racemosa, 5 ch, la dépression morale, l'explosion de souffrance qui se traduit dans le corps par des douleurs, à l'exception des moments où la personne mange.
Thuya, 5 ch, correspond surtout à des femmes qui se laissent aller et ont tendance à tout grossir, tant leurs idées que leur corps.

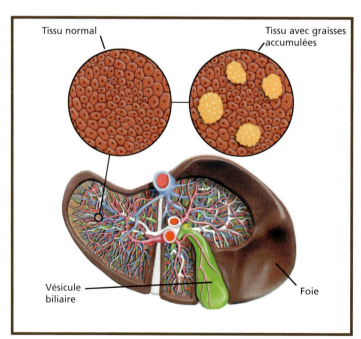

Tissu normal — Tissu avec graisses accumulées — Vésicule biliaire — Foie

Obésité

Natrum Sulfuricum, 5 ch, mêmes indications que pour Thuya. S'il y a hésitation, se souvenir que Natrum Sulfuricum correspond à une personne ne supportant pas, d'une manière générale, l'humidité, la pluie.

Ignatia, 5 ch, le remède de l'état de chagrin qui mène au grignotage. La personne correspondant à Ignatia est hypersensible, fragile sur le plan émotionnel, assez capricieuse, a des sautes d'humeur, peut rire et pleurer en même temps. Très sensible à la douleur, cette personne a tendance à soupirer souvent, elle se sent mieux en mangeant et en respirant profondément et se sent mal dès qu'il y a stress ou anxiété.

Ambra Grisea, 5 ch, pour une personne qui compense de manière générale par la nourriture. Dans le quotidien, la moindre chose la bouleverse, elle ne peut plus respirer, elle pense que son cœur va s'arrêter. Elle peut être profondément dépressive. On dit d'ailleurs de ce remède: "de l'ambre grise pour voir la vie en rose".

Ces remèdes sont donnés à raison de 3 granules, 2 fois par jour, 20 jours par mois, tant que le problème est d'actualité.

Sulfur, 5 ch, 3 granules une fois par jour en association avec un des remèdes de drainage ou un drainage composé. Ce remède correspond à quelqu'un d'heureux, de jovial, qui refait le monde devant un " bon repas ". Un régime draconien lui ouvrirait les portes de la dépression. Le débarrasser de ses toxines, drainer son foie et ses reins suffira le plus souvent à lui faire perdre du poids.

Arnica, 15 ch, ce remède, pris en haute dilution, 3 granules 2 fois par jour pendant un mois, pourra faire perdre très rapidement deux kilos s'ils ont été pris à la suite d'un deuil ou d'une séparation.

Anacardium Orientale, 9 ch, le remède rééquilibrant de l'appétit. Il n'y a pas de coupe-faim en homéopathie, mais certains remèdes, en apportant un rééquilibre général offrent le même résultat. Les personnes correspondant à Anacardium ont un trait commun : elles se sentent toujours mieux en mangeant, que ce soit de maux d'estomac, de maux de tête ou de colères. Elles sont en général colériques et irritables, surtout si elles ont faim, et retrouvent leur optimisme dès qu'elles ont mangé. On pourra prendre 3 granules avant chaque repas aussi longtemps que persistent les symptômes, ou en cas d'envie excessive de manger.

Phytothérapie

Le thé vert, ce thé ne s'accompagne d'aucune contre-indication, et puisque il s'agit d'un thé, il n'y a pas d'impression de prise d'un médicament. Pourtant, il est diurétique et favorise l'évacuation des graisses hors des adipocytes (cellules graisseuses) par une sorte de stimulation enzymatique. Transformées en acides gras libres, ces graisses deviennent faciles à éliminer. En prendre 3-4 tasses par jour, ou sous forme de gélules (1-2 gélules avant les trois principaux repas).

Spiruline, cette petite algue apporte une sensation de bien-être, a un effet calmant, ce qui est appréciable dans le cadre d'un changement d'alimentation.

Karaya, il freine le passage des glucides et lipides dans le sang. Il est également un grand coupe-faim naturel.

Ispaghul, ce remède contre la constipation peut apporter une aide précieuse.

Le système endocrinien et le métabolisme

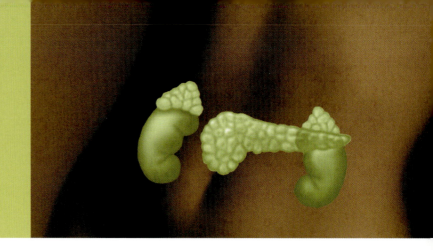

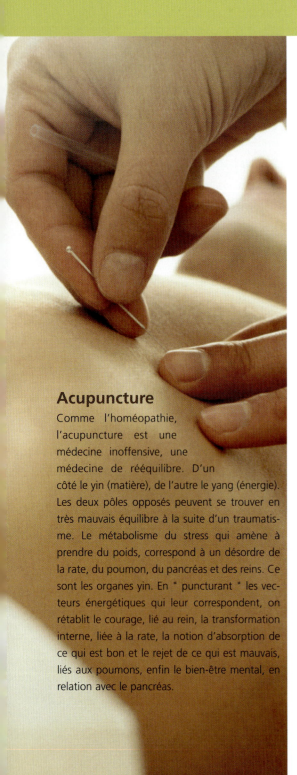

Acupuncture

Comme l'homéopathie, l'acupuncture est une médecine inoffensive, une médecine de rééquilibre. D'un côté le yin (matière), de l'autre le yang (énergie). Les deux pôles opposés peuvent se trouver en très mauvais équilibre à la suite d'un traumatisme. Le métabolisme du stress qui amène à prendre du poids, correspond à un désordre de la rate, du poumon, du pancréas et des reins. Ce sont les organes yin. En " puncturant " les vecteurs énergétiques qui leur correspondent, on rétablit le courage, lié au rein, la transformation interne, liée à la rate, la notion d'absorption de ce qui est bon et le rejet de ce qui est mauvais, liés aux poumons, enfin le bien-être mental, en relation avec le pancréas.

Oligo-éléments

Zinc-Nickel-Cobalt, si l'état est hydrogénoïde, si l'on "retient" l'eau.
Zinc et Iode, ces remèdes apporteront une aide si l'obésité est thyroïdienne.
Potassium, possède un effet diurétique, mais de façon naturelle, sans fatigue.
Chrome, son action est très positive sur le métabolisme des graisses et des sucres.

Fleurs de Bach

Chicory (chicorée)
Cette plante possède dans ses indications boulimie et obésité. Cela concerne une personne pouvant être égocentrique, possessive et exigeante dans ses rapports avec ceux qu'elle aime, éventuellement les manipuler par besoin de domination et de surprotection. L'élixir floral la mènera à aimer sans contrepartie, à avoir un rapport moins possessif. Il aidera à acquérir le vrai don de soi.

Clematis (clématite)
Indifférence, inattention, rêverie (se couper du réel) font partie des traits de caractère de la personne correspondant à cet élixir. Elle vit trop souvent dans l'avenir parce qu'elle n'éprouve aucun intérêt à vivre dans le présent. Elle peut avoir le goût de la solitude par peur de se confronter à ce qui l'entoure. Les sentiments négatifs mènent à différents troubles, dont la boulimie. Avec cet élixir, elle retrouvera un intérêt à la vie et laissera enfin libre cours à son inspiration et à sa créativité. La boulimie qui accompagnait le premier état n'aura plus de raison d'être.

• Clématite.

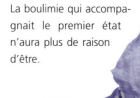

Willow (saule)
Pleine de colère et d'amertume, la personne a l'impression de vivre un mauvais destin et envie les autres d'en avoir un meilleur. Elle peut être rancunière, ressentir de l'aigreur et se poser en éternelle victime. Cet élixir lui permettra d'accepter d'être responsable de ses événements et de ses actions, de devenir optimiste, de développer un sentiment d'humour. Elle verra les choses dans leur juste perspective, ne sera plus victime, acceptera l'idée que l'on est artisan de son destin. La boulimie et l'obésité ne seront plus au programme.

Obésité

Les kilos psycho - Cas vécu

Corinne, 24 ans, avait toujours compensé les petites contrariétés en mangeant quelque chose de sucré. Petite, sa mère lui apportait un gâteau à la sortie de l'école " comme on donne un sucre à un chien " précise-t-elle. Plus tard, Corinne vit un drame. Son ami se tue dans un accident de voiture. Elle est en état de choc. Elle est paralysée, verrouillée. Elle dit ne plus avoir été capable de communiquer avec personne. Elle ne va plus à ses cours et elle se met à manger, trop pour essayer de " combler ce terrible vide affectif ". Très vite, un véritable déséquilibre s'enclenche et elle grossit de 10 kilos. A partir de là, elle a l'impression de tout rater. De plus, elle a des vertiges, elle ne peut plus parler, plus communiquer et elle se sent laide. Manger devient un supplice, mais elle n'arrive plus à faire marche arrière; elle se lève la nuit, avale n'importe quoi, des boîtes entières de sucre et se fait même cuire des pâtes. Elle ne se maquille plus, elle a horreur de son image, porte des vêtements amples. Des frustrations d'enfance remontent à la surface. Corinne se sentait toujours exclue, à la maison. Elle comprend alors qu'elle va très mal et prend rendez-vous chez une psychothérapeute. Après un an, elle a perdu 7 kilos, elle peut garder de la nourriture dans le réfrigérateur et est parvenue à sortir du principe " tout ou rien ". La thérapie cognitive l'a aidée à assouplir cette vision catégorique des choses. Elle dit qu'elle vit à nouveau, qu'elle peut s'aimer, qu'elle se retrouve face à elle-même.

Traitement cognitif et comportemental

Les cognitions sont les postulats que nous possédons au fond de nous-mêmes et qui nous font agir et réagir : " il est important dans la vie de tout réussir ", " je dois être belle et séduisante à tout moment ". La thérapie cognitive consiste à assouplir un peu cette vision catégorique des choses. Le " tout ou rien " se retrouve aussi dans l'assiette. Le traitement cognitif explore plutôt les émotions, les sensations associées au comportement alimentaire, tout ce qui touche au comportement affectif de la personne qui s'alimente.

La thérapie comportementale se trouve dans la même ligne et les deux sont donc souvent associées. Il s'agit d'amener le patient à modifier ses comportements vis-à-vis de la nourriture et de lui trouver des alternatives plus favorables pour lui-même que le refuge alimentaire. Le traitement comportemental se focalise plus particulièrement sur le comportement alimentaire : en quoi consiste le grignotage, dans quelles conditions il se développe? Il s'agit ici de remettre la nourriture à sa vraie place.

Les kilos psycho sont des kilos de détresse, de mal de vivre, d'appel au secours, de refuge contre le monde extérieur. Ils répondent au moment présent, mais ce moment renvoie souvent à des événements du passé. Pour un médecin psychiatre à la consultation des troubles alimentaires d'un grand centre hospitalier de Bruxelles, les kilos psycho touchent davantage les femmes que les hommes. " Les femmes sont plus sensibles à l'estime de soi ", précise-t-il, " si elles pensent, même à tort, que leur valeur personnelle est mise en cause, elles sont plus touchées par toute remarque que l'on fera à propos de leur corps, de leurs attitudes et de leurs comportements ". Les situations qui provoquent le plus de déséquilibres alimentaires? Selon lui, certaines insatisfactions conjugales, familiales, sont souvent une des causes premières, mais aussi les conséquences d'un régime alimentaire excessif. Il nous explique également comment distinguer la boulimie du grignotage. " Avec le grignotage, la personne prend du plaisir à goûter les aliments et à les ingérer, même s'il permet aussi d'exprimer un sentiment de détresse. Avec la boulimie, le plaisir est absent. La crise apparaît le plus souvent lorsque la personne est seule. Elle avale rapidement de grandes quantités de nourriture et perd le contrôle de sa prise alimentaire. La crise est toujours suivie d'un sentiment de honte et de solitude. Pour contrecarrer l'effet du poids, les personnes peuvent sauter des repas ensuite, ou se faire vomir, utiliser des laxatifs et diurétiques. S'installe alors une habitude dont il est difficile de se défaire ".

Le système endocrinien et le métabolisme

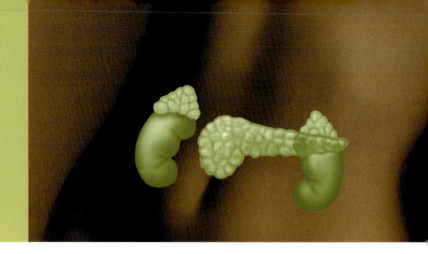

La rééducation de l'hypothalamus

L'hypothalamus est notre ordinateur personnel. Il code tout et envoie les ordres. Madeleine Gesta, diétothérapeute, auteur de *La méthode Gesta* (éditions Albin Michel), a aidé de grands sportifs autant que des actrices et acteurs célèbres à se défaire de leurs mauvaises habitudes alimentaires. Selon elle, notre hypothalamus se dérègle très facilement et très rapidement. Il est logique et un peu conformiste. Une personne ayant un gros estomac recevra l'ordre d'absorber de grosses quantités. Quelqu'un habitué à manger lourd et gras recevra celui de continuer à consommer des aliments gras. Il faut se souvenir que tout kilo doit être nourri. Si l'on mange plus léger, les envies iront automatiquement dans le même sens. Il faut une rééducation d'une dizaine de jours à notre organisme pour rééduquer l'hypothalamus. Madeleine Gesta écrit : "le métabolisme aura besoin aussi de ce laps de temps pour abandonner son ancien comportement et en adopter un nouveau. Pendant ces dix jours, on maîtrisera la nourriture, on offrira à l'appareil digestif une nourriture sur mesure et facile à assimiler. On choisira, vérifiera, préparera, appréciera les aliments". Elle préconise d'ailleurs un premier week-end entier fait de légumes, bouillon de légumes, jus de citron, miel, fromage blanc maigre, blanc de poulet ou poisson le deuxième soir. Tous les nutriments essentiels sont rassemblés dans les nourritures légères de ces deux journées et cela donne le bon départ des 10 jours.

Alimentation

Un point important est celui de revenir au cérémonial du repas. Prendre le temps de préparer la table, même si l'on mange seul, les kilos psycho se prennent souvent debout dans la cuisine, même devant le réfrigérateur, ou assis devant la télévision. Les papiers gras sur une table ne favorisent pas un bon moral. Préparer le couvert, disposer une fleur sur la table, une serviette de couleur, tout cela fait partie aussi du plaisir que l'on s'offre à prendre un repas.

Penser à éliminer le mot régime, qui glace le sang et le cerveau. Penser plutôt " rééquilibre alimentaire ". L'avis d'un médecin ou d'une diététicienne sera important. Les conseils seront différents s'il y a 3 kilos à perdre ou 20 kilos. Beaucoup de choses ont changé ces dernières années. S'il reste indispensable de supprimer sucre blanc, graisse (dont les graisses animales), produits industriels de qualité médiocre, qui contiennent trop de sucre et de graisse, les aliments frits, les charcuteries lourdes et de penser davantage légumes et fruits, on ne proscrit plus du tout les féculents. Riz, pâtes, pain, riz complet ou autres céréales ont au contraire leur rôle dans un rééquilibre alimentaire et pondéral. Ils sont digérés lentement et augmentent graduellement le taux de sucre sanguin, prolongeant la sensation de satiété. L'avis d'un naturopathe est de ne supprimer aucun aliment d'ailleurs, s'il fait partie des aliments raisonnables, mais de modérer les rations. Pour lui la plupart des régimes amincissants habituels mettent les gens en état de carence et de sevrage. Un organisme privé exagérément de nourriture apprend à stocker davantage de réserves dès que l'on recommence à le nourrir normalement. Il met en garde aussi contre le fait que la plupart des régimes comportent trop de protéines animales, viande ou fromages. Ces aliments sont très condensés, il faut en manger de très grandes quantités avant d'être rassasié, et il y aura excès de protéines, ce qui est défavorable pour les reins. Dans un repas fait davantage de végétaux et de céréales, on absorbe des protéines végétales dans une quantité raisonnable, mais aussi des fibres et de l'eau. Et l'appétit sera rassasié bien avant d'avoir dépassé la ration calorique prévue. Concernant les fruits et les légumes, il est important de privilégier les plus pauvres en calories. La poire, par exemple, contient des fibres solubles, son sucre est lentement absorbé, ce qui prolonge l'effet de satiété. Le céleri est très pauvre en calories, de même que les salades vertes, les choux, les brocolis et tous les légumes racines.

Obésité

Visualisation et pensée positive

Les grands sportifs internationaux font un usage régulier de la visualisation, ce qui les aide à vaincre. La visualisation est une programmation du cerveau. Visualiser consiste à voir certaines situations, à les imaginer ou à mettre en scène certains projets que l'on voudrait réaliser. Le mot " visualisation " n'est d'ailleurs pas adéquat car il est important de faire également appel au goût, à l'odorat, à l'ouïe et au toucher. Lorsque l'on imagine avec un maximum de détails et de sensations, le cerveau utilise les mêmes neurones que lorsque l'on vit vraiment une chose.

La visualisation déclenche alors une transformation mentale.

Dans le cas d'amaigrissement, la personne, en état de relaxation, sera amenée à s'exprimer, puis à se visualiser, à voir la forme qu'elle voudrait obtenir. Elle dira et verra si elle porte des vêtements différents, qu'elle ne pouvait plus porter, comment elle se sent dans cette représentation d'elle-même, comment elle se voit dans un mouvement différent, qui lui donne plus d'assurance, une capacité de mouvement nouvelle et qui lui permet d'entamer d'autres projets. Il y a des retrouvailles avec soi-même. Puis, elle se penchera sur la notion du temps nécessaire à cette perte de poids.

La visualisation peut être réalisée par soi-même, aidé par un livre explicatif.

La pensée positive complète la visualisation, en mettant plus l'accent sur les mots. Les mots ont un pouvoir, ils donnent des inductions au subconscient. Il faut éviter tant que possible les termes tels que " je suis moche" " je suis gros ou grosse " " je ne peux plus me voir " et mettre en place un nouveau vocabulaire optimiste. La fameuse méthode Coué, dénigrée par certains à une époque, est à nouveau préconisée ces dernières années. La phrase clé est la suivante : " tous les jours, à tous points de vue, je vais de mieux en mieux ". Ayant reçu ces impulsions positives, notre subconscient agit pour corriger les troubles dont nous souffrons. D'où un meilleur équilibre organique et psychique. La méthode vise à la maîtrise de soi-même.

Le rire

Il ne faut surtout pas oublier de rire. Peut-être certains ont-ils remarqué qu'après un repas où l'on a bien mangé, mais aussi bien ri, on ne se sent pas " gonflé ", on ne ressent pas cette impression désagréable d'avoir accumulé quelques kilos en plus. L'une des raisons d'un surplus de poids vient parfois du fait que l'on brûle mal, que l'on élimine mal. Le stress, la tension psychique, font que les combustions sont ralenties dans le corps. Il n'y a pas de tirage. Comme dans un poêle, rien ne brûle car il n'y a pas d'air qui rentre. Et rire, exprimer ses émotions, enclenche le processus de combustion. Rire très fort stimule l'oxygénation et engendre l'élimination, car il provoque une gymnastique abdominale extraordinaire, qui facilite le fonctionnement du pancréas, du foie, de tous les organes de l'abdomen.

Le foie et le système digestif

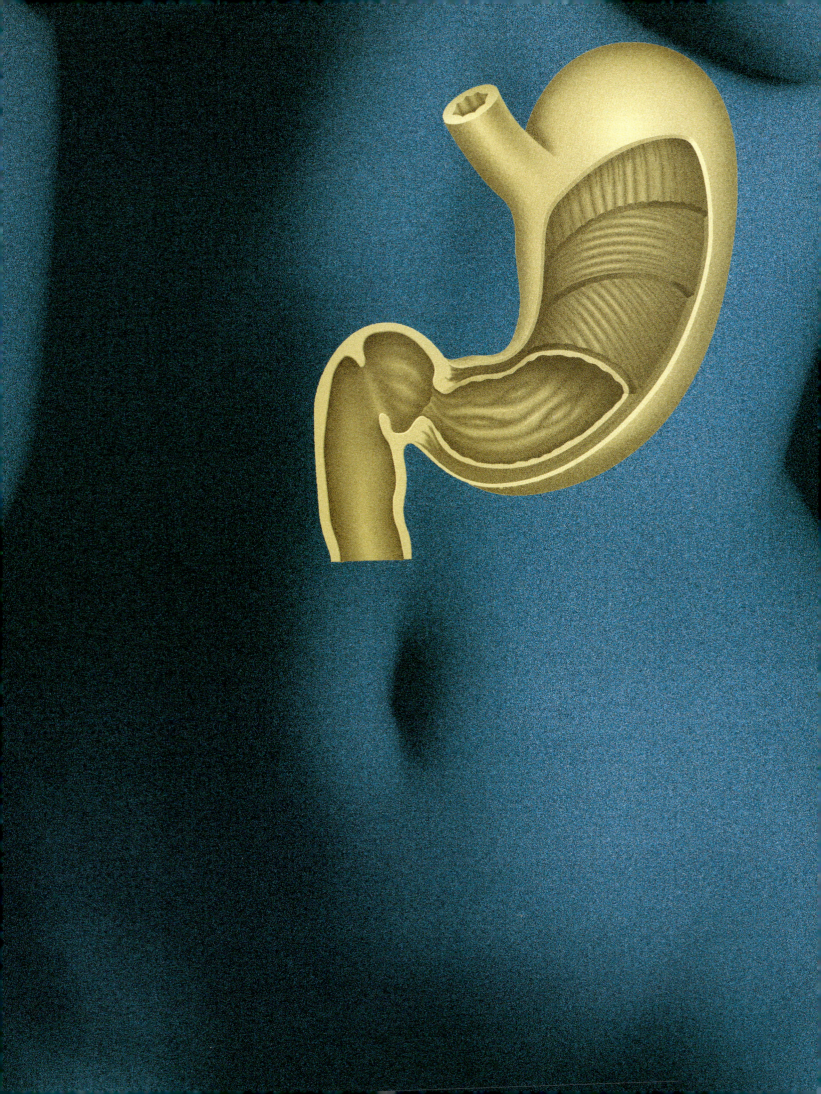

Le foie et le système digestif

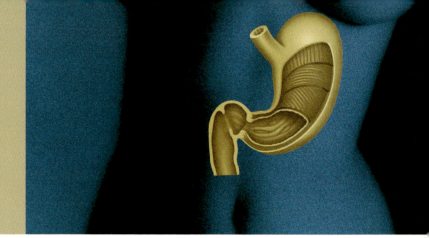

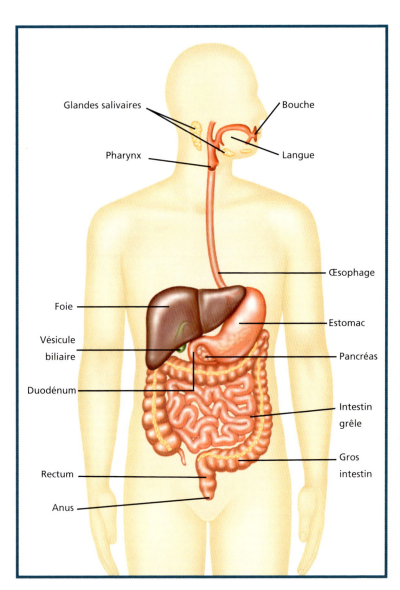

Le système digestif et les rôles du foie

Le système digestif correspond à l'ensemble des organes et des glandes qui participent à la digestion. Il comprend le tube digestif (9 mètres de la bouche à l'anus) et plusieurs glandes : les glandes salivaires, le foie et le pancréas. Le rôle du système digestif consiste à dégrader les aliments afin que les éléments nutritifs qu'ils contiennent puissent être distribués dans tout l'organisme. Nos cellules ont besoin d'énergie pour fonctionner et permettre à notre corps de rester en activité et de maintenir une température constante. Bien sûr, plus notre activité est importante, plus nous devons nous alimenter afin de compenser la dépense énergétique qui se fait dans les cellules.

Les étapes de la digestion

La digestion est une mécanique bien rôdée, qui combine deux processus, mécanique et chimique, distincts mais simultanés. La partie mécanique assure la progression des aliments dans le tube digestif et vise à réduire le bol alimentaire en bouillie. L'ensemble de ces contractions musculaires qui permettent aux aliments et leurs produits de dégradation d'être propulsés d'amont en aval dans le tube digestif est appelé "péristaltisme". La transformation chimique des aliments s'effectue par l'intermédiaire des sucs gastriques.

La digestion comprend quatre phases distinctes : **l'ingestion**, phase durant laquelle nous broyons et mangeons les aliments avec nos dents ; **la digestion** proprement dite, qui peut être divisée en trois étapes au cours desquelles les aliments sont découpés en substances plus simples (molécules élémentaires) ; **la déglutition**, **la digestion stomacale** et **la digestion intestinale**.

L'absorption correspond à la migration des molécules à travers les parois de l'intestin vers les vaisseaux sanguins, qui vont alors les distribuer dans tout l'organisme.

La défécation est l'expulsion hors du corps des résidus non digestibles sous forme de matières fécales.

Processus de digestion

Le long chemin

Le processus de digestion commence dès que les aliments pénètrent dans la bouche. Ils suivent ensuite leur chemin et leurs transformations successives à travers le pharynx, l'œsophage, l'estomac, l'intestin grêle, le gros intestin et enfin l'anus.

De la bouche à l'estomac

La bouche. Les dents servent à mâcher, découper et broyer les aliments que la langue déplace à l'intérieur de la bouche jusqu'à l'entrée du pharynx. A ce stade, l'amylase, un enzyme présent dans la salive réduit l'amidon en maltose (sucre complexe) qui sera ensuite travaillé dans l'intestin par la maltase qui le réduit en glucose ou sucre simple.

Le pharynx relie le fond de la bouche à l'œsophage. Une fois avalé, le bol alimentaire (bouillie) descend le long du pharynx. Grâce à des muscles qui entament la déglutition, la nourriture est poussée vers l'œsophage. Pendant la déglutition, la glotte reste fermée, empêchant les aliments de passer dans les voies respiratoires.

L'œsophage est un conduit musculomembraneux interposé entre le pharynx et l'estomac. Il assure la deuxième phase de la déglutition et la contraction de ses muscles permet la progression des aliments vers l'estomac.

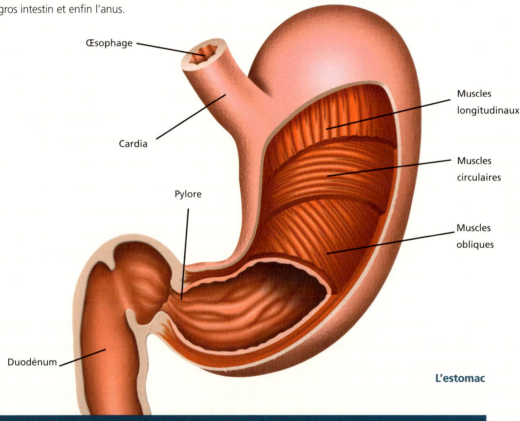

L'estomac

L'estomac

L'estomac est une poche musculeuse qui forme un J lorsque l'on est debout. Les aliments pénètrent dans l'estomac par un orifice toujours ouvert, appelé cardia. Ils sont alors malaxés jusqu'à ce que les sucs gastriques les réduisent en bouillie de fines particules, que l'organisme peut assimiler. La pepsine (enzyme du suc gastrique) dégrade les protéines en plus petites unités. Un autre enzyme, la lipase, réduit les lipides, tandis que l'acide chlorhydrique détruit les bactéries. Le mélange obtenu par le bol alimentaire mixé avec les différentes sécrétions de l'estomac est appelé chyme. L'extrémité inférieure de l'estomac se termine par un orifice fermé par un sphincter, le pylore, qui ne s'ouvre que pour laisser passer le chyme par fractions successives vers l'intestin grêle.

Le foie et le système digestif

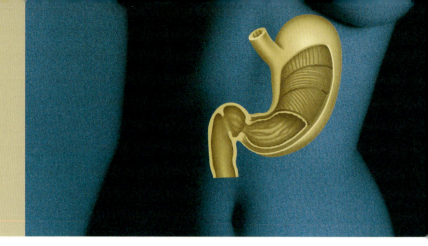

De l'intestin grêle à l'anus

L'intestin grêle est la partie rétrécie du tube digestif où s'opère la majeure partie des phénomènes de digestion et l'absorption alimentaire. Il est composé de trois parties distinctes; le duodénum long d'environ 30 cm, le jéjunum et l'iléon, long de 3 mètres qui se dispose en boucles dans la cavité abdominale. Tous les trois produisent des enzymes spécifiques à la digestion. C'est dans le duodénum que se termine la digestion amorcée dans l'estomac, grâce aux sécrétions en provenance du foie et du pancréas. Le foie sécrète la bile qui permet la division des lipides en fines gouttelettes.

Le pancréas produit un suc qui contient des enzymes, qui dégradent les lipides, les protéines et les glucides. L'absorption des substances transformées se fait directement par les cellules intestinales, qui permettent le passage des nutriments dans le sang.

Les villosités intestinales sont de minuscules excroissances filiformes, présentes par millions à la surface du jéjunum. En augmentant la surface intestinale, elles optimisent l'absorption du chyme par les cellules.

Dans les parois du jéjunum, on trouve également les glandes intestinales, qui sécrètent le suc intestinal. L'iléon, la portion finale de l'intestin grêle, achève l'absorption commencée plus haut.

Après leur absorption, les nutriments sont acheminés dans la circulation sanguine ou lymphatique.

Le gros intestin s'étend du caecum à l'anus et comprend les colons ascendant, transverse, descendant et le rectum. Les éléments qui n'ont pas été absorbés par l'intestin grêle aboutissent dans le gros intestin, qui mesure de 1,20 à 1,50 mètres de long.

Le côlon, qui constitue l'essentiel du gros intestin, a pour fonction principale de convertir les éléments non assimilables en matières fécales pour l'excrétion. L'eau, le sodium et le chlorure passent dans le sang et la lymphe à travers les parois du côlon. Le chyme passe ainsi de l'état liquide à l'état solide. Le côlon renferme également un grand nombre de bactéries qui ensemencent le tube digestif dès notre naissance et qui constituent **la flore intestinale**, jouant un rôle dans le métabolisme microbien et la production de gaz coliques.

Le rectum et l'anus. Les mouvements péristaltiques du côlon poussent les matières fécales vers le rectum, dans lequel elles s'amassent avant d'être éjectées par l'anus. Le rectum forme avec l'anus une angulation, importante dans la continence anale, dont le degré se modifie en fonction de la contracture musculaire. L'anus, conduit terminal du tube digestif, est composé des sphincters interne et externe, qui se relâchent pour laisser passer les matières fécales. L'innervation des deux sphincters est différente et seule la contraction du sphincter extérieur est volontaire.

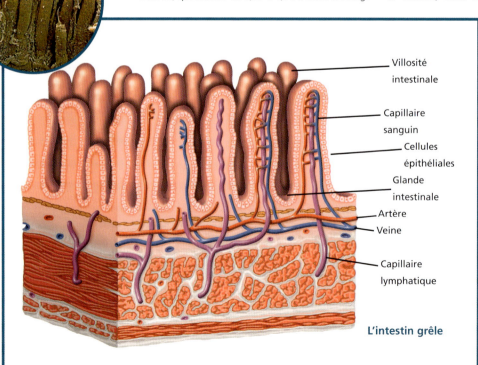

L'intestin grêle

Les glandes digestives

Les glandes digestives

Ces glandes sécrètent des sucs contenant divers enzymes, qui jouent un rôle dans la dégradation des aliments et facilitent la digestion. Les enzymes sont des catalyseurs physiologiques, molécules qui accroissent la vitesse des réactions chimiques se produisant dans l'organisme. Les enzymes digestifs segmentent les grandes molécules alimentaires en unités plus petites, afin qu'elles puissent être absorbées, traverser la paroi intestinale et rejoindre le flux sanguin.

Les glandes salivaires. La salive est produite par trois paires de glandes salivaires. Elle est transportée par des canaux jusqu'à la bouche, où elle humidifie et ramollit les aliments, facilitant ainsi la mastication et la déglutition.

Le foie, situé dans la partie supérieure droite de l'abdomen, est un gros organe vital aux multiples fonctions. Au niveau digestif, il produit la bile à partir de la dégradation des graisses alimentaires et des globules rouges en fin de vie. La bile participe à la digestion des graisses dans l'intestin grêle. Un réseau de canaux la transporte du foie, soit directement vers le duodénum, soit dans la vésicule biliaire où elle est stockée et concentrée. Au moment des repas, la vésicule se contracte et envoie la bile vers le duodénum. Par ailleurs, le foie élabore des protéines, du fer et des vitamines. Il stocke également le glycogène, qui constitue la réserve de glucides pour l'organisme. Il purifie en partie le sang en le débarrassant de ses toxines et déchets.

Le pancréas est une glande à sécrétion mixte, endocrine et exocrine, située dans la partie supérieure gauche de l'abdomen, derrière l'estomac. Le pancréas exocrine sécrète un suc qui contient des enzymes, assurant la dégradation des lipides, des protéines, des acides nucléiques et des glucides. Le suc pancréatique est déversé dans le duodénum par l'intermédiaire du canal pancréatique ou canal de Wirsung.

Le rôle des fibres

Les fibres sont des substances végétales qui ne sont pas dégradées par la digestion. Elles augmentent le volume des selles et les font transiter plus vite dans les intestins. Les principaux aliments riches en fibres sont les céréales, certains légumes (haricots secs, pois, lentilles) et certains fruits (figues, pruneaux, noix).

Le foie et le système digestif

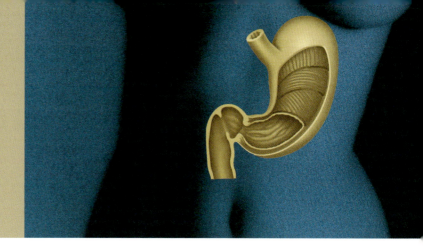

L'appendicite est une inflammation aiguë de l'appendice. Il s'agit d'une affection très fréquente qui touche particulièrement les enfants au-delà de 3 ans, les adolescents et les jeunes adultes. Les hommes en sont plus souvent atteints que les femmes. L'appendice est une petite extension du cæcum, à la jonction entre l'intestin grêle et le gros intestin.

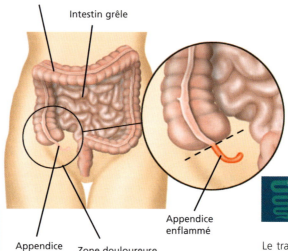

Gros intestin
Intestin grêle
Appendice
Zone douloureuse
Appendice enflammé

Causes et symptômes

On ne connaît pas toujours la cause exacte de l'appendicite. L'appendice comporte un orifice ouvert sur le gros intestin et dont l'autre extrémité est fermée. Les matières fécales présentes dans l'intestin peuvent donc entrer et sortir de l'appendice. L'obstruction de l'appendice par un amas de selles durcies, un corps étranger ou des parasites peuvent être à l'origine de l'appendicite. Celle-ci peut également être due à une ulcération de la muqueuse de l'appendice. L'affection se manifeste par une vive douleur localisée dans le côté inférieur droit de l'abdomen. La palpation de la zone est douloureuse et provoque la contraction spontanée de la paroi abdominale. Cette douleur s'accompagne souvent d'une fièvre (aux alentours de 38°), de nausées, de vomissements et d'un ralentissement du transit intestinal.

Diagnostic

Chez les petits enfants, le diagnostic n'est pas facile à poser en raison de la ressemblance des symptômes de l'appendicite avec ceux d'autres troubles abdominaux (infections des voies urinaires, par exemple). Même chez l'adulte, il est parfois difficile de diagnostiquer une appendicite parce que le patient ne présente pas toujours l'ensemble des signes. De plus, le diagnostic est peu aisé lorsque l'appendice est anormalement situé, derrière le cæcum, sous le foie ou très bas dans le bassin.

Traitement Médecine traditionnelle

Le traitement de l'appendicite consiste en l'ablation chirurgicale de l'appendice (appendicectomie), réalisée sous anesthésie générale. L'ouverture pratiquée par le médecin pour extraire l'appendice est souvent petite sauf en cas de complications où il est parfois nécessaire de pratiquer une incision plus large. De nos jours, les chirurgiens utilisent souvent un endoscope pour procéder à l'appendicectomie. Il s'agit d'un tube long et mince qui se termine par une caméra. Il est introduit dans l'abdomen grâce à une petite incision dans le nombril laissant, après l'intervention, une trace à peine visible. D'autres petites incisions permettent le passage des instruments pendant l'opération. Cette technique permet au patient de récupérer beaucoup plus rapidement. Les appendicites ne nécessitent en général que quelques jours d'hospitalisation (de 2 à 6 jours) et une convalescence de 2 à 3 semaines.

Appendicite

👁 Complications

Sans traitement, l'appendice rempli de pus risque de se perforer. Les bactéries intestinales peuvent alors se propager dans la cavité abdominale et l'infecter. Cette inflammation de la cavité abdominale d'origine infectieuse est appelée péritonite. Il s'agit d'une urgence médicale qui exige une prise en charge immédiate et le plus souvent une intervention chirurgicale. Si les bactéries parviennent jusqu'à la circulation sanguine et infecte le sang (septicémie), la vie du patient peut être en danger. En cas de complication, le traitement de l'appendicite, qui consiste en une appendicectomie précoce, est complété ou différé par la prise d'antibiotiques afin d'enrayer l'infection.

 Traitement Médecine douce

Homéopathie

Il est difficile, même pour le meilleur des médecins, de faire un diagnostic, puisque très souvent une fausse appendicite présente les mêmes symptômes qu'une vraie. S'il y a évidence, urgence, opération immédiate, ce n'est pas du domaine de l'homéopathie, ni d'aucune médecine douce. Une aide pourra être apportée avant et après l'intervention.

Les remèdes :

Belladonna, 5 ch, s'il y a violence des symptômes, fièvre élevée, abattement. S'il y a une douleur angoissante, qui s'installe d'abord à droite puis dans tout l'abdomen distendu et chaud. Pour le malade, la douleur prédomine, il ne supporte plus le moindre contact, le médecin aura du mal à l'examiner.

Colocynthis, 5 ch, ce remède répond à des douleurs violentes, crampoïdes, qui obligent le malade à se pencher en avant.

On dit que ces remèdes sont de véritables auxiliaires pour les chirurgiens, en atténuant les phénomènes douloureux et inflammatoires

Ces deux remèdes peuvent être pris à raison de 3 granules chaque 1/2 h, 3-4 fois suivant évolution. Ensuite, espacer les prises; 3 fois par jour ou s'il y a douleur.

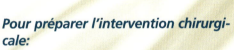

• Feuilles et fleur de Bryona.

Bryonia, 5 ch, pourra intervenir après une crise violente et aidera l'évolution d'une amélioration. Le malade qui correspond à ce remède a très soif, il désire boire souvent de grandes quantités d'eau froide. Il se sent mal lorsqu'il bouge, et mieux lorsqu'il se repose. Contrairement au malade correspondant à Belladona, il se sent mieux s'il est soumis à une forte pression et il a tendance à se coucher du côté où il a mal.

Pour préparer l'intervention chirurgicale:

Arnica, 5 ch, et **China**, 5 ch, 3 granules à 15 minutes d'intervalle à renouveler une heure après, et deux fois dans la journée.

Gelsemium, 4 ch, s'il y a appréhension, 3 granules, 3-4 fois de suite à 1/2 h d'intervalle, jusqu'à impression de détente intérieure.

Après l'opération:

Arnica, 5 ch, pourra être pris à raison de 3 granules 2 fois par jour, pendant 7 jours, ce qui évitera hématomes, gonflements, douleurs et hémorragies.

Causticum, 5 ch, s'il y a rétention urinaire.

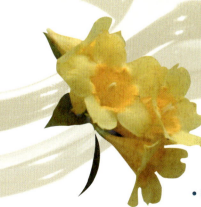

• Fleur de Gelsemium.

Le foie et le système digestif

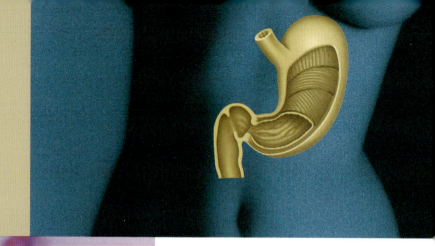

 La fausse appendicite

Parfois, suite à une émotion, un stress, une contrariété, des douleurs peuvent survenir dans l'abdomen, présentant tous les signes de l'appendicite. Elles peuvent même être accompagnées de nausées, de gonflement. On parle de fausse appendicite.
Le cas typique de l'appendicite, décrit dans les livres, est très rare. En fait le chirurgien ne dispose d'aucun élément objectif pour son diagnostic. Il ne peut se fier qu'à l'examen clinique du patient et à son expérience. Il peut être perplexe devant un ventre douloureux : laissera-t-il une vraie appendicite évoluer vers une péritonite, en mettant la vie du patient en danger, ou opérera-t-il une fausse appendicite?
Autre élément perturbateur: lorsqu'une péritonite se déclenche, les douleurs s'estompent pendant quelques heures avant de réapparaître de plus belle dans toute la région du ventre.
Suite à une série d'études, il a été admis en France qu'un tiers des appendices enlevés sont sains. En Suisse, en 1997, des médecins ont été accusés de recourir au sclapel plus que nécessaire, d'opérer des pseudo-appendicites pour accroître leurs revenus. Ils ont été blanchis 3 ans après, suite à une étude de grande envergure montrant que le taux " d'appendicites blanches " était normal et relevait de la perplexité et non de la malhonnêteté.

Phosphorus, 5 ch, s'il y a vomissements.
Raphanus Sativus 5 ch, s'il y a ballonnements. 3 granules à 1/2 h d'intervalle jusqu'à amélioration.
Pyrogenium 5 ch, 3 gr une fois par 24 heures pendant une semaine, ce qui participera à éviter un risque d'infection. Mais, il est à noter que la personne correspondant à ce remède est généralement prostrée, souffrant d'une discordance entre la température et le pouls (celui-ci peut être rapide même si la température est peu élevée), d'une très mauvaise odeur de l'haleine et des sueurs et le cœur semble épuisé.

Pour éviter le risque d'adhérences:

Calcarea Fluorica, 5 ch, .
Iris Minor, 5 ch, 3 granules de chaque 2 fois par jour pendant un mois.

Si aucune prévention n'a pu être réalisée et s'il y a adhérences quelques mois après l'opération, ajouter aux remèdes précédents, les remèdes :

Silicea, 7 ch, une dose, 15 jours après.
Thiosinaminum, 7 ch, une dose, 15 jours après encore. Les adhérences ont pu être la cause d'échecs répétés de désirs de grossesses, il est bon de les prendre au sérieux.

• La fièvre accompagne très souvent l'appendicite.

En cas de fausse appendicite:

Les remèdes :

Ignatia, 9 ch, 3 granules chaque heure, 3-4 fois de suite. Puis 2 fois par jour pendant une dizaine de jours. Ce remède présente des symptômes identiques à ceux d'une crise d'appendicite. Cela aidera donc à faire le point. Certains troubles observés disparaissent. L'aspect paradoxal des symptômes, en toute maladie, dirige vers Ignatia.

Parfois il s'agit d'une vraie crise, qui même une fois calmée, développe de vrais risques de récidives. Il s'agit en fait d'une appendicite chronique, et l'homéopathie aura une place de qualité. Il sera temps alors d'examiner le passé de ce patient, de travailler sur le terrain, de faire le point sur l'intoxination présente, résultat le plus souvent d'une mauvaise alimentation, d'une hygiène de vie défectueuse. (On dit intoxination et non intoxication lorsque l'on parle d'un envahissement de toxines).

Les remèdes :

Lycopodium, **Nux Vomica**, **Pulsatilla**, **Kali Carbonicum**, **Sulfur Iodatum**, **Lachesis**, interviendront en remèdes de terrain strictement individualisé.

Appendicite

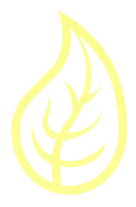

Oligo-éléments

Les remèdes :
Manganèse-Cuivre.
Cuivre-Or-Argent pour leur action anti-infectieuse.

Alimentation

Un chirurgien actuellement en retraite, qui a procédé à beaucoup d'opérations d'appendicite, notamment chez des enfants, a pu remarquer au fil de son expérience qu'environ 7 enfants sur 10 opérés en urgence avaient mangé de la crème glacée dans la journée ou dans les jours qui ont précédé la crise. Cela ne signifie pas du tout que la glace soit à proscrire, mais qu'il est important de prendre en considération le fait que cet aliment doit être de première qualité et d'une fraîcheur parfaite. La même remarque est à appliquer à tous les produits surgelés. Trop de personnes ignorent encore que l'on ne remet jamais un aliment décongelé ou même en partie décongelé au réfrigérateur, ceci étant d'autant plus valable pour la glace qui contient de la crème pouvant développer des germes terrifiants. Car toxines et appendicite font bon ménage. Une alimentation atoxique est donc conseillée.

S'il y a des risques de récidives après une crise aiguë, il faut proscrire absolument les graisses animales, les fromages frais, les épices, les sauces, les fruits acides et non mûrs, le pain frais, le gibier, les charcuteries. Les viandes et les acides gras saturés en grande quantité stimulent la production d'acide arachidonique, ce qui donne lieu à une série de réactions en chaîne pouvant conduire à la formation de puissants agents inflammatoires.

Un régime végétarien prédominant est conseillé. Le poisson blanc peut être ajouté. Insister sur les potages de légumes, les fruits bien mûrs, privilégier les légumes cuits aux légumes crus, jusqu'à amélioration complète.
Les aliments anti-inflammatoires sont : l'ail, l'ananas, le cassis, la pomme, l'oignon, et l'huile de poisson. Cette dernière agit sur les prostaglandines, et freine une série de phénomènes susceptibles d'encourager les leucotriènes à exercer leur action destructrice et à enflammer les tissus. Le gingembre peut également intervenir au long de ce processus biochimique si complexe qu'est l'inflammation. On ne lui donne pas suffisamment de place dans les menus. Râpé il agrémente parfaitement tous les légumes cuits vapeur.
La plante anti-inflammatoire numéro un est la sauge.
Eviter tout purgatif énergique.

Exercice

Pratiquer des sports doux, natation, marche, éviter tout effort violent.

Le foie et le système digestif

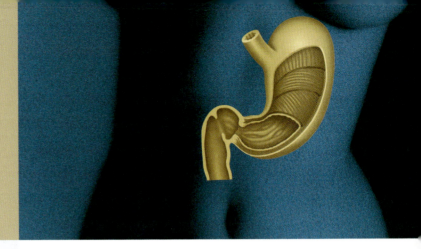

Les calculs biliaires sont des cristaux de cholestérol ou de pigments biliaires qui se forment dans la vésicule biliaire suite à un déséquilibre dans la composition chimique de la bile. La formation des calculs biliaires se décompose en trois phases successives: la sursaturation de la bile en molécules insolubles (cholestérol, acides gras...), la cristallisation ou précipitation et la croissance du calcul. Les calculs migrent de la vésicule vers le canal cystique ou le canal hépatique, à l'intérieur desquels ils peuvent rester enclavés. Certains parviennent à atteindre le duodénum. Ces calculs ressemblent à des grains de sables ou à de petites pierres et sont de taille variable. Les calculs biliaires se rencontrent plus fréquemment chez les femmes. L'hérédité, l'âge, les grossesses multiples sont aussi des facteurs favorisant le développement des calculs biliaires, ainsi que l'obésité, le diabète et certains médicaments (contraception orale).

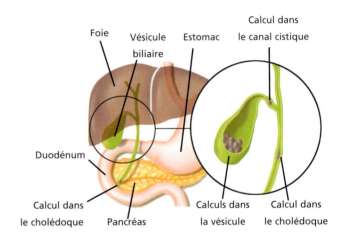

Symptômes

Souvent les calculs biliaires passent tout à fait inaperçus et n'entraînent aucun symptôme. On parle alors de calculs biliaires silencieux. Dans les autres cas, les calculs biliaires provoquent une douleur abdominale vive, d'intensité croissante qui survient sans raison apparente. Les crises surviennent à des intervalles irréguliers

Complications

Lorsque des calculs passent dans le canal cystique, il provoque des coliques hépatiques qui se manifestent par des douleurs abdominales intenses liées à la distension du canal. Un calcul qui bloque le canal cystique déclenche une cholécystite (inflammation aiguë de la vésicule biliaire) dont les symptômes sont une douleur, des nausées et de la fièvre. D'autre part, un calcul qui obstrue le canal hépatique peut provoquer une infection bactérienne du canal hépatique et des voies biliaires situées à l'intérieur du foie, appelée angiocholite. Elle se déclare par une forte fièvre (40° avec frissons), parfois associée à un ictère (jaunisse) et des douleurs dans le haut de l'estomac. L'angiocholite est une complication qu'il faut traiter rapidement afin qu'elle n'évolue pas vers une septicémie (infection du sang), une insuffisance rénale ou une grave chute de la tension artérielle. Dans certains cas, les calculs biliaires peuvent être à l'origine d'une inflammation aiguë du pancréas (pancréatite aiguë).

Calculs biliaires

Traitement
Médecine traditionnelle

Les calculs biliaires silencieux sont en général découverts par hasard au cours du bilan d'autres affections. Ils ne nécessitent aucun traitement. Le traitement symptomatique de la colique hépatique associe antispasmodiques et analgésiques. L'élimination des calculs est indiquée en raison du risque de complications et requiert un traitement chirurgical : la cholécystectomie (ablation de la vésicule biliaire). Il existe également deux techniques qui permettent de se débarrasser des calculs sans retirer la vésicule : la dissolution orale et la lithotripsie biliaire extracorporelle.

La cholécystectomie ouverte est le traitement chirurgical classique. Sous anesthésie générale, le chirurgien procède à l'ablation de la vésicule biliaire du patient après avoir pratiqué une incision abdominale. Le patient doit rester hospitalisé 4 à 7 jours.

La cholécystectomie laparoscopique ou coelioscopique est une technique chirurgicale plus récente également pratiquée sous anesthésie générale. Le chirurgien introduit, par une petite incision dans le nombril, un tube muni d'un système d'éclairage et d'une petite caméra (endoscope ou laparoscope) qui lui permet de suivre l'opération sur un écran. Il procède ensuite à l'ablation de la vésicule biliaire par l'entremise de petites incisions abdominales. Comme les muscles de la paroi abdominale n'ont pas été coupés, la convalescence est nettement plus brève.

La dissolution orale des calculs biliaires peut être obtenue avec un médicament et sans chirurgie. Le traitement dure un minimum de six à 12 mois et compte un taux de réussite variable. Il existe un risque de récidive. Ce traitement convient pour les patients pour lesquels les méthodes chirurgicales sont contre-indiquées, pour ceux qui présentent de très petits calculs de cholestérol et pour ceux dont les symptômes restent légers.

La lithotripsie biliaire extracorporelle est un traitement réalisé en hôpital de jour. Dans cette intervention, le médecin localise les calculs biliaires à l'aide d'ultrasons et positionne le patient de sorte que des ondes de choc à haute énergie soient concentrées sur les calculs. Les ondes fragmentent les calculs, qui sont alors éliminés dans l'intestin ou dissous avec l'aide de médicaments.

La vésicule biliaire

La vésicule biliaire est une sorte de petit sac situé sous le foie qui sert de réservoir à la bile, liquide verdâtre sécrété par le foie. Pendant la digestion, la vésicule biliaire libère la bile dans l'intestin grêle où elle facilite la dissolution des graisses. Ce n'est pas un organe vital. En effet, sans elle, les voies biliaires s'adaptent bien. Le canal hépatique s'élargit afin de faire office de réservoir à la bile à la place de la vésicule. Une personne dont on a ôté la vésicule peut mener une vie parfaitement normale sans s'astreindre à un régime particulier. En revanche, il est important de rappeler que l'obésité est un facteur favorisant la survenue des calculs biliaires.

Le foie et le système digestif

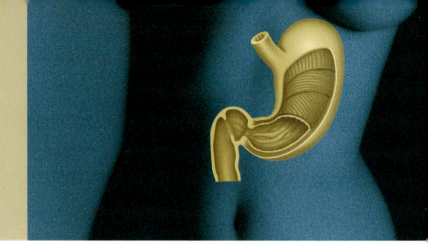

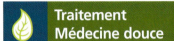

Traitement Médecine douce

Homéopathie

Soignés à temps, et suivant leur emplacement dans la vésicule biliaire, les calculs biliaires seront tout à fait du domaine de l'homéopathie.

Les remèdes :

Chelidonium Major, 5 ch, il existe une douleur constante et très vive en haut à droite de l'abdomen, qui peut s'étendre jusque dans le dos. Il peut y avoir des vomissements. La malade se sent mal s'il mange gras et se sent mieux en avalant une boisson chaude ou s'il prend un bain chaud. 3 granules, 3 fois par jour, 20 jours par mois, jusqu'à amélioration. La bile est un suc digestif sécrété par le foie, très vulnérable, puisque lorsque sa composition subit le moindre déséquilibre, une précipitation survient dans son cours normal. Chelidonium est un bon remède de ce déséquilibre, en freinant la précipitation.

Les calculs biliaires peuvent exister longtemps sans déranger vraiment. C'est souvent la crise aiguë, appelée alors crise de coliques hépatiques, qui donne le signal d'alarme. La crise se déclenche le plus souvent au cours d'un voyage ou juste après, ou à la suite d'une grande contrariété.

Les premiers remèdes :

Colocynthis, 4 ch.
Bryonia Alba, 5 ch, 3 granules de chaque, en même temps.
Chelidonium, 4 ch, 3 granules 1/2 h après.

Recommencer le tout en attendant 1/2 h, plusieurs fois de suite jusqu'à amélioration.

Continuer avec **Ricinus composé**, s'il est possible de se le procurer. Prendre 10 gouttes. Ce sera un excellent remède à garder chez soi et à prendre dès qu'il y a une menace de crise.

Si les douleurs sont difficiles à supporter, même après la première prise de Colocynthis,

Les remèdes :

Chamomilla, 5 ch, si la personne présente une hypersensibilité à la douleur d'une façon générale, si elle est colérique, vite irritable, si le moindre stress rend ses douleurs physiques encore plus insupportables, si elle se sent mieux au froid, et plus mal à la chaleur et en buvant chaud.
Magnesia Phosphorica, 5 ch, si la personne est sujette aux névralgies, vite agitée, vite épuisée, si l'épuisement la rend irritable, si ses douleurs apparaissent et disparaissent rapidement, si elle se sent mieux à la chaleur, en buvant des boissons chaudes, si elle se sent mal à l'air froid et durant la nuit, si elle a fréquemment de grands désirs de sucre. Trois granules à glisser entre les autres prises.
Berberis, 5 ch, le grand remède du foie, à utiliser en périodes de 3 semaines, 3 granules 2 fois par jour, si le foie est douloureux, si des douleurs aiguës se ressentent dans la région vésiculaire. Douleurs lombaires également avec irridiation dans les hanches et les cuisses. Deux signes de correspondance à ce remède : les selles sont décolorées, les urines souvent troubles.

Des préparations spécifiques faites par divers laboratoires homéopathiques se montrent très efficaces. Demander conseil à son pharmacien.

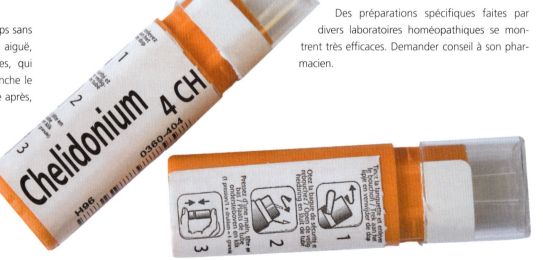

Calculs biliaires

Phytothérapie

Avant de former ces redoutables petits cailloux, le calcul biliaire était de la boue. Prises à temps, les plantes peuvent dissoudre cette boue, mais aussi certains calculs déjà acquis.

Les remèdes :

Curcuma, utilisé depuis longtemps en Indonésie dans les insuffisances hépatique et autres troubles digestifs. Il possède de plus des vertus anti-inflammatoires.
Boldo, grande amie de l'insuffisance hépatique. Originaire du Chili, elle calme les spasmes et les douleurs.
Amni-Visnaga, dilate les vaisseaux du canal cholédoque, et facilite l'évacuation du calcul.
Orthosiphon et **Alkékenge**, ces deux plantes ont de grands effets dissolvants sur les calculs encore petits, ils les éliminent sous forme de sable se retrouvant dans les selles.
Radis noir, préventif et curatif, grand draineur hépatique, stimule les contractions de la vésicule biliaire.
Artichaut, préventif et curatif, un véritable régénérateur de la cellule hépatique.
Thym, pour les foies dits " paresseux ". Ce puissant cholagogue les aide à accomplir leur tâche.
Romarin, il agit directement sur les lithiases biliaires, et tous troubles digestifs. Il calme les spasmes.
Aubier de tilleul, grand draineur hépato-biliaire, il agit sur les calculs biliaires (et urinaires).

A utiliser en gélules, 1-2 à chaque repas.
Boldo, cette plante bien connue de tous les hépatiques, existe en tisane également, tout comme le thym, le romarin, et l'aubier de tilleul.

Alimentation

Le foie est le coupable, il n'a pas assuré ses fonctions, c'est-à-dire une sécrétion de bile de bonne qualité. Il plaidera non-coupable car il a été assailli de mauvaises graisses, de mauvais cholestérol, de nourritures lourdes, de produits toxiques, d'adjuvants chimiques, de sucre blanc et autres aliments raffinés, d'alcool, de café en excès, d'abus de médicaments (certaines personnes cumulent les ordonnances de deux médecins différents), ou de contraceptifs oraux (dans ce cas, hélas, un risque de calculs biliaires est accru dès l'âge de 30 ans). Dans ces conditions, comment peut-il assurer ses fonctions ? Que trouve-t-on dans un calcul? Du cholestérol principalement. On parle souvent de foie paresseux, alors que l'on devrait parler de foie surmené.

Une alimentation trop riche et une insuffisance de fibres, sont donc les premiers grands responsables des calculs biliaires. Une fois de plus, on parle du régime végétarien. Le choix est personnel, mais les recherches concernant la diététique sont multiples en ce moment, et il est prouvé que les végétariens, mais aussi les grands mangeurs de légumes, n'ont pas de calculs biliaires. Une substance encore non-identifiée présente dans les légumes entraverait la formation de calculs. On parle d'une sorte de protéine végétale. Des études poussées menées à Harvard auprès de sujets féminins, a eu pour résultat de montrer que chez les femmes présentant des risques de calculs biliaires, il existait 70% de chance en moins d'en souffrir un jour chez les femmes consommant de grandes quantités de légumes (avec en tête celles qui consomment beaucoup de noix, lentilles, haricots secs, haricots de soja, pois, et font également grand usage d'oranges), que chez celles qui en consomment peu.

Le foie et le système digestif

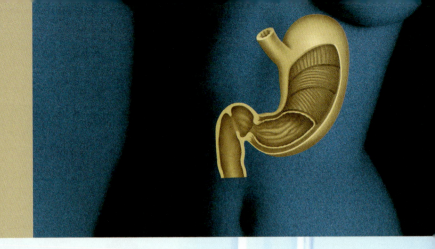

Les aliments à supprimer ou à restreindre, suivant la gravité du cas : graisses animales, aliments frits, huiles courantes, viande, charcuterie, chocolat, café, alcool, fromages fermentés, laitages à partir de lait entier, céréales raffinées.

Les aliments à consommer en priorité :
- **Légumes :** le radis noir et le radis rose (le jus de radis noir équilibre les contractions de la vésicule), l'artichaut, le pissenlit (en grande quantité lorsque c'est la saison), les carottes, véritable médicament, le céleri, le cresson, les asperges, l'aubergine, les pois, le cerfeuil, les avocats, les haricots verts, la laitue, la chicorée, les poireaux, l'olive ou la pomme de terre.
- Faire bon usage de l'**huile d'olive**, qui a la réputation de dissoudre les calculs. Pour les patients courageux, en prendre une cuillère le matin à jeun.
- **Fruits :** le pamplemousse en tête, le citron, l'orange, les pommes, les poires, les fraises, le coing, les groseilles, la prune, le raisin.
- Le **vin,** en quantité raisonnable, n'est pas à éliminer, il fait partie des antioxydants qui luttent contre les radicaux libres, responsables de pratiquement tous les maux.

Boire beaucoup d'eau (1 litre 1/2 par jour réglementaire). Ne pas consommer exclusivement des eaux minérales agissant sur le système hépatique, qui sont médicamenteuses, elles peuvent intervenir en partie, mais une bonne eau de source, neutre.
- **Céréales :** l'avoine en tête, les pâtes complètes, le pain, les légumineuses, qui contiennent des fibres solubles contribuant à diminuer le taux de cholestérol, le plus souvent responsable de calculs.

Les fibres se trouvent dans les légumes, les fruits et les céréales. Ce sont les fibres insolubles qui améliorent le transit intestinal et évitent un alourdissement. Mais ce sont les fibres solubles qui réduisent le taux de cholestérol. On les trouve dans les légumineuses ou dans certains fruits comme la poire.

Il est bon d'alléger son repas du soir. A l'opposé, il ne faut surtout pas supprimer le petit déjeuner, le jeûne nocturne devenant alors facteur de risque, en augmentant le stockage du cholestérol par la vésicule biliaire.

Calculs biliaires

Langage du corps

La bile symbolise l'assurance, l'amertume, le dépit. Lorsqu'une crise de foie survient, cela implique qu'une amertume ou une colère émergent de l'intérieur. On peut se demander alors ce qui est si difficile à digérer, à assimiler, ce qui rend amer. Les calculs biliaires sont vus comme une concrétisation solide de ce liquide et correspondent à une émotion inexprimée et solidifiée. Ils mettent du temps à se solidifier et représentent donc un ressentiment qui s'accumule depuis longtemps. Ils peuvent indiquer le besoin de soulager, d'atténuer notre amertume, de comprendre que l'on peut s'accorder parfois le droit de répondre à nos propres besoins et de dire non aux autres.

La petite phrase positive de Louise Hay, contribuant à la transformation de nos pensées : je vis une joyeuse libération du passé. La vie est douce, moi aussi.

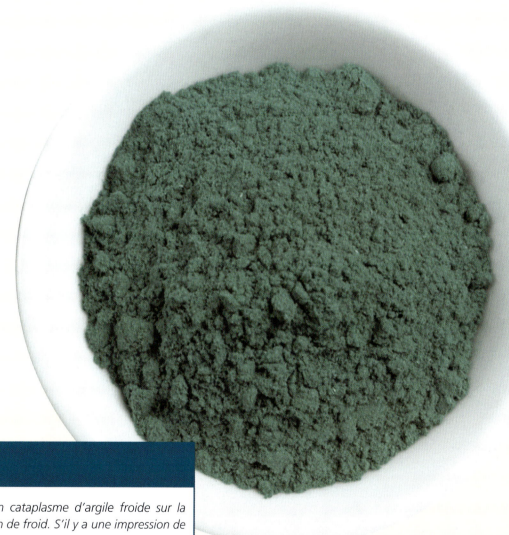

 Argile

Pour soulager les douleurs, appliquer un cataplasme d'argile froide sur la région du foie si l'on supporte la sensation de froid. S'il y a une impression de refroidissement du corps, la préférer tiède.
Laisser poser deux heures environ.
Le Docteur Dextreit, un des pionniers de la naturopathie (né en 1908 et toujours en exercice) et auteur de plusieurs livres, préconise un massage du foie fait avec de l'huile d'olive, pratiqué en rond et dans le sens des aiguilles d'une montre.

• L'argile en poudre s'achète chez la plupart des pharmaciens.

Le foie et le système digestif

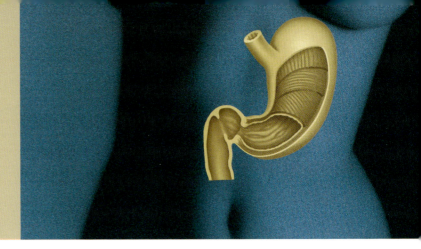

Dans les pays occidentaux le cancer du côlon et du rectum (partie terminale du côlon) se place dans les premiers rangs des cancers les plus fréquents. Il touche aussi bien les hommes que les femmes. Il est devancé par le cancer bronchique chez l'homme et le cancer du sein chez la femme. Il est donc essentiel de pratiquer un dépistage systématique chez les personnes à risque.

Cause

La maladie n'est pas attribuable à une cause unique. Il existe cependant un certain nombre de facteurs prédisposant à la maladie. Ce type de cancer survient plus fréquemment chez les individus ayant des antécédents familiaux de cancer du côlon. Il se rencontre également plus souvent chez les personnes atteintes de polypes (tumeurs bénignes du côlon) qui peuvent dégénérer en tumeur maligne. Certaines maladies héréditaires, appelées polyposes adénopateuse familiale, qui se traduisent par l'apparition de milliers de polypes, évoluent inéluctablement, en l'absence de traitement, vers le cancer du côlon. Une inflammation chronique du côlon peut aussi mener au cancer. D'autres facteurs jouent un rôle dans l'apparition de cette maladie : l'obésité, le manque d'activité physique, le diabète, la consommation abusive d'alcool et l'âge (risque plus élevé chez les personnes de plus de 50 ans).

D'autre part, des recherches concernant les effets de l'alimentation sur le cancer du côlon sont en cours. Il est déjà démontré qu'une alimentation riche en fruits et légumes réduit le risque de cancer. Par contre, un régime alimentaire pauvre en fibres et riche en graisses animales semble favoriser son apparition.

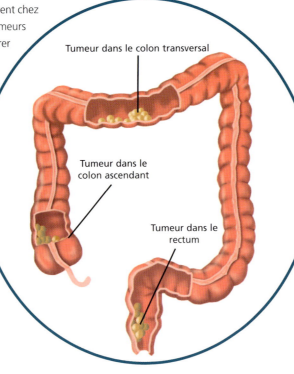

Tumeur dans le colon transversal

Tumeur dans le colon ascendant

Tumeur dans le rectum

Symptômes

Au début, le cancer demeure longtemps asymptomatique. La maladie se manifeste par différents signes digestifs : modifications des habitudes d'évacuation (constipation ou/et diarrhées), douleurs abdominales et saignements digestifs qui se traduisent par la présence de sang dans les selles. D'autres symptômes sont parfois présents : altération de l'état général du patient, anémie, fièvre. En cas d'occlusion intestinale par la tumeur, les aliments s'entassent en amont de la tumeur et entraînent une distension de l'intestin provoquant des douleurs abdominales et un arrêt du transit intestinal. Il s'agit d'une urgence chirurgicale afin d'éviter une perforation et une péritonite fécale. Enfin, les tumeurs cancéreuses découvertes dans le côlon peuvent être des métastases d'un cancer primitif localisé ailleurs dans l'organisme

Diagnostic

La radiographie du côlon tout entier permet de visualiser les parois internes du côlon. Les analyses de sang indiquent une éventuelle anémie. La biopsie (prélèvement d'un fragment de tissu afin de l'analyser) est généralement requise pour établir avec certitude la présence de cellules cancéreuses. La coloscopie permet de réaliser la biopsie et de confirmer le diagnostic de cancer.

Cancer du côlon

 La coloscopie

Il s'agit d'une technique qui consiste à introduire par l'anus un tuyau étroit et souple muni de fibres optiques. La coloscopie permet de visualiser sur un écran vidéo l'intérieur du côlon afin de détecter les traces d'un cancer et d'effectuer un prélèvement. Cet examen est pratiqué sans anesthésie ou sous légère anesthésie.

Prévention

La prévention est fondée sur le diagnostic précoce du cancer et le dépistage des polypes. Ce dépistage est particulièrement important chez les personnes dont un ou plusieurs membres de la famille ont été atteints d'un cancer du côlon. Il repose sur un examen du côlon par coloscopie effectué régulièrement. Une alimentation médicalement contrôlée, riche en fibres et pauvre en graisses aurait une influence sur le développement du cancer du côlon.

 Traitement Médecine traditionnelle

Le traitement est chirurgical et consiste à pratiquer l'ablation totale ou partielle du côlon (colectomie) en fonction de l'étendue des lésions cancéreuses et de la partie du côlon où elles se sont formées. Il est généralement possible, après avoir enlevé la portion atteinte, de joindre à nouveau le côlon et le rectum. Lorsqu'une telle jonction s'avère impossible, il est nécessaire, après l'ablation de la zone cancéreuse, de mettre en place un anus artificiel. Cette opération est appelée colostomie. Suite à l'intervention chirurgicale, une chimiothérapie est mise en place. Il s'agit d'un traitement médicamenteux destiné à empêcher le développement et la propagation des cellules cancéreuses. La chimiothérapie permet d'obtenir une régression des lésions dans 20 % des cas.

 La colostomie

La colostomie est une intervention chirurgicale qui consiste à rattacher le côlon à la peau de l'abdomen plutôt qu'au rectum. Le chirurgien crée alors un orifice sur l'abdomen (anus artificiel) par lequel les matières fécales sont évacuées et recueillies dans une pochette plastique changée à chaque vidange intestinale.

• Une alimentation riche en fibres serait un moyen de prévention pour lutter contre ce cancer.

Le foie et le système digestif

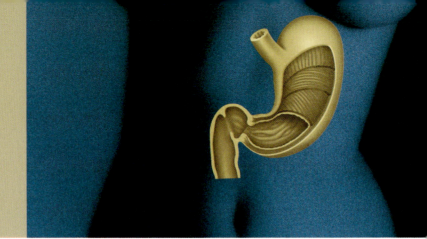

Alimentation

C'est en Angleterre que se sont faites ces dernières années les études les plus poussées sur les liens cancer du côlon et alimentation. Les conclusions sont encourageantes, il pourrait y avoir 90% de moins de ce type de cancer grâce à une alimentation adéquate. Les polypes précancéreux ont été analysés et suivis dans leur formation, et il est possible de déterminer l'influence de tel ou tel aliment, ou le résultat du manque de tel ou tel aliment.

Les fruits et légumes viennent en tête, comme dans toutes les préventions de tous les cancers. Mais dans le cas du cancer du côlon, on privilégie les végétaux à fibres. La famille des choux a une véritable action médicamenteuse, dans cette famille sont compris le brocoli, le chou-fleur, les choux de Bruxelles, véritables ennemis du cancer du côlon. Un chercheur souffrant lui-même de polypes les vit diminuer presque miraculeusement dès qu'il se mit à consommer du chou cru chaque jour, en plus de rations importantes de légumes variés. La pomme, la banane, la prune, l'abricot, la carotte se mêlent à cette bataille, la pectine que ces fruits contiennent, qui fait partie des fibres, rejoint les rangs des grands protecteurs.

Les fibres contenues dans les céréales, notamment dans le son de blé, sont de première importance elles aussi. Elles ont le pouvoir d'agir sur les polypes précancéreux et les empêchent de dégénérer en tumeurs malignes. Si le cancer est déclaré, le son de blé surtout, mais les autres fibres également, agissent sur tout ce qui est susceptible de l'accélérer.

Dans ces théories nouvelles, on affirme que la substance de base de l'aspirine, le salicylase qui se trouve dans la plupart des fruits, fait elle aussi, et peut-être plus encore que les fibres, obstacle à la venue du cancer du côlon. L'aspirine aurait une action de retardement sur les formations de tumeurs côlorectales. Pommes, dattes, baies de toutes sortes, contiennent également cette propriété.

Le poisson à chair grasse et l'huile de poisson jouent un rôle clé. L'université de Rome a conclu au résultat suivant: l'huile de poisson, en dose journalière régulière et assez élevée, pouvait réduire de plus de 60% la prolifération de cellules coliques cancéreuses.

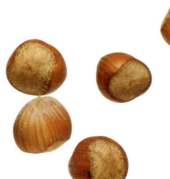

- Les noisettes sont très riches en calcium.

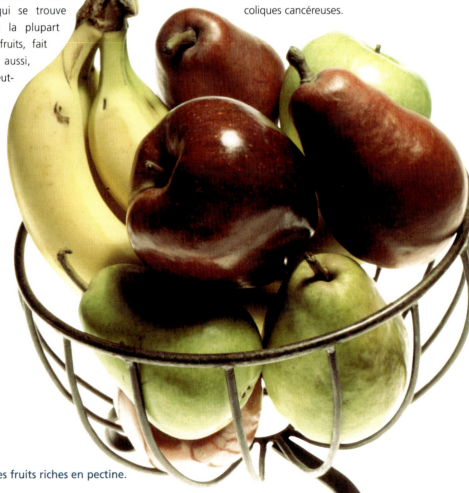

- Consommez des fruits riches en pectine.

Cancer du côlon

On parle du rôle du **lait**, sans savoir parfois quelle est son action dans ce type de cancer. L'information vient là d'une Université de recherche du Mexique ; les personnes ayant consommé deux verres de lait par jour depuis 20 ans seraient trois fois moins exposés au cancer du côlon. Sa teneur élevée en calcium en serait la cause, celui-ci ayant la faculté de réprimer la prolifération des cellules de surface de la muqueuse du côlon, diminuant la multiplication cellulaire, primordiale dans le développement du cancer. Le lait et le son de blé s'unissent pour le meilleur dans cette protection. Les céréales du matin ne sont pas une utopie.

Mis à part le lait et ses dérivés, d'autres aliments ont une grande richesse en calcium : **le fromage de chèvre, les algues, les noisettes, les figues sèches, le soja en grains, les amandes, le cresson, le persil**. En administrant chaque jour 1250 mg de calcium à des personnes atteintes de polypes, il y a eu un ralentissement de 50 % de l'activité enzymatique responsable de la croissance de tumeurs coliques.

Dans les aliments ennemis se trouve la surconsommation de viande et de graisse animale. Les graisses saturées, viande, mauvaises huiles, doublent le risque de développer des polypes précancéreux. Des études faites à Harvard révèlent que les produits de la digestion des graisses saturées occasionnerait des lésions de la muqueuse du côlon. Pour pallier ces ravages, les cellules se multiplient. Une surconsommation de matière grasse provoquerait donc une prolifération complètement anarchique de cellules pouvant stimuler la croissance de polypes et même le développement de tumeurs malignes du côlon. Les chercheurs confirment que le calcium, les fibres, ont une action contraire, neutralisant même l'action cancérigène des graisses animales, et les empêchant d'altérer la muqueuse du côlon et de déclencher tout le processus négatif.

Les viandes rouges sont très mauvaises pour l'intestin, de par leur teneur en graisses saturées qui est très élevée, et par leurs substances chimiques nocives, qui créent un terrain favorable à ce type de cancer.

L'alcool, s'il dépasse les 2-3 verres de vin par jour, présente un danger aussi, cela va de soi.

• L'huile de poisson se trouve également sous forme de gélules.

Le foie et le système digestif

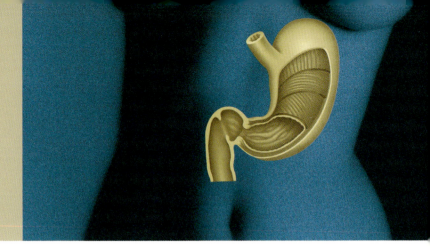

Le cancer de l'estomac est un des cancers les plus fréquents au monde. Il touche davantage les hommes que les femmes et frappe généralement les personnes de plus de 60 ans. On constate cependant une régression nette de ce type de cancer, en Europe et aux Etats-Unis en particulier, en raison des modifications de l'environnement et de l'évolution des habitudes de vie. Il est donc essentiel de pratiquer un dépistage systématique chez les personnes à risque.

Cause

Il existe plusieurs facteurs susceptibles de provoquer un cancer de l'estomac. Une alimentation riche en produits fumés ou salés, contenant des substances toxiques, les nitrosamines, semble avoir une influence sur l'apparition de ce type de cancer. Une infection due à un germe très particulier, l'helicobacter pylori est aussi souvent mise en cause. Ce germe favoriserait une gastrite chronique susceptible d'évoluer vers un cancer de l'estomac. D'autres causes peuvent encore être mises en évidence : présence d'antécédents familiaux, ulcères gastriques, gastrites chroniques, polypes gastriques, anémie chronique.

Symptômes

Dans un premier temps, le cancer de l'estomac ne provoque que peu de symptômes, seulement quelques douleurs à l'estomac. Le diagnostic est d'autant plus difficile à établir que les symptômes sont peu spécifiques. Le cancer de l'estomac est souvent découvert à un stade avancé, à l'occasion de signes généraux : amaigrissement, vomissements, anémie provoquant des pertes de force, des selles noires dues à la présence de sang. La maladie peut également être diagnostiquée lors de la surveillance régulière d'un ulcère ou d'une gastrite chronique.

Diagnostic

C'est l'endoscopie ou fibroscopie qui permet d'établir le diagnostic. Il s'agit d'un examen médical au cours duquel un tuyau fin et souple muni d'une caméra miniaturisée est introduit dans l'œsophage et descendu jusqu'à l'estomac.
L'endoscopie permet de détecter les petites tumeurs cancéreuses à un stade précoce, des tumeurs bénignes ou d'autres lésions présentes sur la muqueuse gastrique. On profite de l'examen pour prélever des cellules directement sur la muqueuse gastrique (biopsie) afin de les analyser. Pour connaître exactement la localisation et l'étendue de la tumeur, on peut réaliser une radiographie de l'estomac, appelée transit baryté. Le patient doit absorber un verre de baryte, substance épaisse opaque aux rayons X.
D'autres examens sont pratiqués en vue d'estimer l'extension de la tumeur : radiographie des poumons, scanner de l'abdomen afin de détecter d'éventuelles métastases du foie et du péritoine (membrane tapissant l'intérieur des parois de l'abdomen et la surface des organes digestifs), analyses sanguines.

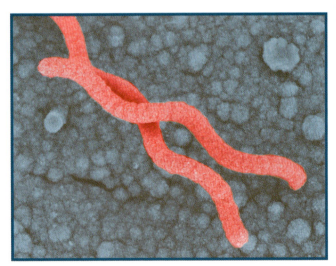
• Les germes Helicobacter pylori, mis en cause dans les gastrites chroniques évoluant vers un cancer.

Cancer de l'estomac

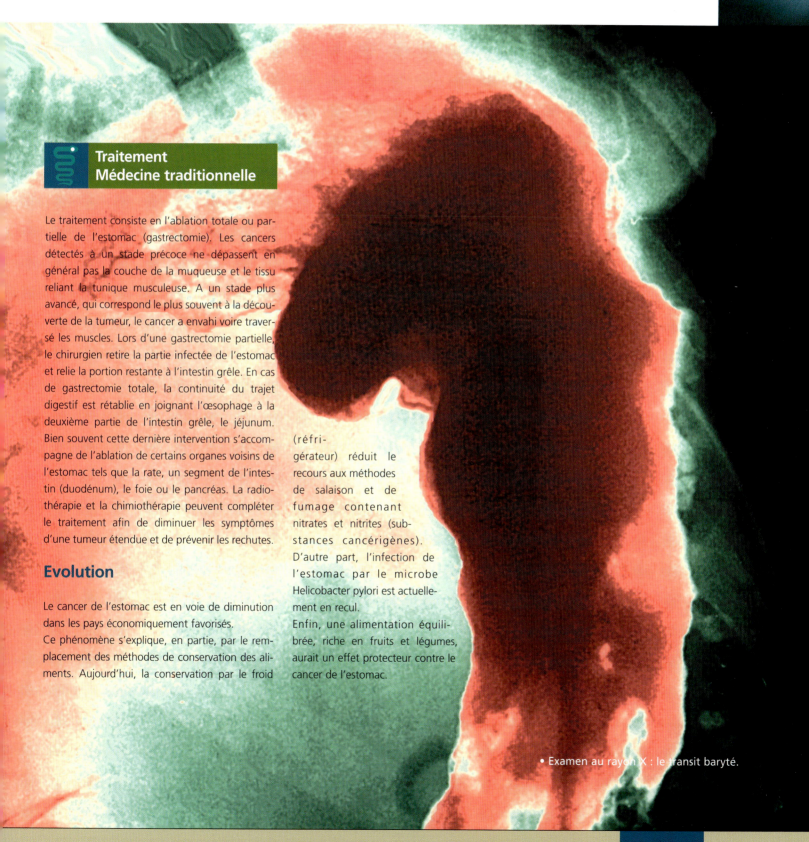

Traitement
Médecine traditionnelle

Le traitement consiste en l'ablation totale ou partielle de l'estomac (gastrectomie). Les cancers détectés à un stade précoce ne dépassent en général pas la couche de la muqueuse et le tissu reliant la tunique musculeuse. A un stade plus avancé, qui correspond le plus souvent à la découverte de la tumeur, le cancer a envahi voire traversé les muscles. Lors d'une gastrectomie partielle, le chirurgien retire la partie infectée de l'estomac et relie la portion restante à l'intestin grêle. En cas de gastrectomie totale, la continuité du trajet digestif est rétablie en joignant l'œsophage à la deuxième partie de l'intestin grêle, le jéjunum. Bien souvent cette dernière intervention s'accompagne de l'ablation de certains organes voisins de l'estomac tels que la rate, un segment de l'intestin (duodénum), le foie ou le pancréas. La radiothérapie et la chimiothérapie peuvent compléter le traitement afin de diminuer les symptômes d'une tumeur étendue et de prévenir les rechutes.

Evolution

Le cancer de l'estomac est en voie de diminution dans les pays économiquement favorisés. Ce phénomène s'explique, en partie, par le remplacement des méthodes de conservation des aliments. Aujourd'hui, la conservation par le froid (réfrigérateur) réduit le recours aux méthodes de salaison et de fumage contenant nitrates et nitrites (substances cancérigènes). D'autre part, l'infection de l'estomac par le microbe Helicobacter pylori est actuellement en recul.
Enfin, une alimentation équilibrée, riche en fruits et légumes, aurait un effet protecteur contre le cancer de l'estomac.

• Examen au rayon X : le transit baryté.

Le foie et le système digestif

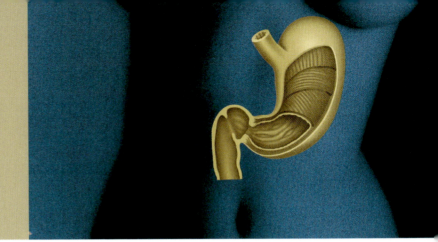

 Vie après une gastrectomie

Au bout de quelques mois, l'organisme s'adapte et le patient peut s'alimenter presque normalement. Il est évidemment conseillé d'adopter une alimentation équilibrée et de fractionner les repas (5 à 6 par jours). Il faut éviter les sucres rapides (sucreries, pain) et prendre des repas riches en fibres afin d'éviter les hypoglycémies. Seuls l'abus de boissons alcoolisées et les repas trop abondants sont à proscrire.

- 2 ou 3 rations quotidiennes de crudités devraient figurer dans l'alimentation.

Alimentation

La meilleure des préventions, dit-on chez les chercheurs en nutrition, se trouve dans les **crudités**. Des études pratiquées aussi bien au Japon qu'en Angleterre tendent à prouver que les personnes n'en consommant pas sont 2 à 3 fois plus exposées au cancer de l'estomac. La cuisson altère en partie les propriétés anticancéreuses sauf pour les fruits et légumes contenant de la bêta carotène, carottes, citrouille, potiron, épinards, choux, pêches, ou contenant du lycopène, telles les tomates. Donc 2-3 rations de légumes ou fruits crus par jour devraient figurer dans l'alimentation. Une grande variété de légumes précieux se trouve être à disposition sur les marchés : Concombre, laitue, piment vert, céleri, radis (les préférer biologiques si possible).

Tous les fruits et légumes ont de toute façon une action préventive. Si le cancer de l'estomac a fortement régressé aux Etats-Unis, (au début du siècle le taux était particulièrement élevé, même alarmant) c'est parce que les aliments frais ont pris une très grande place dans l'alimentation. On s'alimente beaucoup, parce que l'on bouge beaucoup, mais dans ce pays comptant de plus en plus de végétariens, l'énergie se puise dans les végétaux, et il y a donc en plus un effet favorable sur la bonne santé des organes.

La **vitamine C** a la propriété de neutraliser de puissants agents cancérigènes qui irritent l'estomac, les nitrosamines. Certains chercheurs attribuent surtout la baisse des taux de cancer de l'estomac à l'augmentation de la consommation d'agrumes (surtout des oranges), qui possèdent un grand taux de glucarate, puissant inhibiteur du cancer. Il est préférable de consommer le fruit entier. En plus des agrumes, les fraises, le cassis, le kiwi, le persil, le chou, l'estragon, le cresson, la mâche (ou salade de blé) et les épinards, sont les grands amis de l'estomac. **Le thé vert**, selon les études menées au Japon, fait lui aussi barrage aux nitrosamines.

Les Japonais en absorbent une dizaine de petits bols par jour, ce qui apporte une quantité de vitamine C pratiquement suffisante au quotidien.

L'ail et l'oignon sont de grands protecteurs, avec leurs composés sulfurés.

Le chou est certainement le légume tenant le plus en échec le cancer de l'estomac. Des études à ce sujet ont été faites dans une province de Chine, ou ce cancer est le plus courant et présente un fort taux de mortalité. La consommation de légumes y est faible. Ces études ont pris en compte différents végétaux (aubergines, haricots verts, épinards et chou). Ce dernier a présenté la plus grande performance en matière de protection.

Les plus grands amis du cancer de l'estomac sont

Cancer de l'estomac

les aliments présentant un important taux de sel, et en particulièrement les viandes salées. L'inflammation de la muqueuse gastrique peut être provoquée ou accentuée par le sodium contenu en quantité énorme dans des aliments tels que le jambon, le bacon, etc. Cette inflammation sera un facteur de multiplication de cellules précancéreuses. Et ceci le sera de façon encore plus accentuée chez des personnes ne consommant pas de fruits, ni de légumes capables de contrebalancer ces effets négatifs. Les grands mangeurs de ces produits devraient au moins adjoindre du chou à leur programme alimentaire. Quelques cuillerées de chou cru avec les autres crudités, ou de chou cuit chaque jour, seul ou en accompagnement d'autres plats, et l'équilibre se fait de lui-même. En mangeant bien on construit un équilibre alimentaire.

On parle de prévention, mais il est évident que ces aliments peuvent apporter une grande aide même si un cancer s'est déclaré, ou après un traitement spécifique du cancer, et devenir aliments protecteurs pour l'avenir.

- Le chou aide à prévenir le cancer de l'estomac.

Le foie et le système digestif

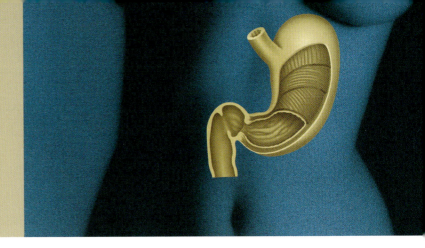

La cirrhose du foie est un terme désignant toute affection hépatique diffuse chronique caractérisée par une destruction progressive des cellules. Peu à peu, les cellules sont remplacées par du tissu fibreux. La maladie résulte d'une atteinte hépatique permanente ou du développement de cicatrices fibreuses dans le foie. Ces lésions entraînent une obstruction de la circulation sanguine dans le foie et entravent le déroulement normal des fonctions de métabolisme et de régulation de l'organe. La cirrhose est une des premières causes de mortalité dans les pays industrialisés.

Cause

Dans les pays industrialisés, la première cause de cirrhose est l'**alcoolisme**.

La maladie peut être due à une **infection virale** par les virus de l'hépatite chronique B, C ou D qui entraînent une inflammation chronique du foie.

Des troubles métaboliques sont parfois à l'origine de la cirrhose.

Elle peut aussi être liée à certaines **maladies héréditaires** telles que la maladie de Wilson (mauvaise assimilation du cuivre par l'organisme) ou l'hémochromatose (accumulation de fer dans les tissus).

Certaines maladies auto-immunes, au cours desquelles l'organisme fabrique des anticorps contre ses propres constituants, peuvent provoquer une cirrhose (la cirrhose biliaire primitive, par exemple).

La maladie peut encore être due à l'**hépatite toxique** causée par des réactions sévères à certains médicaments ou par une exposition prolongée à des toxines environnementales.

Enfin, **la cirrhose d'origine cardiaque** ou **d'origine thermodynamique** est rare. Parfois, **aucune cause** connue ne peut être mise en évidence.

Symptômes

La cirrhose du foie évolue schématiquement en trois phases. Dans un premier temps, le patient ne développe aucun symptôme. La deuxième phase est marquée par l'apparition de signes d'altération de l'état général: perte d'appétit, nausées, perte de poids, sensation de fatigue, faiblesse, épuisement. La troisième phase est celle des complications: plus la fonction hépatique diminue, moins de protéines sont produites, ce qui entraîne une accumulation de liquide dans les jambes (œdèmes) ou dans l'abdomen, entre les deux membranes du péritoine (ascite). Les personnes atteintes de cirrhose peuvent saigner et développer des ecchymoses facilement en raison d'une diminution des protéines intervenant dans la coagulation du sang.

Les stades plus avancés.

Normalement, le sang venant des intestins et de la rate parvient au foie par la veine porte. En cas de cirrhose, la circulation sanguine dans le foie est bloquée. Le sang doit alors trouver un nouveau chemin autour du foie et emprunter de nouveaux vaisseaux. Certains de ces vaisseaux sanguins, appelés varices gastro-œsophagiennes, deviennent ainsi très gros et peuvent éclater en raison de l'hypertension de la veine porte et de la minceur des parois vasculaires. En l'absence de traitement, elles se rompent entraînant des hémorragies qui peuvent être graves et qui se manifestent par des vomissements de sang.

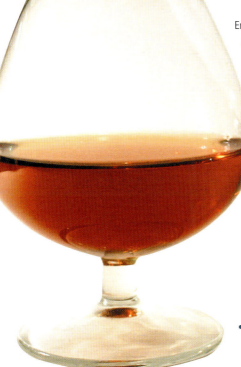

• La première cause de cirrhose dans les pays industrialisés est l'alcoolisme.

Cirrhose du foie

Aux stades plus avancés de la cirrhose, une jaunisse apparaît ainsi que des calculs biliaires. Le foie atteint se trouve dans l'incapacité d'éliminer les toxines qui s'accumulent alors dans le sang et le cerveau, affectant la fonction mentale. Ce phénomène entraîne des changements de personnalité, un manque de mémoire, des problèmes de concentration, des troubles du sommeil, voire un coma.

Au stade terminal, une insuffisance rénale s'installe, plongeant souvent le malade dans un coma profond et irréversible.

Traitement
Médecine traditionnelle

La cirrhose du foie est une maladie irréversible. Le traitement vise donc à retarder la progression de la maladie, à ralentir son évolution, à prévenir et traiter les complications.

Alcool et hépatite
Si la cirrhose est due à une consommation excessive d'alcool, il est essentiel que le patient arrête de boire. La cirrhose causée par une hépatite virale doit être traitée par la prise de médicaments antiviraux afin de réduire l'atteinte des cellules hépatiques.

Prévention et traitement des complications
La prévention et le traitement des complications de la cirrhose permettent d'améliorer et de prolonger la vie des patients. Les diurétiques (médicaments augmentant la production d'urine) permettent d'éliminer l'excédent de liquide et de prévenir l'apparition des œdèmes et de l'ascite. Un régime pauvre en protéines alimentaires limite la formation de toxines dans les voies digestives. Les laxatifs aideront l'organisme à absorber les toxines et à accélérer le transit intestinal. Des médicaments visant à réduire le débit sanguin (les bêta-bloquants) sont prescrits pour réduire l'hypertension portale. Pour éviter les hémorragies des varices gastro-œsophagiennes, le médecin peut injecter un agent sclérosant dans ces veines. Il peut également placer des bandes élastiques autour des veines.

Greffe de foie
La greffe du foie constitue le seul traitement radical de la cirrhose. Cependant, cette intervention lourde ne peut être pratiquée que chez des patients jeunes, ne souffrant d'aucune complication grave.

Le foie et le système digestif

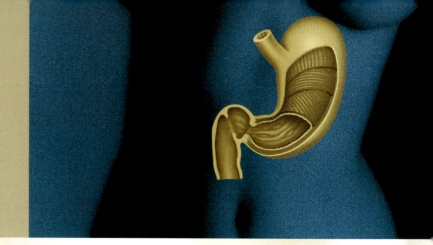

**Traitement
Médecine douce**

Homéopathie

Elle peut donner un " coup de main ", soulager certains symptômes et agir sur la cirrhose elle-même si celle-ci est à un stade peu avancé, avant qu'elle ne soit décompensée. Seul un médecin sera à même de donner un traitement suivi.

A titre d'information, les remèdes :
Phosphorus, il est l'irremplaçable remède de tout problème hépatique.
Phosphorus Triiodatus,
Mercurius Corrosivus
et **Arsenicum Album** aideront dans la cirrhose alcoolique.
Ethylicum est un véritable antidote à l'alcoolisme, il permet s'il n'est pas trop tard d'améliorer un terrain modifié par l'alcool.

Phytothérapie

Plusieurs plantes occidentales et chinoises peuvent s'avérer utiles en cas d'hépatite virale aiguë ou chronique.

Chardon-marie, cet hépato-protecteur a une action dans toute intoxication. La sylimarine et la sibiline contenues dans cette plante ont une action directe sur la régénération hépatique.
Astragale, cette plante fait partie des espèces en péril. Elle possède des propriétés tonifiantes du système immunitaire. Elle agit sur l'insuffisance hépatique, sur les troubles digestifs et aide ceux qui sont affaiblis par une maladie, qui ont facilement froid ou qui ont l'appétit diminué.
Pissenlit, comme toute plante amère, il a une action sur le foie.
Réglisse, anti-inflammatoire et antispasmodique, elle agit sur le tube digestif et sur le foie.
Schisandra Chinensis, fait partie des 50 plantes appelées supérieures dans la pharmacopée chinoise et reçoit en plus une appellation particulière: le fruit aux cinq saveurs. Les Chinois classent les aliments et plantes en fonction de leurs saveurs. Il en existe cinq saveurs : acide, doux, amer, astringent et salé. Chacune d'elles répond à un organe ou une fonction. Le fruit du Schisandra, en apportant les cinq saveurs, s'adresse donc à l'ensemble de l'organisme et de ses métabolismes. Cette plante est également appelée " plante de la santé sexuelle " par les orientaux. Un parallèle peut être établi avec les problèmes de foie : lorsque la fonction hépatique est en baisse, la sexualité l'est également. Prendre 1-2 gélules à chaque repas.
Romarin, pour tout ce qui concerne les problèmes hépatiques.

Cirrhose du foie

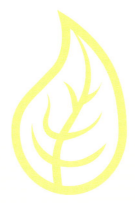

Oligothérapie

Le cuivre et le sélénium, pour leur action antioxydante. Aux Etats-Unis, le Dr Berkson connu pour ses travaux sur l'hépatite a mis au point une triple thérapie aux antioxydants et y a inclus sélénium. Les autres composant sont des extraits de la plante Chardon-marie et de l'acide alpha-lipoïque.

Le sélénium est également utilisé avec succès en Chine pour arrêter la progression de l'hépatite B chronique.

Le cuivre intervient dans le métabolisme des acides gras. Absorbé en excès sous une autre forme, il peut provoquer une grave intoxication allant jusqu'à la cirrhose. En oligo-élément, à action infinitésimale, il aura un effet contraire.

• Poivrons, sources de vitamine C et tomates et basilic, riches en antioydants.

Les recommandations au quotidien

Bien entendu, supprimer totalement l'alcool et boire beaucoup d'eau, au moins 8-10 verres par jour. De l'eau neutre de préférence, c'est-à-dire de l'eau de source.

Pour les aliments à favoriser, voir " calculs biliaires ". Réduire le sel.

Absorber des antioxydants tous les jours. Outre les oligo-éléments cités, être vigilant à ne pas manquer de bêta-carotène. Les carottes en sont l'une des sources les plus riches, de même que les autres légumes de couleur orange foncé, comme la citrouille, ainsi que les légumes à feuilles vert sombre. Même programme pour la vitamine C, qui ne peut être stockée par l'organisme, et doit donc être renouvelée chaque jour. On la trouve en quantité dans les agrumes, les fraises, les poivrons, les brocolis et toute la famille des choux. Il en va de même pour la vitamine E, contenue dans les avocats, les graines, le pain complet, les céréales, les amandes, les graines de tournesol ou le soja. Si la nourriture à elle seule ne peut les fournir, il faut les ajouter en complément alimentaire.

Les autres aliments riches en antioydants sont : l'ail, l'oignon, la tomate, les graines de sésame, l'arachide, l'avoine, le basilic, le cumin, le gingembre, la menthe verte, la menthe poivrée, la muscade, le poivre, la sauge, le poisson, la réglisse.

Eviter les médicaments, sauf ceux prescrits par un médecin, pour éviter la surcharge du foie.

Limiter la consommation de protéines, une portion par jour, c'est-à-dire 60 gr net de protéines, ou 180 gr brut. Un morceau de poisson de 180 gr, par exemple.

Prendre une cuillère à soupe de levure de bière au cours de chaque repas.

Penser à l'argile, qui s'utilise en externe en cataplasme sur le foie, ou en usage interne pour renforcer le foie (en cure de 21 jours) ; dans ce cas, diluer une cuillère d'argile dans un verre d'eau et laisser reposer toute la nuit. Pendant les 3 premiers jours, boire simplement l'eau chaque matin en laissant l'argile au fond du verre. Ensuite, mélanger l'argile à l'eau avant de boire le contenu du verre.

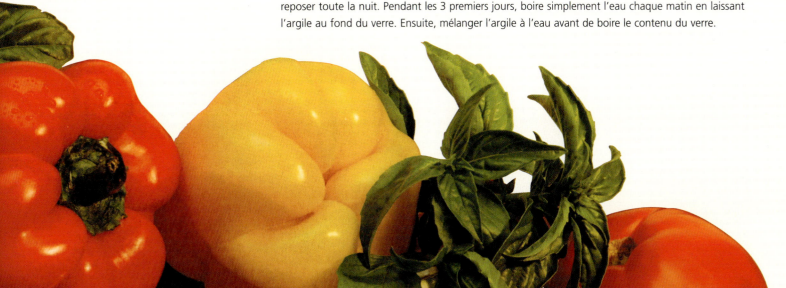

Le foie et le système digestif

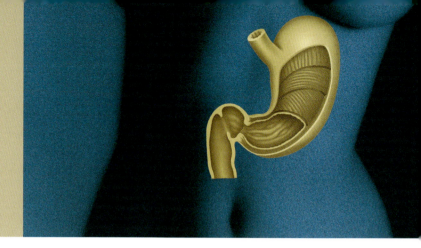

La colique est une douleur spasmodique dynamique située au niveau de l'abdomen qui survient brusquement et se propage, dont l'intensité est ondulante. Plusieurs organes et canaux sont concernés.

Les coliques hépatiques ou biliaires sont dues à l'obstruction par des calculs biliaires du canal cystique ou du canal cholédoque.

Les coliques intestinales sont liée soit à une irritation provoquée par une gastro-entérite ou une colite (inflammation du côlon), soit à une occlusion intestinale.

Les coliques pancréatiques ont pour origine l'obstruction du canal pancréatique qui traverse le pancréas.

Les coliques salivaires sont dues à des calculs dans les canaux salivaires.

La colique hépatique ou biliaire.

La colique hépatique est une complication de la lithiase hépatique ou calculs biliaires. On distingue deux types de calculs biliaires : les cristaux de cholestérol et les calculs pigmentaires qui se forment dans la vésicule biliaire suite à un déséquilibre dans la composition chimique de la bile. La formation des calculs biliaires se décompose en trois phases successives: la sursaturation de la bile en molécules insolubles (cholestérol, acides gras...) la cristallisation ou précipitation et la croissance du calcul à la faveur d'une stagnation de la bile. Les calculs migrent de la vésicule vers le canal cystique ou le canal hépatique, à l'intérieur desquels ils peuvent rester enclavés. Certains parviennent à atteindre le duodénum. Ces calculs ressemblent à des grains de sable ou à de petites pierres et sont de taille variable. Lorsque des calculs passent dans le canal cystique ou le canal cholédoque, ils provoquent des coliques hépatiques qui se manifestent par des douleurs abdominales intenses liées à la distension du canal. Ces douleurs se caractérisent par des accès violents entrecoupés d'accalmies. Elles bloquent l'inspiration profonde et le patient a l'impression de ne pas pouvoir respirer (oppression). La colique s'accompagne parfois de nausées et de vomissements.

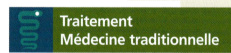

Traitement
Médecine traditionnelle

Le traitement repose sur l'administration d'analgésiques et d'antispasmodiques. Par ailleurs, il est nécessaire d'identifier la cause de la colique, surtout si celle-ci est obstructive. Les calculs biliaires symptomatiques requièrent, dans la plupart des cas, un traitement chirurgical, appelé cholécystectomie (ablation de la vésicule biliaire). En cas d'occlusion intestinale, le patient doit être transporté en urgence à l'hôpital.

Colique

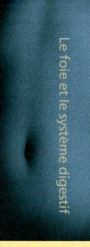

Le foie et le système digestif

Les coliques du nourrisson

Il ne s'agit pas d'une maladie, mais plutôt d'un ensemble de symptômes qui se caractérisent par des pleurs extrêmes, liés ou non à des maux de ventre (ballonnements) accompagnés d'une agitation, d'éructations (rots) et d'émissions de gaz. Le nourrisson peut pleurer plusieurs heures d'affilée. Les coliques débutent généralement entre la 2ème et la 6ème semaine de vie pour disparaître vers l'âge de 3-4 mois. Les bébés souffrant de coliques sont des bébés en bonne santé, sans problème particulier. Les coliques ne sont pas dangereuses pour le bébé mais elles sont parfois difficiles à supporter pour l'entourage.

Cause

La cause précise de ces coliques est inconnue. Il semblerait qu'elles soient liées à plusieurs facteurs qui ne sont pas vraiment définis. Selon certains, les coliques seraient dues à une incapacité de digérer les protéines de lait de vache, le système digestif du nouveau-né étant encore immature. Chez certains enfants, les coliques apparaissent lorsqu'ils absorbent une trop grande quantité de lait ou lorsqu'ils sont nourris trop rapidement. L'enfant qui boit trop vite peut avaler de l'air (aérophagie), ce qui pourrait provoquer des gaz intestinaux et une distension abdominale à l'origine des douleurs spasmodiques. Les accès de coliques pourraient aussi être liés à un climat familial tendu ou à un environnement bruyant qui affecterait l'enfant au moment où il est nourri.

Traitement
Médecine traditionnelle

Aucun médicament ne s'est avéré efficace pour l'instant. Il existe cependant des moyens empiriques pour soulager le bébé. Il est important de créer un climat serein et calme autour du nouveau-né. On peut le bercer, lui chanter une chanson, lui masser le ventre ou y appliquer une bouillotte, le promener en poussette, en voiture, lui donner un bain. Il est important de bien faire faire les rots au nourrisson. Si l'aérophagie est la cause de son malaise, il sera soulageant pour le bébé d'expulser ce trop plein d'air. Un nouveau-né nourri au sein peut être plus sensible à certains aliments que sa mère mange. Ils peuvent provoquer de l'inconfort et ne pas aider aux coliques. Il n'est pas nécessaire d'éliminer tous les aliments soupçonnés. Cependant certains d'entre eux semblent avoir une incidence sur le système digestif du tout petit, notamment les aliments épicés, la caféine, les choux, les pois, les fèves, le chocolat. En observant leur enfant et en mettant à profit leur imagination, les parents trouveront la combinaison gagnante qui soulagera leur nouveau-né de ses coliques. Et si rien n'y fait, il reste la patience! Au-delà de quatre mois, rares sont les bébés qui souffrent encore de coliques.

Le foie et le système digestif

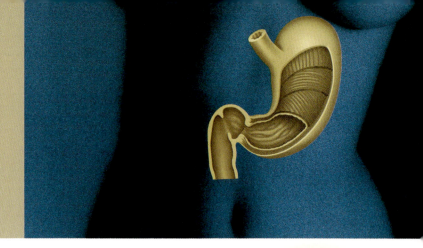

Traitement Médecine douce

Homéopathie

Les coliques passagères pourront trouver une aide homéopathique efficace.

On confond souvent diarrhée et colique, la colique est une douleur spasmodique qui souvent précède un épisode de diarrhée. Elle peut apparaître chez une personne en bonne santé, à la suite d'un repas trop copieux, d'un aliment mal toléré, après avoir bu un liquide trop froid, ou suite à un stress ou une contrariété.
S'il y a tableau plus grave, infectieux, il ne sera pas possible de faire appel à une médecine douce.

Les remèdes :
Colocynthis, 5 ch, pour quelqu'un qui se sent mieux en étant penché en avant lorsqu'il a mal, qui se sent amélioré par l'émission de gaz.
Discorea Villosa, 5 ch, si au contraire l'amélioration vient en se tenant très droit.

Magnésia Phosphorica, 5 ch, si la douleur persiste même s'il y a émission de gaz. Si la personne se sent défaillante.
Magnésia Carbonica, 5 ch, si le ventre présente des gargouillis.
Chamomilla, 5 ch, si la douleur est insupportable.
Cuprum, 5 ch, si les coliques sont très violentes.
Veratrum Album, 5 ch, si les douleurs s'accompagnent de sueurs froides.

Ces remèdes se prennent à raison de 3 granules chaque 1/2 h. Jusqu'à amélioration. S'il n'y a pas d'amélioration endéans les 3 heures, il est important de consulter un médecin.

Aconit, 5 ch, si la personne est très agitée.
Belladona, 5 ch, s'il y a abattement.

3 granules de l'un ou l'autre 2 fois à ajouter aux autres remèdes en intercalant.

La cause de cette crise de colique sera prise en considération :

Ignatia, 9 ch, si la personne est très agitée.
Staphysagria, 5 ch, s'il y a eu vexation, ou colère rentrée.
Nux Vomica, 5 ch, s'il y a eu repas trop important ou trop arrosé.
Dulcamara, 5 ch, si la cause a été un coup de froid.

3 granules 2-3 fois, à glisser entre les autres prises

S'il y a diarrhée ensuite :
China, 5 ch, en premier lieu, 3 granules 3-4 fois de suite, jusqu'à amélioration, chaque 1/4 d'h. Ajouter :
Veratrum Album, 5 ch, s'il y sueurs froides et si la diarrhée est suivie d'épuisement.
Podophyllum, 5 ch, si les selles sont émises en jet, et surtout si elles surviennent le matin.

Une cuillère d'argile verte dans un verre d'eau peut aider à calmer la diarrhée.

Colique

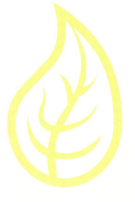

Phytothérapie

La colique étant un épisode passager, les tisanes ou gélules à base de plantes ne figurent peut-être pas dans la pharmacie familiale. S'il s'agit d'épisodes fréquents, quelques plantes pourront être prises dans les cas de crises mais également en prévention.

Les remèdes :
Sarriette, apaise les spasmes et élimine les fermentations intestinales, régularise les fonctions intestinales.
Millefeuille, agit sur les spasmes intestinaux et les dyspepsies, anti-inflammatoire.
Myrtille, **Cynorrhodon**, **Grande Consoude**, ce sont des anti-diarrhéiques importants.

En tisanes, ou en gélules, 1-2 à chaque repas.

La levure de bière
est régénératrice de la flore intestinale. Une cuillère, 3 fois par jour peut être prise sans risque.

La colique chez le jeune enfant

Il est important d'appeler le médecin. Mais si l'on peut situer la cause, être certain que c'est bénin, puisque cela est déjà arrivé dans de telles circonstances (suite à un coup de froid, un goûter trop important pris à l'extérieur, ou après quelques jours de constipation),

Les remèdes :
Colocynthis, 5 ch, comme chez l'adulte, si les douleurs de l'enfant se calment lorsqu'il se penche en avant, et si la douleur survient après une colère.
Magnesia Phosphorica, 5 ch, trouve aussi son indication si l'enfant est calmé en se penchant en avant, mais ce remède sera donné à un enfant de constitution phosphorique, c'est-à-dire ayant une morphologie longiligne.
Dioscorea, 5 ch, si la douleur est calmée lorsque l'enfant se cambre ou s'étire.

Bryonia, 5 ch, si les douleurs sont aggravées au moindre mouvement.
Argentum Nitricum, 5 ch, chez un enfant impatient, qui ne tient pas en place, qui voudrait de façon générale avoir fini chaque chose avant de commencer, qui aime particulièrement les sucreries, alors que celles-ci le font se sentir mal.
2 granules tous les 1/4 d'heure, jusqu'à amélioration. Pas plus de 3-4 fois.
Chamomilla, 5 ch, 3 granules 2 fois, à glisser entre les autres prises, si la douleur semble insupportable pour l'enfant.

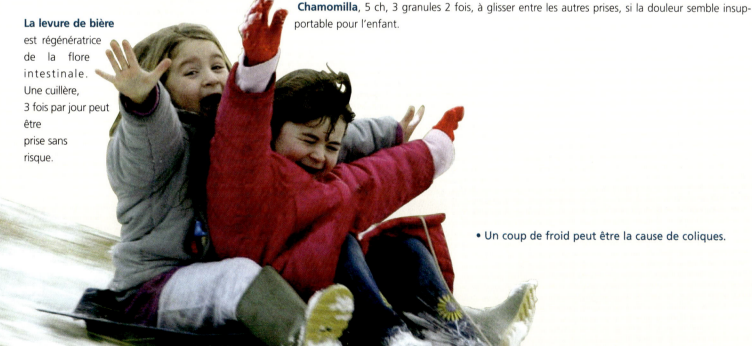

• Un coup de froid peut être la cause de coliques.

Le foie et le système digestif

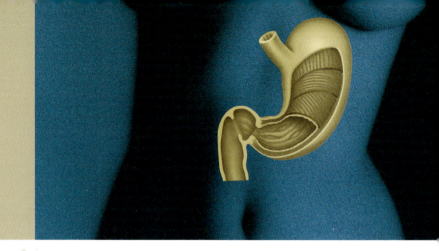

Si la diarrhée succède à une crise douloureuse,

Les remèdes :

China, 5 ch, s'il y a pâleur, douleurs, distensions abdominales, fatigue intense. Ce remède correspond aussi à une diarrhée provoquée par un abus de fruits. Plus généralement, China est le remède des pertes organiques trop importantes.
Popophyllum, 5 ch, s'il y a selles émises en jet bruyant, suivies d'une grande faiblesse.
Arsenicum Album, 5 ch, si les selles sont foncées, douloureuses, de mauvaise odeur, et provoquant des brûlures au niveau de l'anus.
Mercurius Solubilis, 5 ch, si les selles sont glaireuses, parfois verdâtres, et parfois sanguinolentes, accompagnées de ténesme (poussées inutiles), l'impression de ne pas arriver à vider l'intestin, tout en continuant à avoir besoin d'aller à la selle. Ce remède correspond également à une soif intense, une fatigue, l'enfant peut même présenter des tremblements et des sueurs de mauvaise odeur.
Antimonium Crudum, 5 ch, correspond à la diarrhée chez un enfant un peu trop gros, facilement irritable, souffrant d'excès de nourriture (souvent trop de lait ou de gâteaux) et dont le foie est gros et douloureux. L'enfant a soif et réclame des boissons acides. Signe de ce remède : la langue est recouverte d'un enduit épais.

A prendre en 3 granules 2-3 fois, à 1/2 h d'intervalle.

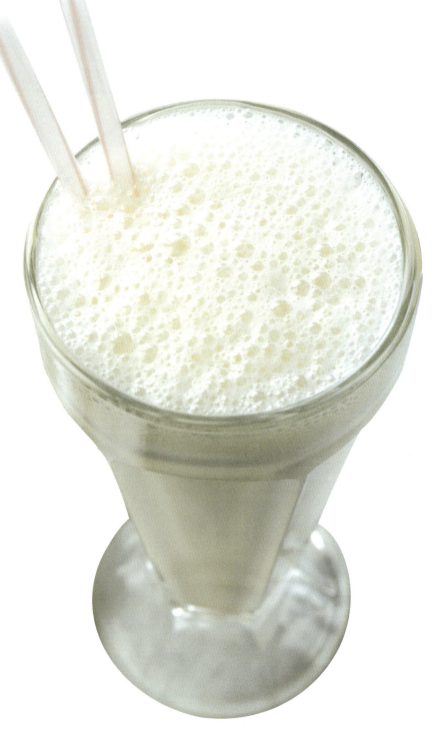

Colique

Alimentation (s'il y a eu diarrhée)

Penser au riz blanc, qui a tendance à constiper, alors que le riz complet présente l'effet contraire. Les bananes sont également à conseiller, si l'enfant en a envie, ainsi que les yaourts pour leur apport en bactéries indispensables qui ont été éliminées, ce qui permet aussi de combler les pertes en calcium. Pour une fois, un aliment sucré tel qu'une bonne confiture est conseillé. Les jus de légumes et de fruits dilués, les compotes de fruits, les potages de légumes permettent de retrouver le potassium éliminé.

Une petite tisane de myrtille, de goût agréable, sera acceptée par l'enfant.

Chez le nourrisson, la colique peut apparaître suite à un changement de régime ou même suite à un stress de sa mère s'il est allaité.

Les remèdes :

Chamomilla, 5 ch, ou **Coloncynthis**, 5 ch, la calmeront rapidement. 2 granules tous les 1/4 d'heure, 3-4 fois de suite.

Si les symptômes persistent, si l'enfant vomit ou s'il est fiévreux, il est important d'appeler un médecin.

Penser à réhydrater et à redonner le potassium éliminé par des jus de fruits ou de légumes plus ou moins dilués, suivant l'âge du bébé.

Le foie et le système digestif

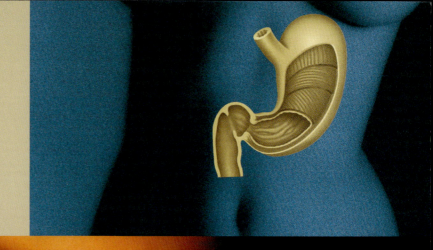

Colite

Le terme de colite désigne une inflammation du côlon et regroupe des affections très variées.
La colite peut survenir de façon aiguë ou chronique.

Cause

Les colites aiguës

Elles peuvent avoir diverses origines : infectieuse (bactérienne, virale ou parasitaire), médicamenteuse (antibiotiques, laxatifs), vasculaire (conséquence d'une radiothérapie ou d'une ischémie). De nombreux germes peuvent causer une colite bactérienne (shiguelle, salmonelle). L'amibiase intestinale et la bilharziose intestinale sont des maladies parasitaires qui provoquent des colites. Les colites ischémiques traduisent une diminution brutale de l'irrigation sanguine du côlon. La réduction du flux sanguin est secondaire à une occlusion artérielle complète (athérome, thrombose, hémopathie), une chute du débit sanguin local (vasoconstriction, choc, insuffisance cardiaque), des lésions artériolaires préexistantes.

Les colites chroniques

On ne connaît pas encore l'origine de ces colites mais on sait que le facteur génétique est incontestable : certaines familles sont plus touchées que d'autres. Il existe deux formes de colites chroniques : la rectocolite ulcéro-hémorragique et la maladie de Crohn.

Symptômes

La colite se traduit par une diarrhée, parfois accompagnée de sang dans les selles et de douleurs abdominales.

Colite et rectocolite

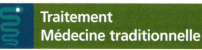

La rectocolite ulcéro-hémorragique

La rectocolite ulcéro-hémorragique provoque une inflammation et des lésions ou des ulcères s'étendant depuis l'anus sur un segment variable du rectum et du colon.

 Symptômes

Il s'agit d'une affection de longue durée alternant des poussées et des rémissions. Le principal symptôme de la maladie est une diarrhée chronique qui survient lorsque le liquide provenant de l'estomac et des intestins ne peut être efficacement absorbé par le côlon enflammé. Les autres signes sont des selles molles contenant du sang et du mucus, des douleurs abdominales, une fièvre, une anémie et une altération de l'état général. Les hémorragies digestives, les perforations et la dilatation du côlon sont les complications éventuelles de la rectocolite hémorragique.

 Cause

Les causes de la rectocolite ulcéro-hémorragique sont inconnues. Il est possible qu'elle soit liée à des facteurs héréditaires ou à une réaction immunitaire à un virus, à une bactérie. Les troubles apparaissent le plus souvent à la troisième décennie, sont d'évolution cyclique et la maladie frappe les deux sexes avec une légère prédominance chez la femme. Les personnes atteintes de rectocolite hémorragique depuis longtemps sont légèrement plus à risque de souffrir de cancer du côlon. Chez ces patients, une surveillance médicale régulière (endoscopie) est indispensable.

Traitement — Médecine traditionnelle

En période aiguë, le traitement repose sur la prise de médicaments anti-inflammatoires. Les médicaments immunosuppresseurs (qui suppriment les réactions immunitaires) sont souvent utilisés pour prévenir ou retarder le recours à la chirurgie. Dans les cas graves où la maladie ne répond pas aux médicaments, l'ablation chirurgicale de la section lésée du côlon peut devenir nécessaire. Elle est souvent envisagée en raison d'hémorragies digestives massives, de perforation du côlon ou encore, pour réduire le risque de cancer du côlon. Seule la proctocolectomie totale (ablation du côlon et du rectum) permet la guérison définitive de la rectocolite hémorragique.

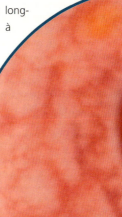

• Image du côlon par endoscopie.

 Le rôle du côlon

Le côlon, qui constitue l'essentiel du gros intestin, a pour fonction principale de convertir les éléments non assimilables en matières fécales pour l'excrétion. L'eau, le sodium et le chlorure passent dans le sang et la lymphe à travers les parois du côlon. Le chyme passe ainsi de l'état liquide à l'état solide. Le côlon renferme également un grand nombre de bactéries qui ensemencent tout le tube digestif, constituent la flore intestinale et qui constituent une protection efficace contre les microbes. Il se termine par le rectum où s'amassent les matières fécales avant l'excrétion par l'anus.

Le foie et le système digestif

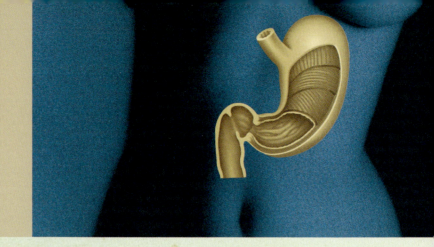

 Traitement Médecine douce

Homéopathie

Il y aura obligatoirement un traitement de fond par un homéopathe, surtout s'il y a existence de diverticules, souvent en relation avec la colite. Quelques remèdes peuvent correspondre à cet état et être pris en attendant la consultation.

Pour toutes douleurs d'abdomen, les remèdes :
Chamomilla, 5 ch, s'il y a spasmes, douleurs insupportables.
Cuprum, 5 ch, s'il y a crampes abdominales.
Magnesia Phophorica, 5 ch, si la personne se plie en deux.

Ces remèdes pourront être pris à raison de 3 granules, toutes les 2 heures jusqu'à amélioration
Ignatia, 9 ch, 3 granules, 2 fois par jour jusqu'à amélioration s'il y a grande irritabilité.
Argentum Nitricum, 7 ch, 3 granules, 2 fois par jour jusqu'à amélioration s'il y a épisode de diarrhée, avec anxiété, agitation (la personne ne peut rester en place).
Thuya, 7 ch, 3 granules, 1 fois par jour, à ajouter au remède choisi s'il y a anxiété insupportable.
En cas d'alternance de constipation et de diarrhée : **Podophyllinum**, 7 ch, 3 granules, 3 fois par jour pendant 2-3 jours.

Isothérapie

Les isothérapiques sont des remèdes préparés selon les méthodes de dilution homéopathique, à partir de substances responsables de la maladie. Hahnemann parlait déjà de traiter la maladie par le même miasme (souillure) qui l'a produite.
Les auto-isothérapiques sont faits à partir, par exemple, de selles, d'urine, d'expectoration d'une personne afin de recueillir l'agent responsable de sa maladie. Ceci ne comporte aucun danger puisqu'il y a dilution, ce qui enlève également tout caractère repoussant de cette matière d'origine, et en fait un remède.

• La bactérie de salmonelle peut être une cause de colite aiguë.

Colite et rectocolite

Exemple vécu

Dominique, 38 ans, a attrapé des amibes pendant un séjour en Sicile. Elle a alors souffert de violentes diarrhées. Une fois rentrée chez elle, elle est soignée par les médicaments spécifiques, des anti-amibiens, mais des troubles persistent pendant des mois. Elle se sent plus fatiguée qu'avant, elle a des alternances de diarrhées et de constipation, un ténesme douloureux persiste, cette impression d'avoir des poussées inutiles ou d'expulser une selle minuscule malgré une envie normale d'aller à selle. Elle ne peut pratiquement pas manger, elle ne digère rien. Elle est découragée, angoissée. Un médecin lui conseille une isothérapie. C'est-à-dire un médicament fabriqué à partir de ses propres selles. Elle est un peu réticente, puis accepte d'en faire l'expérience. Elle absorbe ses granules avec une certaine anxiété. Très rapidement, elle ressent une amélioration, ce qui la rassure. En un mois, elle est guérie, ses selles redeviennent normales, régulières, elle n'a plus mal au ventre, et elle retrouve toute son énergie. Il y a 4 ans de cela, rien ne s'est plus passé depuis.

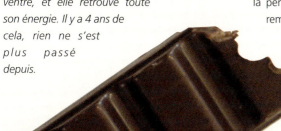

Les amibes

Ce sont des parasites, plus exactement des protozoaires. La contamination se fait par l'eau, et par les matières fécales, par exemple dans des régions à risque où les selles humaines sont utilisées comme engrais. Dans un premier temps, les amibes s'installent dans le gros intestin. Les selles contiennent alors des kystes amibiens, ce qui contribue à la contamination, mais ne donne pas de troubles particuliers. Puis, ils s'implantent dans la paroi du gros intestin, et c'est le début de l'amibiase. Il y a diarrhée douloureuse et fièvre, suivie très souvent d'entérocolite chronique.

Certains homéopathes considèrent l'isothérapie comme hors homéopathie, comme étant une méthode allopathique en quelque sorte, puisque, évidemment on ne cherche pas " le " remède de la personne, celui de son terrain particulier, qui remet dans un équilibre global. Donc, cet apport à une infection récalcitrante ne doit pas exclure la recherche du remède individuel.

Alimentation

L'alimentation doit être guidée par un médecin ou un diététicien, car nous entrons là, très souvent, dans le domaine des intolérances à certains aliments, qui tendent à perturber l'activité bactérienne de l'intestin et à modifier le mécanisme d'action du côlon. Il peut s'agir d'intolérance aux céréales, au lactose, au café, au fructose ou au sorbitol (on parle de plus en plus de cette intolérance, surtout aux USA car le sorbitol se trouve dans les chewing-gums). Il se trouve également en grande quantité dans des aliments très courants tels que la pêche, la poire, la prune, le chocolat. Les fibres, par contre, peuvent être recommandées, elles ne déclenchent aucune réaction indésirable.

Le foie et le système digestif

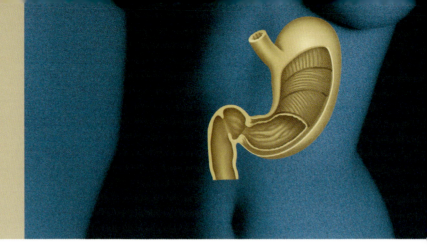

La constipation consiste en une émission trop peu fréquente de selles ayant séjourné trop longtemps dans l'intestin. Dans la plupart des cas, il s'agit d'un problème bénin, sans danger pour le patient. La constipation n'est pas une maladie mais peu être un symptôme d'une affection. Elle peut provoquer des hémorroïdes, des lésions anales, des douleurs abdominales et des maux de tête.

Cause

Les maladies
La constipation peut révéler certaines maladies comme le cancer du rectum et du côlon, le syndrome du côlon irritable, des troubles neurologiques (maladie de Parkinson), un accident vasculaire cérébral, une lésion de la colonne vertébrale, une obstruction intestinale. Cependant, les cas de constipations liées à une affection restent rares.

Les médicaments
La constipation peut également être causée par l'usage de certains médicaments : antidépresseurs, narcotiques, antiacides, médicaments ayant une action sur le cœur, diurétiques, suppléments de fer, laxatifs. En effet, l'usage excessif de laxatifs insensibilise au long cours les intestins au besoin d'évacuer les selles. Les personnes âgées semblent particulièrement prédisposées à la constipation du fait qu'elles consomment davantage de médicaments.

Le mode de vie
La constipation, dite fonctionnelle, est la plus répandue. Elle est favorisée par un régime alimentaire pauvre en fibres, par la sédentarité et le stress, trois facteurs bien présents dans les pays occidentaux.

Diagnostic

L'évacuation des selles ne répond pas à un rythme précis. La périodicité d'émission des selles est très différente d'une personne à l'autre, variant le plus souvent de deux fois par jour à trois fois par semaine. Un simple examen clinique (examen de l'abdomen, toucher rectal) révèlera la présence de selles dures ou de toute autre masse inhabituelle dans l'intestin. Le médecin ne demandera des examens complémentaires que s'il suspecte que la constipation est liée à une affection plus grave. La coloscopie est un examen qui consiste à examiner une partie ou la totalité de l'intestin au moyen d'un tube lumineux au bout duquel est fixée une caméra. Une radiographie du gros intestin permet également d'orienter le diagnostic.

Mécanisme

Certaines constipations surviennent lorsque les selles ou les matières fécales se déplacent trop lentement vers l'extrémité du gros intestin. Des matières fécales qui demeurent trop longtemps dans l'intestin avant leur évacuation durcissent et sèchent. Il s'ensuit des défécations difficiles, douloureuses et peu fréquentes.
Dans d'autres cas, le transit est normal, mais le patient souffre de troubles de l'évacuation des selles dus à un dysfonctionnement du rectum et de l'anus. Par ailleurs, la constipation peut être aiguë ou chronique. La constipation aiguë débute soudainement et ne dure que quelques jours. Elle peut survenir à la suite d'un changement dans les habitudes alimentaires ou d'une diminution de l'activité physique (alitement, voyage, grossesse, régime alimentaire, etc.). La constipation chronique peut durer plusieurs mois, voire des années.

Constipation

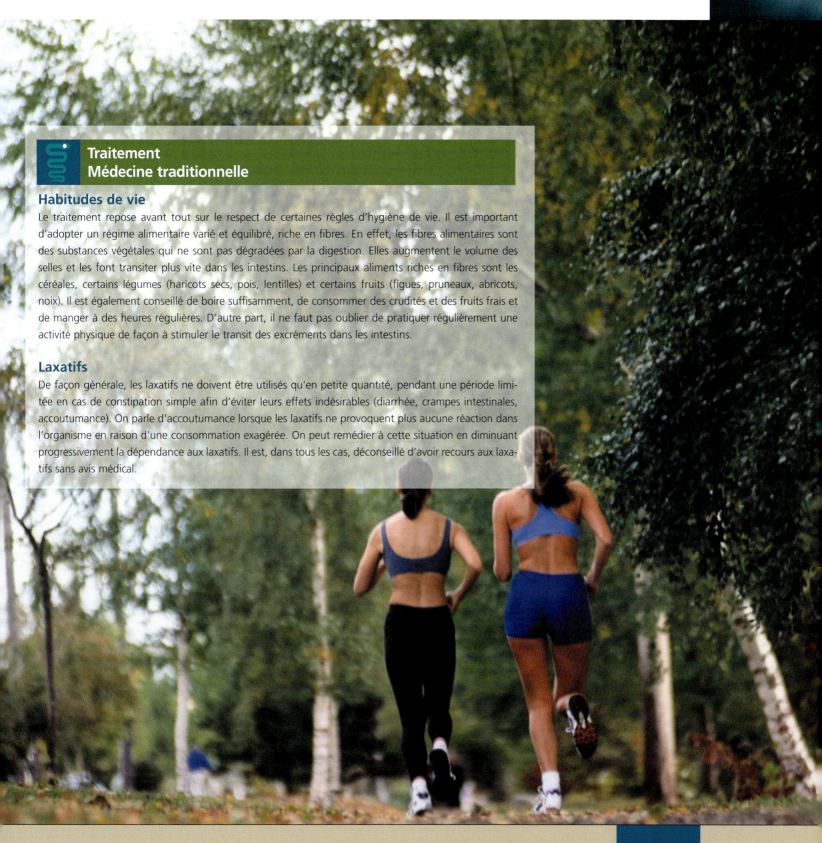

Traitement
Médecine traditionnelle

Habitudes de vie

Le traitement repose avant tout sur le respect de certaines règles d'hygiène de vie. Il est important d'adopter un régime alimentaire varié et équilibré, riche en fibres. En effet, les fibres alimentaires sont des substances végétales qui ne sont pas dégradées par la digestion. Elles augmentent le volume des selles et les font transiter plus vite dans les intestins. Les principaux aliments riches en fibres sont les céréales, certains légumes (haricots secs, pois, lentilles) et certains fruits (figues, pruneaux, abricots, noix). Il est également conseillé de boire suffisamment, de consommer des crudités et des fruits frais et de manger à des heures régulières. D'autre part, il ne faut pas oublier de pratiquer régulièrement une activité physique de façon à stimuler le transit des excréments dans les intestins.

Laxatifs

De façon générale, les laxatifs ne doivent être utilisés qu'en petite quantité, pendant une période limitée en cas de constipation simple afin d'éviter leurs effets indésirables (diarrhée, crampes intestinales, accoutumance). On parle d'accoutumance lorsque les laxatifs ne provoquent plus aucune réaction dans l'organisme en raison d'une consommation exagérée. On peut remédier à cette situation en diminuant progressivement la dépendance aux laxatifs. Il est, dans tous les cas, déconseillé d'avoir recours aux laxatifs sans avis médical.

Le foie et le système digestif

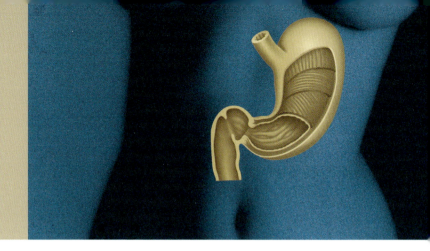

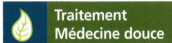 Traitement Médecine douce

Homéopathie

Dans un cas de constipation, le chef d'orchestre, le foie, est fatigué. C'est lui qui doit être assisté avant tout. Un drainage pourra être pratiqué. Il en existe en préparation composée par différents laboratoires.

Les remèdes :

Bryonia, 5 ch, les selles sont volumineuses, sèches, très dures, le sujet n'éprouve aucun besoin d'aller à selle. Il ressent une sensation de pierre lourde dans l'estomac, des douleurs dans le ventre, il a mal dès qu'il y a mouvement. Ce remède est à utiliser d'autant plus si le sujet souffre de déshydratation occasionnelle.

Alumina, 5 ch, les selles sont morcelées et accompagnées de douleurs. La constipation survient souvent par temps froid et en consommant des féculents en grande quantité.

Graphites, 5 ch, les selles, dures, sont accompagnées de douleurs, il peut y avoir coexistence de fissure anale. C'est généralement la constipation des sujets gras, lents, apathiques et frileux.

Lac Delforatum, 5 ch, (le lait écrémé) correspond à la constipation rebelle.

Opium, 5 ch, les selles sont petites et dures, il y a absence d'envie, le malade peut rester plusieurs jours sans aller à selle et ne pas s'en inquiéter. Un signe d'Opium : somnolence après les repas, et même pendant la journée, impression de torpeur continuelle. Ce remède aide également la constipation survenant après une opération chirurgicale.

Plumbum, 5 ch, il y a urgence, et pourtant les selles sont difficiles à évacuer, et l'évacuation semble toujours insuffisante.

Ces remèdes sont pris à raison de 3 granules, 3 fois par jour.

La constipation de la grossesse sera améliorée par:

Collinsonia, 5 ch, s'il y a congestion de l'abdomen et hémorroïdes, 3 fois par jour jusqu'à amélioration.

Hydrastis, 5 ch, s'il y a une baisse de l'appétit en même temps. A prendre 3 fois par jour jusqu'à amélioration.

Sepia, 5 ch, si la constipation est accompagnée de sentiment de déprime, de tristesse, de sensation de pesanteur. 3 granules, 2 fois par jour pendant 3 semaines, et reprendre le mois suivant si besoin est.

Après l'accouchement,

Ruta Graveolens, 5 ch, s'il y a douleurs annales et rectales, 3 granules, 3 fois par jour jusqu'à amélioration.

Calcarea Fluorica, 5 ch, permet de retrouver un équilibre intestinal et contribue également à retrouver la tonicité du périnée. 3 granules, 3 fois par jour, pendant une semaine.

Sepia, 5 ch, voir plus haut

La constipation en voyage,

Nux Vomica, 5 ch, si tout le système digestif semble détraqué.

Opium, 5 ch, si plusieurs jours passent sans qu'il y ait de selles.

Ignatia, 9 ch, si la constipation est liée au trajet en voiture, aux déplacements de façon générale.

Ces remèdes seront pris à raison de 3 granules, 3 fois par jour, au moment où ils correspondent aux symptômes.

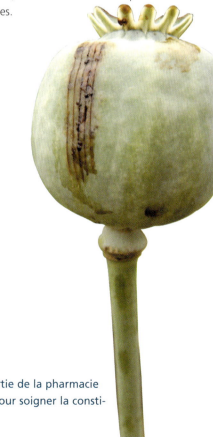

• Le pavot fait partie de la pharmacie homéopathique pour soigner la constipation.

Constipation

Phytothérapie

Les remèdes :

Liseron, **Mauve**, **Karaya**, **Bourdaine** sont toutes régulatrices du transit intestinal et agissent avec succès sur la constipation. L'**Ispaghul** est en plus un hydratant du bol alimentaire. En gélules, 1-2 aux repas.

Des tisanes laxatives légères sont préparées par des laboratoires pharmaceutiques homéopathiques.

Aromathérapie

Romarin : L'acheter prêt à l'emploi ; verser 2-3 gouttes sur un sucre ou dans une cuillerée à café de miel, 2 fois par jour. Ne jamais dépasser cette quantité sans l'avis d'un médecin ou d'un naturopathe.

Argile : Tout traitement à l'argile devrait débuter par des cataplasmes placés sur le bas-ventre. En cas de constipation persistante, un ou deux cataplasmes par jour pourront apporter une amélioration. Après une période la plus espacée possible d'un repas, placer le cataplasme froid si possible, ou tiède et le garder une heure ou deux environ. L'ôter dès que l'argile sèche. Faire suivre l'application d'un léger massage de l'abdomen.

Fleurs de Bach

Beech : Les sentiments négatifs provoquant des somatisations sont :
l'intolérance, la tendance à voir le négatif chez les autres, à critiquer et à juger, à ne pas supporter que les autres pensent différemment, le manque d'humilité. L'élixir aidera à devenir plus tolérant et provoquera une amélioration de la constipation.

Rock Water : Un idéal élevé va jusqu'à une certaine rigidité spirituelle, une dureté avec soi-même, et une constipation chronique prend place dans les somatisations qui en découlent. L'élixir aidera à être moins intransigeant avec soi-même et à accepter ce qui est agréable dans la vie.

Réflexologie

Il s'agit d'un massage de la plante des pieds ou d'autres points sensibles du corps. Dans le cas de la constipation, les points concernés se trouvent autour de l'ombilical, deux à gauche, deux à droite. Le premier, en haut à gauche, permet de libérer le contenu intestinal lors de constipation. Le deuxième, un peu plus bas à gauche, touche ce que l'on appelle l'anse du sigmoïde, qui se trouve placé avant le rectum et l'anus, et permet de corriger la constipation due à la congestion de cette partie du côlon. Le troisième, en bas à droite, influence le côlon, l'appendice et la distribution de l'insuline. Il est utile s'il y a douleur, inflammation.
Le quatrième, situé en haut à droite, agit au niveau de la bile, celle-ci étant essentielle pour la digestion des corps gras et pour empêcher la constipation.
Il est possible de masser certains points soi-même, occasionnellement. Tout livre de réflexologie présente des tableaux où les points sont indiqués. En principe, le point concerné est douloureux, ou présente au moins une certaine sensibilité. Il faut le masser dans le sens des aiguilles de la montre, pendant 1-2 minutes et recommencer quelques jours de suite, jusqu'à ce qu'il ne soit plus douloureux.

Le foie et le système digestif

Le foie et le système digestif

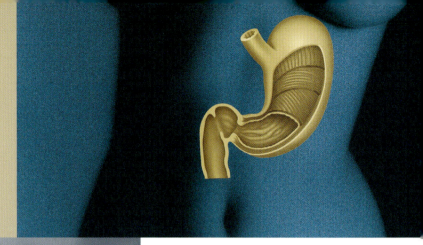

Alimentation

Boire beaucoup d'eau tout d'abord, le bol alimentaire doit être bien hydraté en permanence.

Eviter les aliments pauvres en fibres, le pain blanc et les céréales raffinées. Le manque de fibres serait à l'origine de beaucoup de cas de constipation. Privilégier le pain complet, les céréales complètes. Le son est un véritable laxatif à lui seul car il accroît la masse fécale. Un aliment à base de son, chaque jour, devrait éliminer la constipation très rapidement. Nos ancêtres mangeaient 500gr de pain complet par jour, et nous consommons environ un cinquième de cette quantité. Souvent, il s'agit de pain ne contenant aucune fibre.

Les pruneaux sont bien connus pour leur action anti-constipation, et elle est justifiée. Ils stimulent les contractions intestinales. En période de crise, tremper quelques pruneaux le soir, les consommer le matin à jeun. La rhubarbe se trouve également au premier plan des aliments qui régulent le transit. Le mieux est de la consommer en compote. Les figues apportent des fibres, elles ont de véritables propriétés laxatives. Tous les autres fruits et légumes, dont les légumes à tubercules (pommes de terre et carottes), favorisent le transit intestinal et augmentent le volume des selles.

Le café joue un rôle dans la constipation, dit-on aux Etats-Unis et au Canada.

S'il y a une bonne assimilation du lait, les yaourts seront bénéfiques. S'il y a un doute sur la bonne assimilation des laitages, il est nécessaire de consulter un médecin ou un diététicien, car il peut arriver que les aliments contenant du calcium aient des effets constipants chez certaines personnes.

S'il n'y a pas de problème de cet ordre, voici un succulent nectar proposé par Anne Mc Intyre dans " jus frais et boissons santé " (Editions de l'homme) et dont elle dit : " Cette savoureuse boisson dispensatrice d'énergie n'est pas seulement un délice pour les papilles gustatives, mais aussi une manière agréablement somptueuse d'entretenir la flore intestinale " : 1 mangue pelée et coupée en morceaux, 2 pêches pelées et coupées en morceaux, 100 gr de raisin blanc (une tasse), 250 ml de lait (une tasse), 1/2 c. à café de cannelle moulue. Homogénéiser tous les ingrédients dans un malaxeur électrique, et servir un grand verre.

Constipation

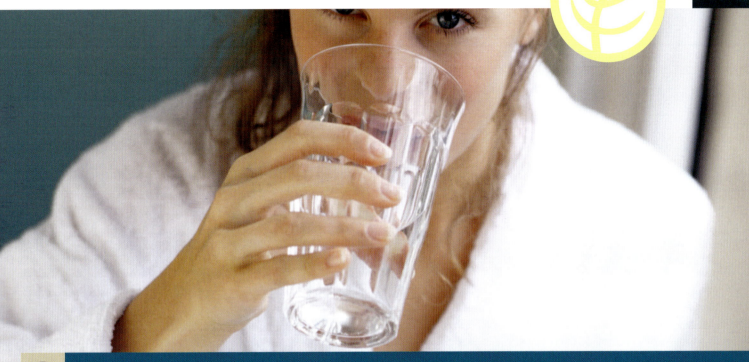

👁 Le point sur l'eau

On préconise dans le cas des différentes maladies liées au système digestif de boire beaucoup. De quelle eau parle-t-on?

- L'eau du robinet est potable, mais c'est tout. On ne boira pas 1-2 litres de cette eau-là par jour.
- L'eau de source, d'origine souterraine de faible profondeur, est sans prétention thérapeutique. Son parcours à travers des sols a filtré et éliminé ses polluants. Elle n'est pas constante en matière de minéraux, parce qu'elle suit des variations saisonnières, mais on ne lui en demande pas tant. Elle sera utilisée pour les bébés et les jeunes enfants, et pour les adultes à qui l'on conseille de boire davantage.
- L'eau minérale est issue d'une nappe souterraine profonde, d'où son appellation, qui n'a aucun rapport avec sa minéralisation. Les composés organiques sont constants, le taux de magnésium est stable. On y trouve du calcium et du fluor. Les composés organiques de cette eau doivent être constants, sans variations saisonnières. Elles sont reconnues comme possédant des propriétés thérapeutiques, différentes suivant leur minéralisation, et sont donc contrôlées en permanence. Elles doivent être captées dans un environnement protégé, les entreprises polluantes ne sont pas autorisées à s'installer à proximité. Elles ne sont pas, en principe, censées être consommées de façon permanente, mais en cures.

L'eau représente 60 % de notre poids corporel, 78% du poids d'un bébé, d'où la vigilance à avoir en cas de perte hydrique. Nous évacuons 2,4 litres d'eau par jour, par les urines, les selles, la peau et les poumons. Il s'agit donc de renouveler cette eau quotidiennement. Une personne consommant des fruits et des légumes boira 1,5 l d'eau, y compris thé et café. Il est important de boire avant la sensation de soif, car lorsque celle-ci apparaît l'organisme est déjà en souffrance. On augmentera les apports d'eau si l'on fait du sport, si l'on transpire facilement, si la chaleur est plus importante, (on parle de 200 ml d'eau en plus par degré supplémentaire pour un adulte), s'il y a de la fièvre, un problème intestinal, (suite de diarrhée), si l'on veut au contraire améliorer le transit intestinal, s'il y a des vomissements. Il faut penser à tout cela pour un bébé également.

Le foie et le système digestif

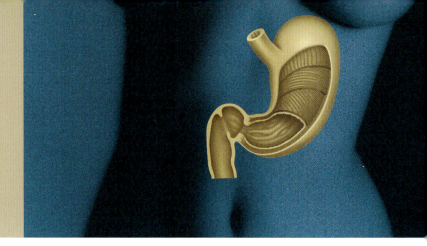

La diverticulose est une anomalie qui consiste en la présence de diverticules sur la paroi du tube digestif. La diverticulose colique est la plus fréquente. Le côlon comporte trois parois : une muqueuse, une musculeuse et une séreuse (péritoine). Un diverticule est une sorte de petite hernie de la muqueuse (paroi interne) à travers la musculeuse. Le côlon est divisé en trois parties : droite, transverse et gauche comprenant le côlon descendant et le sigmoïde, juste avant le rectum. Les diverticules prédominent sur le sigmoïde mais peuvent s'étendre à d'autres parties du côlon.

Cause

La formation des diverticules coliques serait la conséquence de modifications de structure et de troubles de la motilité du côlon. La cause est certainement alimentaire. En effet, la diverticulose est un trouble récent lié à un manque de fibres alimentaires et à un excès de sucre. C'est une pathologie très fréquente dans les pays industrialisés où les habitudes alimentaires ont beaucoup changé au cours du 20ème siècle.

Symptômes et complications

Dans la plupart des cas, la diverticulose ne s'accompagne d'aucun symptôme et ne se complique pas. La diverticulite ou sigmoïdite diverticulaire est la complication la plus fréquente. Il s'agit d'une inflammation d'un ou de plusieurs diverticules. Elle se traduit par une douleur intense du côté gauche de l'abdomen, des troubles du transit (constipation, diarrhées), de la fièvre, des nausées, des vomissements. Traitée, elle régresse en général rapidement. Toutefois, elle peut aussi provoquer une péritonite (inflammation du péritoine) par perforation du diverticule, un abcès, une occlusion intestinale (obstruction du côlon). En l'absence de traitement, un abcès peut lui aussi se perforer dans la cavité péritonéale et donner lieu à une péritonite. Si l'abcès se rompt dans un organe du voisinage (surtout la vessie), une fistule apparaît. La fistule est une communication anormale entre deux organes. Par ailleurs, il arrive que le processus inflammatoire soit chronique, se développant sur des mois. Silencieux dans un premier temps, il ne se révèle par des symptômes qu'à un stade très avancé. Il s'est alors constitué une importante réaction inflammatoire encerclant le côlon, parfois très dure, très volumineuse, appelée pseudo-tumeur inflammatoire, simulant un cancer. Les hémorragies sont plus rares. Elles sont dues à l'ulcération d'un vaisseau de la muqueuse diverticulaire. Survenant brutalement, sans aucun signe annonciateur, elles peuvent être très abondantes et leur évolution est imprévisible. Elles peuvent aussi bien s'arrêter que se poursuivre plusieurs jours. Mais lorsqu'elles cessent, la récidive n'est pas fréquente.

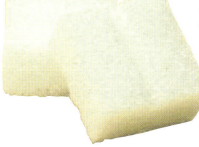

• La diverticulose est souvent due à une consommation excessive de sucre.

Diverticulose

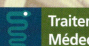

Traitement
Médecine traditionnelle

Le diagnostic repose sur l'examen clinique, la coloscopie et le scanner abdominal.

Traitement des formes simples
Les diverticuloses non compliquées se soignent par un régime alimentaire riche en fibres qui ont un effet régulateur sur le transit intestinal. Les fibres alimentaires agissent de deux façons : elles augmentent le volume des selles et améliorent leur consistance en les rendant plus molles, ce qui en facilite le transit et l'expulsion. La pression exercée sur le côlon étant moins importante, le risque d'apparition des diverticules diminue également.

Régime riche en fibres

Un régime riche en fibres alimentaires fournit au moins 30 grammes de fibres par jour. Lorsqu'on ajoute des fibres alimentaires à son régime, il est nécessaire de le faire graduellement afin que l'organisme s'y habitue petit à petit. Une brusque augmentation des fibres alimentaires peut avoir des effets désagréables (ballonnements, gaz intestinaux). Pour ajouter des fibres alimentaires à l'alimentation, il est recommandé de remplacer les produits raffinés par le riz brun, le pain et les pâtes faits de céréales à grains entiers, et de consommer plus de fruits contenant des fibres comme les pommes et les poires fraîches avec leur pelure, les framboises et les mûres. Les fruits secs (pruneaux, abricots et dattes) sont également riches en fibres ainsi que les céréales (surtout le son) et certains légumes comme les petits pois, les betteraves, les carottes, les brocolis, les choux, le maïs, le navet et la pomme de terre. Enfin, les légumineuses étant une excellente source de fibres alimentaires, on recommande de manger plus souvent les haricots blancs ou rouges, les lentilles, les fèves ou les pois chiches. Il est également conseillé de boire suffisamment.

Colostomie

La colostomie est une intervention chirurgicale qui consiste à rattacher le côlon à la peau de l'abdomen plutôt qu'au rectum. Le chirurgien crée alors un orifice sur l'abdomen (anus artificiel) par lequel les matières fécales sont évacuées et recueillies dans une pochette plastique changée à chaque vidange intestinale.

Traitement des complications
En cas de diverticulite, un traitement par antibiotiques s'impose. Une diverticulite récidivante ainsi qu'un abcès, une péritonite, une pseudotumeur ou une fistule impose un traitement chirurgical, appelé résection. Elle consiste en l'ablation de la partie malade d'un organe suivie de l'abouchement des parties saines restantes. Dans ce cas-ci, c'est le côlon sigmoïde qui est retiré, le reste du côlon étant ensuite raccordé au rectum. On évite d'opérer en phase aiguë. En effet, la cicatrisation de tissus inflammatoires est aléatoire et risque, si elle est défaillante, de se traduire par une fuite de matières dans le ventre, responsable d'une péritonite fécale. Si toutefois, l'opération en urgence est incontournable, la résection se fera en deux temps : colostomie avec placement d'un anus artificiel et, par la suite, raccordement des segments sains après traitement antibiotique. S'il existe un abcès, il faut le vider rapidement et envisager la chirurgie un peu plus tard. Une hémorragie est d'abord traitée par transfusion sanguine. Cependant, si elle s'avère trop abondante, la chirurgie sera envisagée.

Le foie et le système digestif

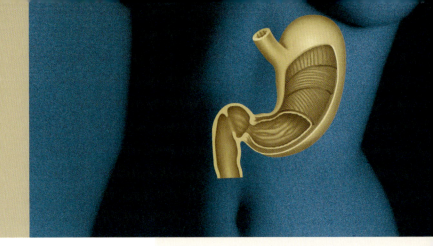

 Traitement Médecine douce

Cette affection intestinale nécessite les soins d'un médecin, car de sévères complications pourraient survenir. La chirurgie peut alors s'avérer nécessaire. Un accompagnement pourra être apporté par l'homéopathie et aider dans l'urgence.

Homéopathie

Les remèdes :
Pyrogenium, 5ch, 5 granules, une fois toutes les 24 h, pourra aider pendant la poussée infectieuse, c'est un grand remède de la désinfection intestinale.
Medorrhinum, 5ch, apporte une sédation de la fosse iliaque gauche.
Colocynthis, 5ch, est l'irremplaçable remède de la douleur qui fait se pencher en avant.
Bryonia, 5ch, si le malade est aggravé par tout mouvement.
Belladona, 5ch, si le malade ne supporte aucune pression.
Mercurius Solubilis, 5 ch, s'il y a une menace d'ulcération et de perforation.

Thuya, 5ch, a une action sur tout ce qui est ulcération, kyste, donc diverticules.
3 granules chaque heure. 4-5 prises, jusqu'à amélioration.

Le Dr. Sananès, dans son livre " *Maux digestifs, Homéopathie : antidote de pollutions* " (Editions Similia), propose le remède suivant :

Ovigallipelliculae, qui a une vaste action aussi bien sur tout ce qui est kyste ovarien, forme de maladie rhumatismale à vitesse de sédimentation accélérée, que sur la diverticulose.

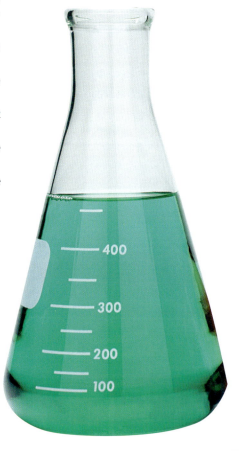

• Solution de cuivre.

Oligothérapie

Les remèdes :
Cuivre, pendant la poussée infectieuse, 3 fois 2 ampoules le premier jour, puis 3 ampoules par jour jusqu'à amélioration, ensuite 1 ampoule pendant 3 semaines. Il participe aux processus de défense de l'organisme, possède des propriétés anti-inflammatoires et celle de réduire la production de radicaux libres, ces derniers aggravant toute affection.

Alimentation

La diverticulose est apparue en Occident au 20ème siècle. Actuellement, on dit que 30 à 50 % des personnes de plus de 60 ans en sont atteintes. Pas à cause de leur âge, mais à cause de l'accumulation d'années d'alimentation défectueuse ayant conduit à des constipations opiniâtres et restées sans guérison. Un pourcentage moindre mais alarmant existe aussi chez des personnes moins âgées. Dans les sociétés dites primitives, par exemples dans certains villages africains, non touchés par l'alimentation occidentale, on relève très peu de cas de diverticulose.

Diverticulose

C'est une maladie de civilisation, d'alimentation industrielle, où l'on a perdu son intuition première, celle de savoir s'écouter, écouter ses besoins, son feeling face à ce qui fait du bien ou non, et où l'exercice n'a plus sa place quotidienne.

En prévention, ou pour soulager la période de crise, ou éviter une rechute, il faut lutter contre la colite, soigner la constipation, (voir sujet *constipation*), et revoir en urgence son alimentation.

Pendant plus de 50 ans, on a prescrit pour soigner la diverticulose un régime pauvre en fibres, pensant que celles-ci pouvaient irriter l'intestin. C'est en 1962, qu'un médecin anglais de grande renommée, le Dr Neil S. Painter, publia un article dans une revue tendant à prouver que la diverticulose était provoquée par un déficit de fibres dans l'alimentation. Selon lui, un apport insuffisant en fibres oblige le côlon sigmoïde, dernier segment du gros intestin, à exercer une plus forte pression pour propulser les matières fécales vers l'avant, et cette pression peut être la cause, à la longue, d'une tuméfaction des parois du côlon, qui est le trait caractéristique de cette affection. Il réussit à prouver que les patients atteints de diverticulose ne consomment que la moitié des fibres qu'ingèrent d'autres sujets bien portants. Il persuada une soixantaine de patients souffrant de diverticulose d'augmenter leur consommation de fibres alimentaires. Après un an et demi, le succès fut pratiquement total.

Pour les aliments riches en fibres, voir le chapitre *Constipation*. Les fibres insolubles aident à réduire la pression sur le côlon en augmentant le volume des selles. Mais attention, qui dit davantage de fibres solubles, dit aussi davantage d'eau, sinon cela pourrait prédisposer au contraire à la constipation. Le litre et demi d'eau est donc de rigueur.

Il faut également augmenter le volume de végétaux. Navets, carottes, épinards, chou, laitue, en jus ou potage, sont particulièrement bénéfiques en apaisant l'inflammation et en régularisant les intestins. Penser aux poires, aux pommes, et aux pruneaux qui sont un véritable médicament, en contenant de l'hydroxyphénylisatine, qui aide les contractions du côlon. Boire du jus d'ananas et de papaye, qui contiennent des enzymes protéolytiques qui facilitent la digestion et aident à prévenir la diverticulose. Il est reconnu que les végétariens sont très peu touchés par cette affection. Il serait important pour les mangeurs de viande de supprimer au moins la viande rouge, car elle a le défaut d'affaiblir les parois du côlon.

 Règles de base

- *Eviter les aliments contenant des particules dures comme les noix ou les noisettes, et les graines contenues dans certains fruits ou légumes, car ils peuvent se loger dans les poches ou cavités existant dans cette affection, et aggraver la maladie.*

- *Eviter le café ou les boissons caféinées, qui provoquent une contraction intestinale et créent une pression.*

- *Eviter tous les aliments raffinés et industriels, ainsi que les aliments gras, les fritures, d'autant plus que la nausée accompagne le plus souvent la diverticulose. Râper du gingembre frais sur les légumes ou autres plats, il est un excellent anti-nauséeux.*

- *Le jus de fruit qui entretiendra le bon fonctionnement du transit et pourra aider à éviter le problème (dans " jus de fruits et boissons santé "Anne Mc Intyre Les Editions de l'Homme) : 6 abricots, frais ou secs, s'ils sont secs les faire gonfler en les cuisant dans un peu d'eau, 50 gr de papaye fraîche ou séchée, 250 ml (une tasse) de lait de riz, l c. à soupe d'amande en poudre, 1 pincée de gingembre moulu ou fraîchement râpé. Passer les ingrédients dans un mixer électrique jusqu'à consistance onctueuse, s'en servir un grand verre, saupoudré d'un peu de gingembre.*

Le foie et le système digestif

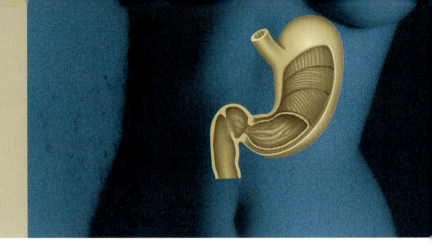

La fibrose kystique est une maladie héréditaire mortelle qui touche principalement les poumons et l'appareil digestif. La maladie stimule la production de grandes quantités de mucus visqueux. Dans les poumons, une accumulation de mucus épais entraîne de graves problèmes respiratoires par congestion des voies respiratoires. Au niveau digestif, le mucus obstrue les conduits du pancréas, empêchant ainsi les enzymes d'atteindre les intestins pour faciliter la digestion des aliments. La maladie est habituellement diagnostiquée dès la petite enfance.

Cause

La fibrose kystique est une maladie héréditaire dont la cause est la présence de deux gènes anormaux, transmis chacun par l'un des parents. Les personnes qui ont un gène défectueux et un gène normal sont porteuses de la maladie. Les porteurs ne développent pas la fibrose kystique mais ils possèdent le gène anormal qu'ils peuvent à leur tour transmettre à leurs enfants. Deux parents porteurs de la maladie peuvent avoir des enfants malades ou des enfants sains. En effet, les risques qu'ils ont de transmettre l'affection se répartissent de la manière suivante : 25 % de risques que le nouveau-né soit atteint de la fibrose kystique, 50 % de risques que le nouveau-né ne soit pas atteint, mais porteur du gène, 25 % de risques que le nouveau-né ne soit ni atteint ni porteur.

Symptômes

Au niveau des voies respiratoires, l'accumulation de mucus provoque une respiration sifflante et laborieuse ainsi qu'une toux persistante. Le patient est plus sensible aux infections des sinus et des poumons (longues pneumonies à répétition). Au niveau digestif, les enfants atteints de fibrose kystique souffrent de problèmes intestinaux liés au mucus qui entrave le cheminement des enzymes nécessaires à la digestion. Malgré une alimentation normale et un appétit important, ces enfants grandissent et prennent du poids plus lentement que les autres enfants de leur âge.

Diagnostic

En présence d'un ou plusieurs symptômes (toux, pneumonies, perte de poids), le médecin proposera un " test de la sueur ". Il s'agit d'un test simple et non douloureux qui permet d'analyser la concentration de sel dans la sueur. Une haute teneur en sel (sodium et chlore), accompagnée d'autres symptômes, indique probablement la présence de fibrose kystique. Une radiographie des poumons sera généralement réalisée. D'autre part, des tests génétiques pratiqués sur les parents et l'enfant permettent aussi de déceler la maladie ou de confirmer le diagnostic.

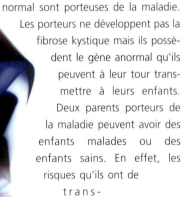

• Structure de l'ADN : la mucoviscidose est une maladie héréditaire.

Fibrose kystique ou mucoviscidose

Traitement Médecine traditionnelle

La fibrose kystique est une maladie qui ne se guérit pas. Cependant, un traitement quotidien adapté à chaque malade permet de lui assurer une vie pratiquement normale. On peut recourir à certaines mesures de physiothérapie pour dégager et retirer l'excédent de mucus qui s'accumule dans les voies respiratoires. (technique de kiné respiratoire : la toux assistée et frapper le dos ou la poitrine). Les enfants atteints de fibrose kystique doivent adopter une alimentation équilibrée, riche en calories et en protéines. Le médecin prescrira, en plus, des compléments vitaminés pour assurer une nutrition suffisante à la croissance et au développement de l'enfant ainsi que des comprimés enzymatiques à prendre avant de manger pour faciliter la digestion. Il est impératif que l'enfant fibro-kystique, plus vulnérable aux infections pulmonaires, soit en ordre de vaccination. Le traitement comprend également des antibiotiques sous forme de comprimés ou en aérosol pour soulager la congestion et éviter ou combattre l'infection pulmonaire. Enfin, des comprimés de sel ou des solutions d'eau et de sel remplacent le sel éliminé de manière excessive dans la sueur (surtout lorsque l'enfant exerce une activité physique et transpire).

Evolution et progrès

Aujourd'hui, de nombreux enfants atteints de fibrose kystique peuvent vivre jusqu'à l'âge adulte, souvent même jusqu'à la trentaine. Mis à part les traitements quotidiens et les fréquentes visites à l'hôpital, les patients fibro-kystiques mènent une vie normale pendant des années. Toutefois, l'infection pulmonaire limitera graduellement les activités quotidiennes au fil du temps. Il y a quelques années, des chercheurs ont identifié le gène responsable de la maladie. Depuis, les progrès de la science en matière de fibrose kystique semble laisser entrevoir un avenir optimiste.

Traitement Médecine douce

Homéopathie

L'homéopathie pourra aider l'enfant à lutter contre l'infection et l'amaigrissement. Il sera important de trouver le remède tout à fait individualisé, et seul un médecin le fera. Le docteur Horvilleur dans son livre " *L'homéopathie pour mes enfants* ", aux Editions Hachette Parents, prescrit :

Les remèdes :
Natrum Muriaticum et Phosphorus
Lorsqu'il s'agit de maladies génétiques, il va de soi que l'homéopathie ne changera pas le chromosome du patient et que l'on ne peut pas espérer la guérison. Il est cependant possible de soulager le patient sur le plan de son état général, et de son angoisse par rapport à cette pathologie.

Le foie et le système digestif

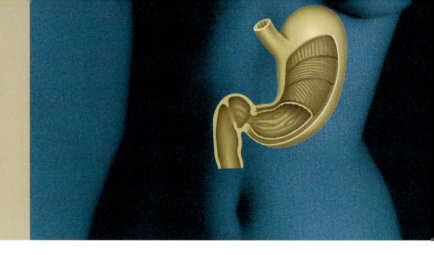

La fissure anale est une déchirure du tissu qui tapisse le canal anal. Habituellement, elle forme une plaie allongée et courte et siège au niveau de la partie arrière de l'anus. Cette déchirure est souvent associée à une fermeture excessive de l'anus liée à une sorte de spasme permanent des fibres musculaires (irritées car mises à nu) du sphincter interne. Cette contraction musculaire gêne la cicatrisation. Elle est irritée par le passage des selles trop dures ou trop volumineuses.

Symptômes

La fissure anale se manifeste par de fortes douleurs, des brûlures lors du passage des selles et par la présence d'un peu de sang sur le papier. La douleur anale peut persister plusieurs heures après la défécation. Il en découle une appréhension d'aller à la selle et des épisodes de constipation accentuant encore le problème. Parfois les douleurs sont plus discrètes mais elles peuvent aussi être très intenses et accentuées lors des épisodes de la vie quotidienne (position assise prolongée). Les signes peuvent durer plusieurs semaines ou plusieurs mois, évoluer favorablement et recommencer périodiquement.

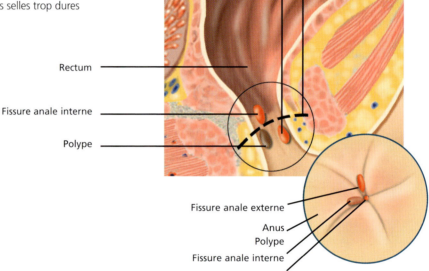

Cause

De nombreuses zones d'ombre persistent sur les causes de la fissure anale. Il est difficile de comprendre pourquoi une si petite plaie est source d'une si vive douleur et a tant de mal à cicatriser. La fissure anale est probablement liée à la présence d'une plaie survenue lors du passage des selles. Certains pensent qu'il s'agirait plutôt d'une mauvaise irrigation sanguine de la partie arrière de l'anus. Par ailleurs, on observe, chez les patients qui souffrent de fissure anale, un spasme permanent du sphincter interne. Ce phénomène entrave la circulation du sang destinée à la peau de l'anus et empêche la plaie de cicatriser normalement. Cependant, on ne peut encore expliquer les mécanismes qui provoquent cette contracture permanente de l'anus. Plus que la fissure elle-même, c'est le muscle contracturé qui est douloureux.

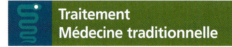

Traitement
Médecine traditionnelle

Médicamenteux

Les médicaments à usage local visent à calmer la douleur (antalgiques, anti-inflammatoires), à aider la cicatrisation (pommades et suppositoires), à régulariser le transit intestinal (laxatifs), à protéger les parois du canal anal (suppositoires et crèmes). Parfois, le médecin pratiquera des injections sous la fissure pour administrer le traitement local (anesthésiant du sphincter pour lever le spasme musculaire).

Chirurgical

Un traitement chirurgical peut être proposé en cas de fissure chronique ou compliquée, ou lorsque les douleurs persistent malgré un traitement médicamenteux classique. Il existe deux méthodes :
La fissurectomie consiste en l'ablation de la fissure anale, associée à une plastie (recouvrement partiel de la plaie par de la peau ou une petite partie de revêtement de l'intestin). On remplace ainsi la peau malade par un tissu mieux irrigué. Cette permet de ne pas sectionner les sphincters.
La sphinctérotomie a pour but de lever le spasme du sphincter interne. Elle repose sur la section partielle du sphincter interne, avec ou sans ablation de la fissure anale. Cette méthode expose au risque de voir apparaître des signes d'incontinence. Ils disparaissent généralement après quelques semaines mais peuvent aussi persister de façon permanente.

Fissure anale

Traitement Médecine douce

Homéopathie

L'homéopathie peut apporter une aide importante, qui très souvent permet d'éviter une intervention chirurgicale. (sphinctérotomie anale latérale) mais seul le médecin pourra décider si celle-ci est indispensable ou non.
La douleur insupportable trouve une correspondance directe en quelques remèdes :

Le traitement d'urgence :
Aesculus Glabra en TM : 150 gouttes par jour, en deux ou trois prises, ou même en une seule prise.

Les remèdes à ajouter :
Rathanhia 5 ch, surtout chez une personne ayant une sensation de sécheresse de l'anus, de prurit, de sensation de piqûres, comme s'il y avait des échardes.

Paeonia 5 ch, s'il y a au contraire suintement anal.

Nitricum Acidum 5 ch, pour une douleur brûlante similaire à de l'acide.

Il faut éviter la constipation, mais attention aux laxatifs, qui apportent un risque d'inflammation de la muqueuse intestinale. Essayer à tout prix d'éviter les alternances de constipation et de diarrhée.

Deux remèdes de rééquilibre :
Graphites 5 ch, chez un patient constipé en permanence, flatulent et gras.

Aloe 5 ch, rééquilibre la tendance à la diarrhée chez une personne pléthorique, qui a de continuels gargouillements et des hémorroïdes se présentant en grappes.
Posologie : Tous ces remèdes sont des remèdes de crise, à prendre donc à raison de 3 granules 3 fois par jour, jusqu'à amélioration, et même chaque demi-heure lorsqu'il y a crise aiguë.

Les remèdes de fond :
ils peuvent être pris par périodes de 20 jours par mois jusqu'à amélioration. Ils viennent surtout des remèdes correspondant aux personnes déminéralisées.

Silicea 5 ch, s'il y a moiteur de toute la région anale, hémorroïdes, perte d'énergie morale, amaigrissement, si la personne a toujours froid.

Natrum Muriaticum 5 ch, s'il y a hémorragies anales lors de selles dures, si la personne est triste, déprimée, a envie d'être seule, si elle rêve de voleurs dans la maison, prend froid facilement, maigrit tout en mangeant bien.

Arsenicum Album 5 ch, si la personne souffre de douleurs déchirantes, la nuit surtout, avec diarrhée et ténesme, et si les douleurs sont améliorées par la chaleur. Si elle est facilement essoufflée, prédisposée aux rhumes, aux inflammations diverses, aux suintements de la peau, aux troubles digestifs.

Toujours en remèdes de fond se trouvent ceux correspondant au drainage de la psore. La psore fait partie des diathèses, en homéopathie, que l'on peut définir comme des prédispositions à développer certains types de maladies, de manières de réagir à l'environnement, aussi bien celui des microbes que celui du stress. (Les autres diathèses : le tuberculinisme, la sycose, la luèse, le cancérinisme.)

La psore correspond à une auto-intoxication chronique pouvant provenir d'abus alimentaires divers, médicamenteux, ou être transmise par les parents ou même la famille plus lointaine. Le sujet élimine *vers l'extérieur*. Il a donc des problèmes dermatologiques, eczéma, prurit, transpiration. La stase portale fait partie de ses symptômes. Il sera également sujet à l'hypercholestérolémie, à l'excès d'acide urique.

Sulfur et **Thuya** sont les remèdes de base, tous les deux en 5 ch, et se prennent comme les remèdes de fond. Attention, il est important de se souvenir que **Sulfur** ne se prend jamais sans drainage préalable (les laboratoires homéopathiques préparent des drainages, qui se trouvent en pharmacie).

Bain de siège

Un bain de siège chaud permet de diminuer le spasme du sphincter anal (fermeture de l'anus). Mais cela ne conviendra qu'à des personnes dont les douleurs sont améliorées, d'une façon générale, par la chaleur. Ajouter un peu d'argile en poudre dans l'eau.

Le foie et le système digestif

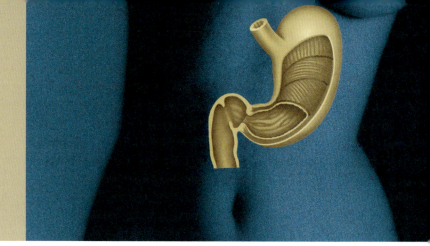

La fistule anale est la formation d'un conduit anormal entre la muqueuse anale et la peau de la marge anale (région autour de l'anus). Ce tunnel qui prend naissance dans le canal anal (orifice interne ou primaire) chemine à travers les muscles de l'anus pour s'ouvrir à la peau par un orifice externe (ou orifice secondaire).

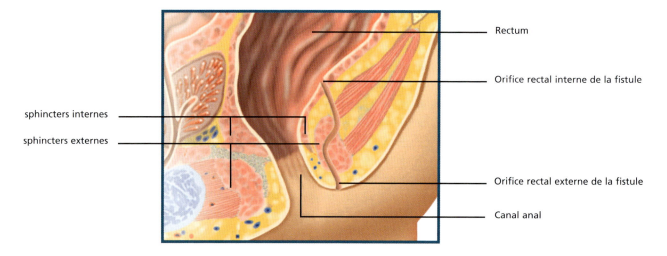

- Rectum
- Orifice rectal interne de la fistule
- sphincters internes
- sphincters externes
- Orifice rectal externe de la fistule
- Canal anal

Cause

C'est l'infection de petites glandes situées à l'intérieur de l'anus (glande d'Herman et Desfosses) qui est à l'origine de la fistule anale. On ne sait pas de façon précise pourquoi ces glandes s'infectent mais certaines maladies (maladie de Crohn, hémopathies, immunodéficiences) y prédisposent. L'infection initiale donne un petit abcès situé entre le sphincter interne et le sphincter externe. Le pus peut s'écouler par l'anus mais aussi s'accumuler dans la paroi anale interne et s'évacuer par la peau à côté de l'anus.

Symptômes

En phase aiguë, l'abcès se manifeste par une douleur localisée à une partie de l'anus. D'abord modérée, la douleur devient vite intense, voire intolérable. En même temps, apparaît une grosseur au niveau de l'anus souvent recouverte d'une peau très rouge, très douloureuse dans la position assise ou au toucher. Le patient se plaint parfois d'une sensation de fatigue et présente une forte fièvre. Cette grosseur peut se rompre spontanément pour évacuer l'abcès, ce qui soulage immédiatement la douleur. On peut aussi inciser la peau pour dégager le pus. La forme chronique de la fistule anale peut s'installer d'emblée ou succéder à un abcès incisé ou évacué spontanément. On observe alors un écoulement purulent par l'orifice externe sans présence d'abcès.

Fistule anale

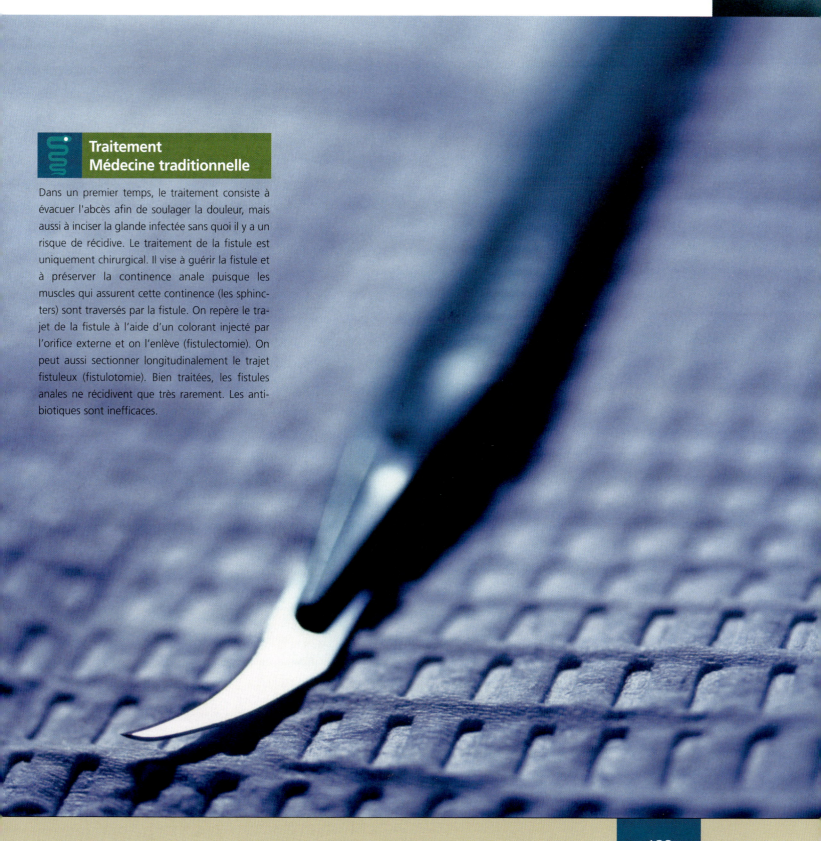

Traitement
Médecine traditionnelle

Dans un premier temps, le traitement consiste à évacuer l'abcès afin de soulager la douleur, mais aussi à inciser la glande infectée sans quoi il y a un risque de récidive. Le traitement de la fistule est uniquement chirurgical. Il vise à guérir la fistule et à préserver la continence anale puisque les muscles qui assurent cette continence (les sphincters) sont traversés par la fistule. On repère le trajet de la fistule à l'aide d'un colorant injecté par l'orifice externe et on l'enlève (fistulectomie). On peut aussi sectionner longitudinalement le trajet fistuleux (fistulotomie). Bien traitées, les fistules anales ne récidivent que très rarement. Les antibiotiques sont inefficaces.

Le foie et le système digestif

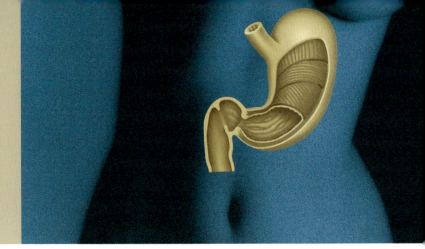

La gastrite est une inflammation de la muqueuse de l'estomac. Cette muqueuse agit comme barrière protectrice de la paroi de l'estomac en absorbant les sécrétions acides produites par la digestion des aliments. La gastrite peut être aiguë et se manifester brusquement, ou être chronique et évoluer lentement sur plusieurs années.

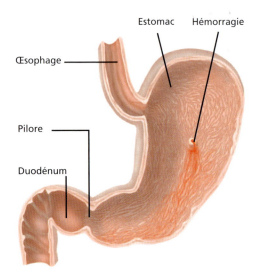

Section transversale de l'estomac, avec présence d'une hémorragie digestive.

Cause

La gastrite aiguë
Plusieurs facteurs peuvent déclencher une gastrite aiguë. Certains médicaments, comme l'aspirine ou les anti-inflammatoires provoquent une irritation et entraînent l'inflammation de la muqueuse. La gastrite aiguë est parfois causée par une intoxication (abus d'alcool le plus souvent), une allergie ou des traitements de radiothérapie. Elle peut aussi être la conséquence du stress ou d'une infection par différents microbes comme la bactérie *Helicobacter pylori*. Toutefois, il arrive aussi qu'aucune cause ne soit trouvée.

La gastrite chronique
La gastrite chronique est souvent due à une consommation prolongée de substances irritantes comme l'alcool, le tabac ou les médicaments anti-inflammatoires. Elle peut aussi être causée par une maladie auto-immune (la maladie de Biermer, par exemple), au cours de laquelle l'organisme est attaqué par son propre système immunitaire. La gastrite chronique se développe parfois chez les personnes qui souffrent de reflux gastro-œsophagien. L'infection par la bactérie *Helicobacter pylori* serait aussi responsable de certaines gastrites chroniques. Enfin, la cause d'un certain nombre de ces gastrites demeure encore inconnue.

Symptômes

La gastrite aiguë
La gastrite aiguë survient brutalement et guérit rapidement dès qu'elle est traitée. Elle se manifeste par des brûlures d'estomac et des douleurs dans le haut de l'abdomen. Ces symptômes sont souvent exacerbés par la prise d'aliments. Certaines personnes ont des nausées et perdent l'appétit. La principale complication de la gastrite aiguë est une hémorragie digestive qui survient lorsque la muqueuse de l'estomac, très irritée, saigne. Ces hémorragies se traduisent par des vomissements de sang et des selles très foncées.

La gastrite chronique
La gastrite chronique est une inflammation persistante de la muqueuse de l'estomac qui évolue lentement sur un long laps de temps. Elle s'accom-

Gastrite

Reflux gastro-œsophagien

Normalement, lorsque les aliments atteignent l'estomac, une petite valve située dans la partie inférieure de l'œsophage se referme. Cette petite valve (sphincter) s'ouvre pour laisser passer les aliments jusqu'à l'estomac et se referme aussitôt pour empêcher que ces aliments n'y remontent. Il arrive parfois que ce sphincter ne remplisse pas correctement son rôle. Le contenu de l'estomac (aliments partiellement digérés et sucs gastriques), très acide, peut alors rebrousser chemin dans l'œsophage. La muqueuse de l'œsophage étant beaucoup plus sensible que celle de l'estomac, son contact avec des éléments acides provoque une sensation de brûlure très désagréable. Le traitement du reflux comprend, entre autres, des médicaments visant à combattre l'acidité gastrique.

pagne parfois de brûlures ou de douleurs à l'estomac, mais elle peut se développer longtemps sans autre signe qu'une légère perte d'appétit. Le patient peut également souffrir d'une anémie par manque de fer due à un petit saignement permanent de la muqueuse de l'estomac. La gastrite chronique aboutit presque toujours à une atrophie de la muqueuse gastrique avec perte de ses capacités de sécrétion. Sans protection de la muqueuse gastrique, la paroi de l'estomac, plus sensible, est vite attaquée par les acides produits par la digestion ou par d'autres substances irritantes. Le terrain est alors propice à l'apparition d'ulcères gastroduodénaux. Le risque d'évolution de la maladie vers un cancer de l'estomac est plus élevé chez ces patients.

Diagnostic

Le diagnostic repose sur les résultats de l'endoscopie. Elle s'effectue grâce à un endoscope, sorte de tube fin et souple muni d'un système d'éclairage et d'une caméra miniature. L'examen consiste à introduire l'endoscope par la bouche et à le descendre jusqu'à l'estomac. Il permet de visualiser la muqueuse gastrique et de réaliser un prélèvement de tissu (biopsie) en vue de l'analyser. L'endoscopie qui explore la muqueuse de l'estomac est plus précisément appelée gastroscopie.

Traitement Médecine traditionnelle

Avant tout, il faut éliminer la cause de la gastrite quand elle est connue : alcool, tabac, anti-inflammatoires, etc. Il est également conseillé d'adopter un régime alimentaire le moins irritant possible, en supprimant l'alcool, les épices, les fritures. Il existe des médicaments qui réduisent la sécrétion d'acides par l'estomac (antisécrétoires) et d'autres qui neutralisent l'acidité gastrique et protègent la muqueuse (pansements gastriques). On utilise aussi les antibiotiques lorsqu'une infection par l'*Helicobacter pylori* est diagnostiquée. En général, la plupart des gastrites aiguës disparaissent avec le traitement. Dans certains cas de gastrite chronique, on prescrira des injections de vitamine B12 (maladie de Biermer) et un supplément de fer. Lorsque l'on suspecte une évolution de la gastrite chronique vers un cancer de l'estomac, une surveillance médicale est mise en place. Elle consiste à effectuer des gastroscopies régulières afin de détecter toute alerte cancéreuse.

• L'abus de médicaments peut déclencher une gastrite.

Le foie et le système digestif

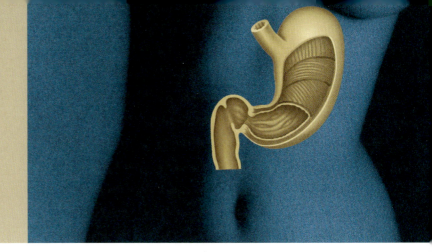

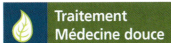

Traitement Médecine douce

Homéopathie

L'homéopathe cherchera comme toujours la cause de la gastrite, qui peut survenir suite à une mauvaise alimentation, mais aussi suite à un stress, à une chirurgie importante, à un traumatisme crânien, à l'existence d'une maladie auto-immune, (dont la caractéristique est de produire des anticorps qui se retournent contre les propres organes de la personne atteinte), ou encore pour des raisons inconnues.

S'il y a impression de brûlure intense :
Cantharis 5 ch, si la personne a soif mais que boire aggrave néanmoins ses douleurs.

Arsenicum Album 5 ch, si la personne a continuellement soif, est anxieuse, surtout la nuit, pense qu'elle ne guérira jamais et qu'elle va mourir.

Phosphorus 5 ch, paradoxalement et malgré la douleur, la personne a envie de plats épicés ou salés, de boissons glacées, gazeuses. Les boissons ou les plats chauds aggravent sa condition, de même que le temps orageux.

Iris Versicolors 5 ch, si les brûlures existent dans tout le tube digestif, et si la personne en correspondance avec ce remède est souvent déprimée, découragée, si son état s'aggrave par temps très chaud ou par tout effort mental.

Argentum Nitricum 5 ch, s'il y a une sensation de brûlure intense avec anxiété, chez une personne en mouvements perpétuels, impatiente. On dit de la personne correspondant à ce remède qu'elle n'a pas la patience d'attendre un ascenseur, par exemple.

Kalium Bichromicum 5 ch, pour toute brûlure particulièrement aggravée par l'absorption d'alcool.

S'il y a acidité :
Iris Versicolor, 5 ch.

Sulfuricum Acidum, 5 ch.

S'il y a crampes :
Nux Vomica 5 ch, si la crampe est aggravée dès qu'il y a pression sur l'estomac. Ce remède correspond aux personnes ayant pour habitude de prendre des repas copieux.

Magnesia Phosphorica 5 ch, si les crampes sont améliorées par la chaleur, une bouillotte chaude, par exemple.

Posologie : tous ces remèdes sont à prendre à raison de 3 granules tous les quarts d'heure, puis toutes les heures en état de crise, mais le remède de fond sera cherché par le médecin.

Phytothérapie

Millepertuis, il agit sur les hyperacidités gastriques, les dyspepsies, l'atonie digestive.

Papaye, une plante miracle qui agit efficacement contre les gastrites chroniques, les graisses et les hydrates de carbone.

Grande consoude, agit efficacement sur les problèmes dus à l'acidité gastrique et sur les affections irritantes de la muqueuse stomacale.

Lythotame, est une algue qui possède une puissante action antiacide protectrice des muqueuses gastriques.

Posologie : en gélules, 1 à 2 à chaque repas.

Une simple infusion de **tilleul**, le soir, aide à se décontracter. Ne pas laisser infuser trop longtemps, sinon il y a effet inverse.

Gastrite

Argile

Poser l'argile en cataplasme sur l'estomac, chaque jour, en cure de 3 semaines.
À placer froid si c'est supportable, sinon tiède et le laisser reposer 1 h.
Utiliser l'argile loin des repas, observer un délai de 2 heures au moins.

Alimentation

Une mauvaise alimentation peut aussi bien aggraver les symptômes existants que déclencher cette affection. C'est donc la chose primordiale à respecter.

Aliments à privilégier :

- Tous les produits laitiers, dont la crème, les yaourts natures, les fromages frais.
- Les œufs sont largement conseillés, mais il ne faut pas les faire frire dans la graisse.
- Les poissons frais ou en conserve sont également excellents.
- Pour une fois, il sera préférable de consommer du pain à base de farine blanche, ou de farine de seigle clair, et d'en limiter la consommation.
- Préférer les légumes cuits aux crudités. Les légumes à privilégier : carottes, pommes de terre, betteraves, épinards, haricots, petits pois, et même champignons. Curieusement, le vinaigre de cidre, pris avant ou au cours d'un repas, à raison d'une cuillerée dans un verre d'eau, a une action très bénéfique sur l'acidité de l'estomac.
- Consommer les fruits de préférence cuits ou en conserve ainsi que les bananes mûres.
- Les fibres préviennent la constipation, qui provoque une pression sur le côlon, ce qui peut avoir pour conséquence de favoriser le reflux gastrique et les brûlures d'estomac.

Aliments à éviter :

- Les aliments demeurant longtemps dans l'estomac, les aliments susceptibles d'augmenter la production de sucs gastriques, ou de les accroître.
- Les aliments riches en matières grasses comme les fritures, les viandes grasses, les charcuteries, les œufs frits et les fromages fermentés.
- Il est préférable d'éviter pendant quelque temps le pain complet, les légumineuses, les légumes crus, les crucifères (toute la famille des choux), le concombre, le maïs, l'oignon, les poireaux et le navet, ainsi que les aliments irritants ou susceptibles de provoquer des gaz comme les mets fortement épicés, les fruits contenant des petits grains, les fruits avec la pelure, les dattes, les figues et les raisins secs, les noix et les aliments qui en contiennent.
- Le café, la bière.
- Éviter les repas copieux, faire de préférence plusieurs petits repas.

Le foie et le système digestif

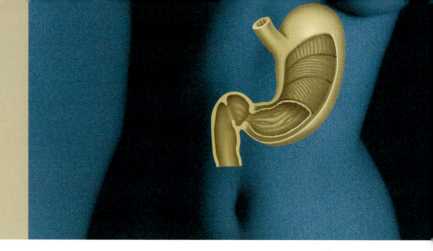

Les anti-stress, en prévention ou pour éviter de nouvelles crises

• Il ne faut pas négliger le **repos moral**. Il est important d'essayer de garder du recul par rapport aux tracas quotidiens, d'offrir une parfaite quiétude à la personne souffrante pendant les repas et de ne pas soulever de problèmes à ce moment-là.

• Une défaillance du sphincter situé au point de jonction de l'œsophage et de l'estomac peut être la cause de brûlures digestives. **Manger trop rapidement**, nerveusement, en surchargeant l'estomac d'un seul coup, **peut exercer une pression sur un sphincter en mauvais état**, et provoque la remontée du contenu de l'estomac vers l'œsophage. Un excès de poids peut produire le même effet.

• Si possible, penser à faire une **petite sieste** après le repas, ce qui permet aux organes de se décontracter aussi. Se coucher de préférence sur le côté gauche, car l'œsophage pénètre à droite de l'estomac. Si l'on s'allonge de ce côté-là, cela facilite la descente de l'acidité vers et dans l'œsophage.

• **Ne pas se coucher juste après avoir bu de l'alcool**, le résultat serait désastreux, en provoquant des reflux œsophagiens (d'où des poussées d'acidité pendant la nuit et des brûlures le matin en se levant).

• Il est important de faire la part belle aux **méthodes de relaxation** : yoga, massages relaxants, sophrologie, Qi Gong (gymnastique accompagnée de méditation que les Chinois pratiquent le petit matin dans la nature).

Le **watsu** est la méthode anti-stress par excellence et est de plus en plus recherchée.
Le watsu se pratique dans une piscine chauffée à 35°. L'eau est l'élément dans lequel nous prenons vie et qui compose les deux tiers de notre corps. Non seulement se laisser flotter dans cette eau chaude permet une décontraction musculaire, mais, comme le rire, cela augmente notre sécrétion d'endorphine (morphine naturelle). C'est un Californien, Harold Dull, professeur de shiatsu, qui a eu l'idée de faire ses séances dans l'eau, créant ainsi le watershiatsu, devenu, en abrégé, watsu.

• Le **shiatsu**, qui signifie " pression digitale " fait partie de l'hygiène de vie chinoise, (comme le Qi Gong). Il s'agit d'un massage très doux fait du bout des doigts sur les points d'énergie, les fameux méridiens utilisés par les acupuncteurs. Dans l'eau, le massage devient encore plus léger, et la manière de travailler sur un corps plus décontracté permet de mieux libérer les tensions extérieures et intérieures. La personne est portée, ber-

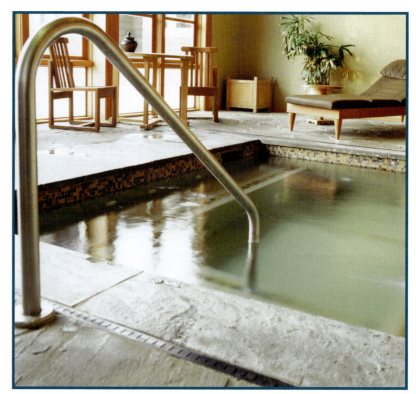

• Le watsu se pratique dans une piscine chauffée.

Gastrite

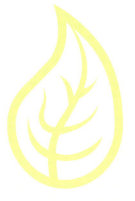

cée par l'eau et son praticien. Un des principes de base du shiatsu consiste d'ailleurs à être avec l'autre. Certaines personnes s'endorment, tant la détente est bienfaisante pour elles. D'autres disent qu'elles planent. Quoi qu'il en soit, l'environnement, le contact avec cette eau porteuse permet de déconnecter de la réalité, du monde des pensées, pour aller dans son " ressenti ". Ce sont des retrouvailles avec soi-même, alors que le stress au contraire est la cause d'une distance avec soi-même.

 L'heure Camomille

De l'eau encore, mais chez soi. Un bain de camomille, la plante relaxante de l'estomac par excellence. Un bain de cette plante ajouté à une tisane, apportera une relaxation au centuple et agira en antidouleur.
Faire une décoction en ajoutant une poignée de fleurs de camomille à un litre d'eau en ébullition, laisser mijoter pendant 20 minutes. Prendre quelques minutes pour respirer les vapeurs de la plante, au-dessus de la casserole, en se couvrant la tête d'une serviette éponge. Préparer une tisane faite de deux sachets de camomille, les laisser infuser très légèrement. Verser la décoction passée dans le bain qui a coulé pendant ce temps-là, emmener la tisane avec soi dans ce bain et la boire tranquillement. Fermer les yeux et placer un sachet encore chaud sur chacun d'eux. Ne penser qu'à des choses agréables.

 Les couleurs

Les couleurs favorables en cas de douleurs gastriques:
• Le jaune, symbole du soleil, est en relation avec le plexus solaire, centre du système nerveux et siège de l'inconscient. Cette couleur stimule le système nerveux central et la fonction digestive.
• Le rouge contient ce qui est appelé des " rayons de croissance ".
L'énergie de cette couleur est utile, entre autres, en cas de troubles digestifs et de toute inflammation.
• Le vert qui symbolise l'équilibre et l'harmonie est favorable en cas de grande nervosité.

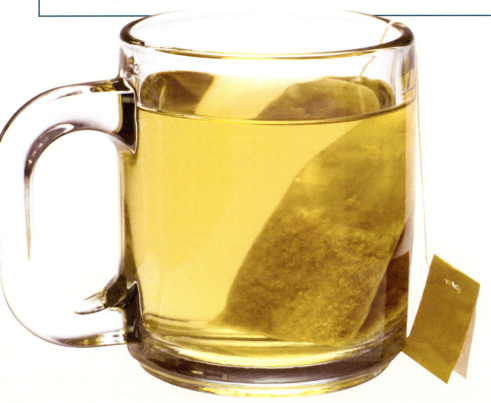

Le foie et le système digestif

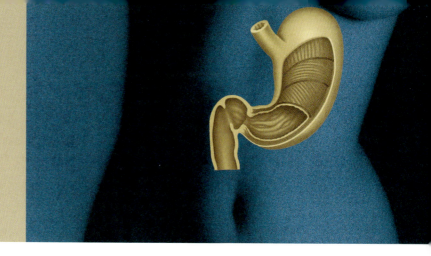

La gastroentérite est une inflammation de l'estomac et de l'intestin d'origine infectieuse. Elle est provoquée par un virus (adénovirus, rotavirus, etc.) ou par une bactérie (salmonelles, shigelles, staphylocoques, par exemple). La gastroentérite est une maladie très contagieuse qui se développe rapidement au sein des collectivités et des familles.

Symptômes

La gastroentérite se manifeste par une diarrhée aiguë et des crampes abdominales d'apparition brutale, parfois accompagnées de nausées, de vomissements, de fièvre et de courbatures. Les cas les plus graves peuvent entraîner une déshydratation (surtout chez les enfants et les personnes âgées).

Cause

La gastroentérite virale

Les virus étant véhiculés par les matières fécales, l'infection se transmet par les mains sales. Dans des conditions d'hygiène précaires, on peut donc être contaminé en touchant une poignée de porte, en manipulant de l'argent ou de la nourriture. Il est donc indiqué de se laver systématiquement les mains avant de passer à table afin d'éviter que le virus ne passe des mains à la bouche.

La gastroentérite bactérienne

Les formes bactériennes de la maladie sont moins fréquentes mais plus sévères. La salmonelle est le germe le plus souvent incriminé. On le retrouve dans l'eau et les aliments comme les viandes, les œufs, les produits laitiers. Les shigelles, transmis par le lait cru et les animaux domestiques sont également à l'origine de gastroentérites, ainsi que les colibacilles présents dans la viande et le lait.

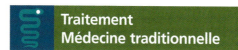 Traitement Médecine traditionnelle

Les gastroentérites d'origine virale guérissent assez vite, généralement quelques jours de repos suffisent. Les aliments riches en fibres sont à proscrire jusqu'à 24 heures après disparition complète des symptômes : pas de fruits ni de légumes crus, pas de laitage ni de féculents (sauf le riz). Par contre, il faut boire beaucoup d'eau additionnée de sucre et de sel afin de prévenir ou de compenser la déshydratation. Dans certains cas, le médecin prescrira un antispasmodique et un antidiarrhéique pour calmer les douleurs ainsi qu'un antiseptique intestinal. Un bilan sanguin et un examen des selles sont parfois demandés pour déceler la présence éventuelle d'une bactérie. Un pro biotique (produit à base de ferments lactiques) peut également être préventif en période d'épidémie car il s'oppose à la pénétration des microbes tout en reconstituant la flore intestinale. Il aide donc l'organisme à se défendre tout en régulant le transit intestinal.

Prévention

Une hygiène de base reposant sur des gestes simples constitue le meilleur atout contre les épidémies de gastroentérite. Dès l'enfance, il faut

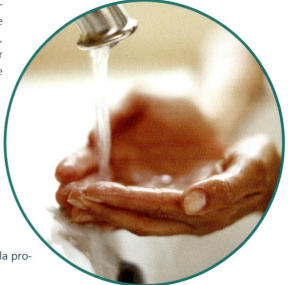

• Les gestes d'hygiène élémentaires scrupuleusement respectés limitent la propagation de l'épidémie.

Gastroentérite

apprendre à se laver soigneusement les mains en sortant des toilettes, avant de faire la cuisine et de passer à table. Il est déconseillé de réutiliser, sans les nettoyer, des ustensiles ayant été mis en contact avec de la viande, du poisson ou des œufs crus. On veillera aussi à nettoyer les fruits et les légumes avant leur utilisation.

Traitement Médecine douce

Aux remèdes de la gastrite, ajouter :

Sulfur 5 ch, s'il y a des diarrhées aggravées le matin de bonne heure. Ce remède ne peut être pris que s'il y a eu drainage homéopathique, sous peine de quoi les toxines libérées peuvent provoquer une aggravation.

Natrum sulfuricum 5 ch, si la diarrhée est aggravée directement après les repas.

China 5 ch, si les selles sont particulièrement liquides.

Podophyllum 5 ch, si les selles sont jaunes, parce qu'elles contiennent trop de bile.

Colocynthis 5 ch, s'il y a de violentes crampes abdominales, et si le malade est soulagé par le chaud et par le fait de se pencher en avant.

Pulsatilla 5 ch, si l'état est aggravé par le stress, ou par le fait de manger des aliments gras.

Posologie : ces remèdes sont à prendre à raison de 3 granules en état de crise, chaque demi-heure puis 3 fois dans la journée chaque heure jusqu'à amélioration. Les symptômes ne doivent pas persister plus de 24h.
S'il y a du sang dans les selles, consulter un médecin au plus vite.

En ce qui concerne l'alimentation et l'hygiène de vie, voir les mêmes suggestions que pour " Gastrite ".

La déshydratation chez l'enfant

La déshydratation, lors d'une gastroentérite, est due à l'évacuation d'une trop grande quantité de liquides par les selles et les vomissements. Plus l'enfant est jeune, plus il est vulnérable à la déshydratation. L'enfant déshydraté est faible, il est somnolent et dort plus que d'habitude, il perd du poids, il a la peau, la bouche et la langue sèches, il a les pieds et les mains froids, les yeux cernés, il urine peu ou pas du tout. En présence d'un ou de plusieurs de ces signes, un enfant qui souffre de gastroentérite doit immédiatement être amené chez un médecin.

Le foie et le système digestif

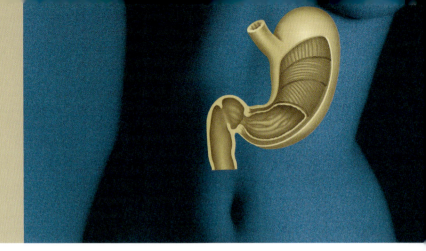

L'hémorragie digestive est un saignement du tube digestif qui se manifeste par un écoulement de sang par la bouche ou l'anus.

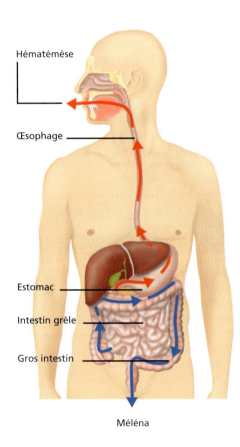

Hématémèse

Œsophage

Estomac

Intestin grêle

Gros intestin

Méléna

Symptômes

Il existe trois manifestations cliniques de l'hémorragie digestive : l'hématémèse, le méléna, la rectorragie. **L'hématémèse** est un vomissement de sang rouge provenant du tube digestif haut (œsophage, estomac, duodénum). **Le méléna** est une émission par l'anus de sang digéré noir venant le plus souvent du tube digestif supérieur. **La rectorragie** est l'émission anale de sang rouge avec parfois des caillots signant une hémorragie d'origine basse (intestin grêle, côlon ou rectum). Enfin, à ces trois symptômes, on doit ajouter **l'anémie** souvent due à un saignement digestif discret et chronique. L'anémie fait également suite à des saignements importants entraînant un déficit du volume sanguin et d'hémoglobine

Cause

Les hémorragies du tube digestif haut peuvent avoir plusieurs causes dont les principales sont un ulcère gastroduodénal, une gastrite aiguë, une tumeur bénigne ou maligne et une rupture de varices œsophagiennes.
Les hémorragies du tube digestif bas sont surtout dues au saignement d'une hémorroïde ou à une tumeur du rectum ou du côlon. L'ulcération liée à l'usage du thermomètre ainsi que les fissures et fistules anales peuvent également être mises en cause.

Diagnostic

En cas d'hématémèse, le patient doit être hospitalisé d'urgence. Le diagnostic repose sur l'endoscopie oeso-gastro-duodénale qui permet de visualiser la lésion et de préciser la persistance de l'hémorragie. Cet examen consiste à introduire, par la bouche dans le tube digestif, un tuyau souple muni de fibres optiques. Par ailleurs, au cours de toute hématémèse, un méléna doit être recherché. En plus de l'examen clinique de la zone anale, un examen chimique des selles est souvent demandé. Il permet de déceler la présence de sang rouge (rectorragie) ou noir (méléna) dans les selles.

Traitement
Médecine traditionnelle

L'hématémèse et le méléna exigent toujours un traitement en urgence contrairement à la rectorra-

Hémorragie digestive

gie (sauf en cas d'hémorragie très abondante). Dans un premier temps, le patient recevra les soins urgents (réanimation, transfusion), ensuite les examens seront pratiqués afin d'orienter le traitement en fonction du type de lésion. L'ulcère gastroduodénal et la gastrite aiguë se soignent le plus souvent par la prise de médicaments. L'endoscopie permet de réaliser une injection de produit sclérosant dans les varices œsophagiennes rompues (sclérothérapie). On peut aussi avoir recours à l'électrocoagulation qui consiste à utiliser la chaleur dégagée par un courant électrique pour favoriser une coagulation locale. Enfin, en cas d'hémorragie massive ou non contrôlée, l'intervention chirurgicale s'impose quelle que soit la cause.

L'aspirine et les hémorragies digestives

D'après des études récentes, il s'avère que la prise d'aspirine sur une longue période accroît le risque d'hémorragies digestives. Aux doses moyennes habituelles, l'aspirine est analgésique (contre la douleur) et antipyrétique (contre la fièvre). A faible dose, elle exerce un effet antiagrégant plaquettaire. En fluidifiant le sang, elle évite donc la formation de caillot dans les vaisseaux, mais favorise les hémorragies. C'est pourquoi parmi les effets secondaires de l'aspirine, on retrouve des gastrites et des hémorragies digestives.

Traitement
Médecine douce

Il est important de voir un médecin immédiatement, ou de se rendre aux urgences d'un hôpital.

Deux remèdes homéopathiques peuvent être administrés en attendant :

Ipeca 5 ch, qui présente dans son tableau de symptômes une tendance aux hémorragies. La personne peut éprouver des difficultés respiratoires, des excès de salivation. Elle a facilement des ballonnements et est rendue morose d'une façon générale par la maladie.

China 5 ch, est également le grand remède des hémorragies, qui correspond à toute perte organique. Il peut être pris en alternance avec Ipeca, 3 granules de l'un puis de l'autre toutes les 5 minutes, 3 à 4 fois de suite, puis toutes les demi-heures, et toutes les heures jusqu'à consultation.

Alimentation

Lorsque la crise est surmontée, il est important de reprendre une alimentation semi-liquide pendant quelques jours, et de privilégier les petits repas pris toutes les 3 à 4 heures. Lait et potages tièdes pour commencer, puis un jaune d'œuf battu, de la purée de pommes de terre et de carottes assez liquide, agrémentée de crème fraîche. Ajouter ensuite des yaourts ou de la compote de pommes.

Le foie et le système digestif

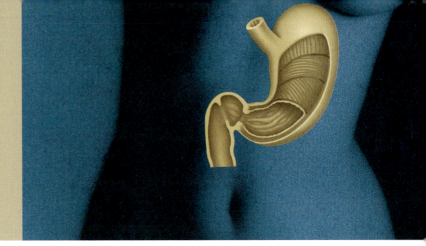

La dilatation anormale de veines de la paroi du rectum et de l'anus entraîne la formation de varices, appelées hémorroïdes. Il s'agit d'une affection bénigne qui se signale à tout âge mais épargne les enfants. Les hémorroïdes sont plus fréquentes chez les personnes âgées et les femmes enceintes.

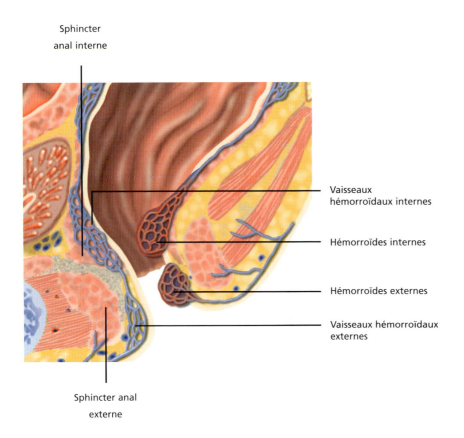

Sphincter anal interne
Vaisseaux hémorroïdaux internes
Hémorroïdes internes
Hémorroïdes externes
Vaisseaux hémorroïdaux externes
Sphincter anal externe

Types d'hémorroïdes

De façon générale, on appelle hémorroïdes internes celles qui siègent dans la partie haute du canal anal tandis que celles qui siègent dans la partie sous-cutanée au niveau même de l'anus sont dites hémorroïdes externes.

Les hémorroïdes internes
Il y a d'abord celles qui restent internes, dont seuls de petits saignements trahissent la présence. Il y a ensuite les hémorroïdes internes qui font profusion lors de la défécation mais qui rentrent toutes seules après. Enfin, les hémorroïdes prolabées sont celles qui ne reprennent pas leur position normale après la défécation. Le prolapsus de l'hémorroïde peut être réductible manuellement. Quand il est irréductible, il existe un risque de trouble.

Les hémorroïdes externes
Les hémorroïdes externes ou étranglées constituent les cas les plus sérieux : il est impossible de remettre en place les hémorroïdes après la défécation. Elles forment des saillies permanentes dans le canal anal.

Hémorroïdes

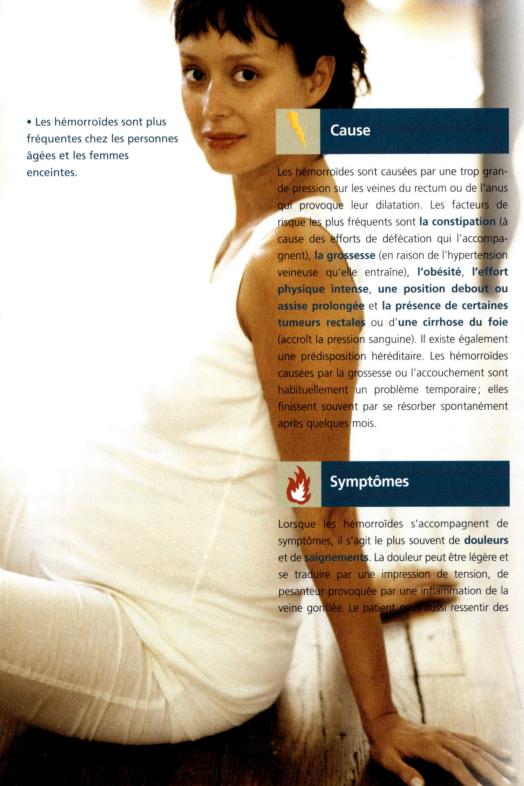

- Les hémorroïdes sont plus fréquentes chez les personnes âgées et les femmes enceintes.

Cause

Les hémorroïdes sont causées par une trop grande pression sur les veines du rectum ou de l'anus qui provoque leur dilatation. Les facteurs de risque les plus fréquents sont **la constipation** (à cause des efforts de défécation qui l'accompagnent), **la grossesse** (en raison de l'hypertension veineuse qu'elle entraîne), **l'obésité**, **l'effort physique intense**, **une position debout ou assise prolongée** et **la présence de certaines tumeurs rectales** ou d'**une cirrhose du foie** (accroît la pression sanguine). Il existe également une prédisposition héréditaire. Les hémorroïdes causées par la grossesse ou l'accouchement sont habituellement un problème temporaire ; elles finissent souvent par se résorber spontanément après quelques mois.

Symptômes

Lorsque les hémorroïdes s'accompagnent de symptômes, il s'agit le plus souvent de **douleurs** et de **saignements**. La douleur peut être légère et se traduire par une impression de tension, de pesanteur provoquée par une inflammation de la veine gonflée. Le patient peut aussi ressentir des brûlures à l'intérieur du canal anal et des démangeaisons. Une hémorroïde étranglée déclenche parfois de vives douleurs. La thrombose hémorroïdaire (présence de caillots de sang à l'intérieur d'une veine) se caractérise par une tuméfaction douloureuse d'apparition brutale, siégeant à l'entrée de l'anus. Les saignements, de couleur rouge vif, sont en général peu abondants et sans gravité mais motivent néanmoins une visite chez le médecin. Celui-ci réalisera un examen approfondi du rectum, de l'anus et du côlon afin d'écarter l'éventualité d'une autre cause aux saignements (polype, cancer…)

Diagnostic

Il est essentiel de réaliser un examen complet appelé **examen proctologique**. Il comprend trois parties : la palpation du rectum (toucher rectal), l'examen de la zone anale et l'anuscopie. Cet examen se pratique à l'aide d'un anuscope (petit tube muni d'un système optique) et permet de visualiser l'anus et le bas rectum. L'examen proctologique est une nécessité qu'il ne faut pas négliger parce qu'il permet de différencier les différents troubles de la région anorectale (fissures et fistules anales, hémorroïdes et cancers) et de mettre en place au plus vite un traitement adapté.

Le foie et le système digestif

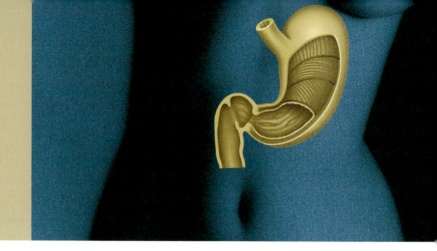

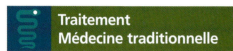

Traitement
Médecine traditionnelle

Traitements médicamenteux

Ils consistent à calmer la douleur (médicaments antalgiques ou anti-inflammatoires), régulariser le transit intestinal (laxatifs), à améliorer la circulation sanguine, à diminuer l'œdème. Localement, on peut appliquer des pommades qui visent à calmer la douleur (anesthésiques) et à protéger la paroi du canal anal pour prévenir l'infection (antiseptique).

Traitements instrumentaux

Il s'agit de petits traitements chirurgicaux qui ne demandent qu'une hospitalisation de jour (le patient rentre chez lui après l'intervention). Plusieurs techniques sont utilisées pour tenter de détruire les hémorroïdes. Le médecin peut injecter un produit sclérosant dans la varice ou procéder à une ligature élastique. Cette technique consiste à placer un lien élastique autour de la base de l'hémorroïde afin qu'elle se dessèche et tombe. Cette méthode ne peut être utilisée pour les hémorroïdes externes, car celles-ci sont situées dans une zone très sensible et la pose d'un élastique entraînerait une douleur très vive, semblable à celle d'une thrombose hémorroïdaire. Le courant électrique (électrocoagulation), le laser et la lumière infrarouge (photo coagulation) peuvent également donner de bons résultats. Enfin, un autre traitement, appelé cryochirurgie, consiste à geler la région affectée.

Traitement chirurgical

L'hémorroïdectomie (ablation des hémorroïdes) est généralement réservée aux cas où les hémorroïdes entraînent des saignements abondants et une douleur intense, ou encore ne cèdent pas aux autres formes de traitement. Cette intervention est pratiquée sous anesthésie totale. Les suites de l'intervention sont habituellement douloureuses au moins pendant les dix premiers jours, surtout lorsque le patient va à la selle. Pour éviter une dilatation trop importante de l'anus, le médecin prescrit des laxatifs huileux qui favorisent le passage des selles. Le malade reçoit également des calmants et des anti-inflammatoires. Les récidives sont plutôt rares.

Prévention

La prévention des hémorroïdes repose sur une alimentation et un mode de vie adéquats. Il est conseillé de manger des aliments riches en fibres et en matières inassimilables fibreuses (pains complets, légumes frais et fruits, par exemple) ainsi que d'ajouter du son à la nourriture. Il est également recommandé de boire beaucoup d'eau. Certaines modifications du mode de vie peuvent aussi contribuer à prévenir ou faire disparaître les hémorroïdes : garder la région anale propre, contrôler son poids et faire de l'exercice. Aller à la selle aussitôt qu'on en ressent le besoin permet d'éviter le durcissement des selles, ce qui les rend plus difficiles à évacuer. Enfin, il faut éviter de forcer et de rester trop longtemps assis aux toilettes.

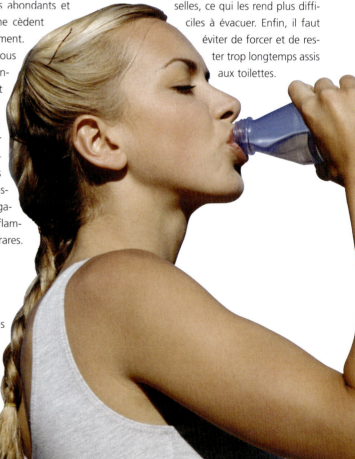

Hémorroïdes

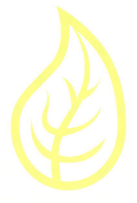

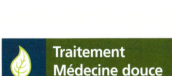

Traitement Médecine douce

Homéopathie

Les deux grands remèdes à prendre dès le début d'une crise:
Hamamélis 5 ch et **Aesculus** 5 ch, deux grands protecteurs de la veine, en remèdes de base, à raison de 3 granules, 3 fois par jour jusqu'à amélioration. Des pommades spécifiques à base d'Hamamélis ou d'Aesculus ont un effet très positif.

S'il y a une sensation de brûlure insupportable:
Capsicum 5 ch, si la brûlure s'étire de la bouche à l'anus et que tout le tube digestif est en feu.

Kali Carbonicum 4 ch, s'il y a une impression de fer rouge dans l'anus.

Paeonia 5 ch, si la douleur persiste après la selle.

Si la pesanteur anale prédomine:
Nux Vomica 4 ch, particulièrement s'il y a eu excès de table, et qu'il y a constipation.

Aloe 5 ch, si les hémorroïdes sont très volumineuses.

Sepia 5 ch, s'il y a des problèmes gynécologiques.

Collinsonnia 5 ch, pour une femme enceinte.

S'il y a prurit (démangeaisons):
Paeonia 5 ch, s'il s'agit d'hémorroïdes inflammatoires, sensibles au toucher.
Posologie: 3 granules, 5 à 6 fois par jour jusqu'à amélioration.
À prendre à raison de 3 granules chaque demi-heure, puis 3 fois par jour, du remède correspondant, jusqu'à amélioration.

En cas de complications:
S'il y a des fissures anales:
Graphites 4 ch, chez une personne constipée.

Nitricum Acidum 4 ch, s'il y a douleurs vives pendant la selle, suintement, et prurit.

Rathania 4 ch, douleurs brûlantes persistant longtemps après la selle.
Posologie: prendre 3 granules 5 à 6 fois par jour jusqu'à amélioration.

S'il y a fistule anale:
Berberis 5 ch.

Silicea 5 ch.
Posologie: 3 granules de chaque, 3 fois par jour jusqu'à amélioration

S'il y a saignements:
Arnica Montana 5 ch, en cas de sensation de contusion aggravée au toucher, prendre 3 granules, 5 à 6 fois par jour. En cas d'hémorragie plus conséquente, consulter un médecin très rapidement.

En cas de thrombose (petite boule dure pouvant dépasser de l'anus):
Lachesis 5 ch, 3 granules chaque heure, pendant 3 heures, puis 3 fois par jour jusqu'à amélioration.

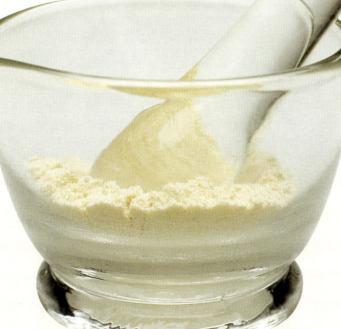

Le foie et le système digestif

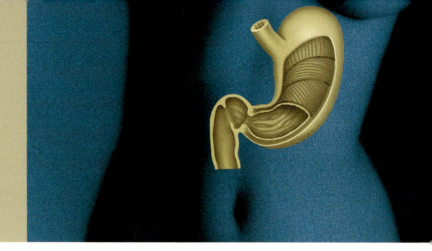

Arnica 5 ch, 3 granules, 5 à 6 fois par jour.

Les hémorroïdes font partie des cris de détresse de l'organisme lorsqu'il y a insuffisance veineuse. On ne soigne pas les hémorroïdes par homéopathie sans tenir compte de cet état veineux. Le médecin trouvera le remède de base de chacun.

Oligothérapie

Silicium, l'oligo-élément de soutien des tissus.

Selénium, pour son pouvoir antioxydant et anti-inflammatoire.

Phytothérapie

Maronnier d'Inde, fluidifiant sanguin, anti-inflammatoire.

Vigne rouge, protecteur des parois veineuses, action sur la fragilité des vaisseaux.

Hamamélis, fluidifie le sang, agit sur la fragilité capillaire, donc sur les hémorroïdes.

Ginkgo Biloba, n'a pas son pareil pour améliorer la tonicité des parois veineuses.

Melilot, cette plante a été à la base des anticoagulants actuels. Elle est très indiquée pour les hémorroïdes et est sédative de surcroît.

Fragon, très riche en minéraux, agit sur les problèmes de stase veineuse.

Cyprès, pour toutes les pathologies veineuses. À prendre en gélules, une ou deux à chaque repas.

La vigne rouge existe en tisane.

Achilée mille-feuille, originaire de Chine, elle est cataloguée dans les épices et possède un goût de cerfeuil. Elle est utilisée en gélules, mais aussi en macération permettant de faire des compresses très efficaces pour la cicatrisation des plaies.

Lavande, très sédative, elle existe en compresses.

Argile

Appliquer de l'argile en onction ou mieux encore si l'on peut s'allonger, en cataplasme froid, à conserver une heure.

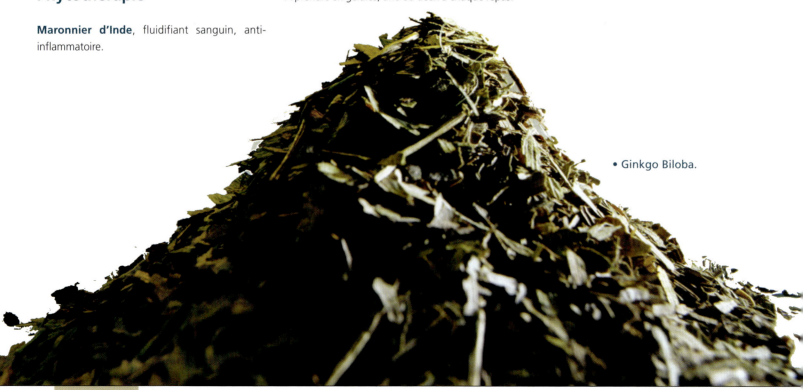

• Ginkgo Biloba.

Hémorroïdes

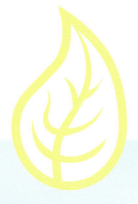

Alimentation

- Voir les aliments de la constipation.
- Privilégier les jus de fruits, dont celui de mûres et de myrtilles, les jus de légumes et les légumes verts, les algues, riches en sels minéraux.
- Penser aux aliments anti-thrombosiques. La substance de base des caillots sanguins est la fibrinogène. Certains aliments permettent d'en abaisser le taux, ce qui est important dans le cas des hémorroïdes ou d'éventuelles complications : l'oignon, l'ail, le gingembre, le jus de raisin, l'huile de poisson, l'huile d'olive, les aliments riches en vitamine C, et aussi un vin rouge de qualité, en petite quantité.

• Huile d'olive.

Pour protéger les tissus de soutien :

la meilleure lutte contre leur vieillissement passe par les nutriments antioxydants :
- La vitamine C, que l'on trouve dans les fruits et les légumes.
- La vitamine E, que l'on trouve dans le germe de blé, les huiles végétales de grande qualité, les légumes, le pollen.
- Les flavonoïdes, que l'on trouve dans le thé, le raisin, les fruits rouges, la peau des fruits, l'oignon, et là encore, dans le vin rouge.

• Myrtilles.

Pour lutter contre l'inflammation :

rechercher les acides gras essentiels dans l'alimentation : le poisson gras deux fois par semaine, l'huile de bourrache et l'huile d'onagre en compléments alimentaires, les pépins de raisin, sous forme d'huile.

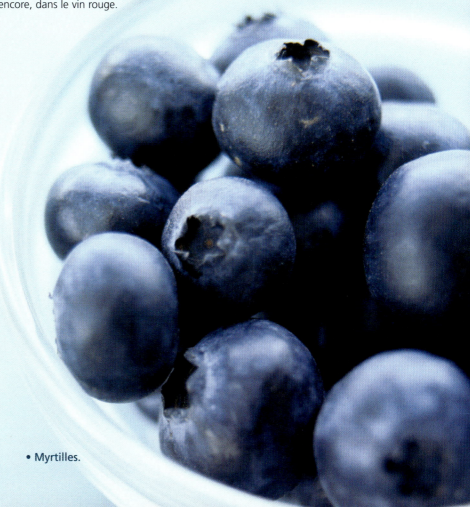

Le foie et le système digestif

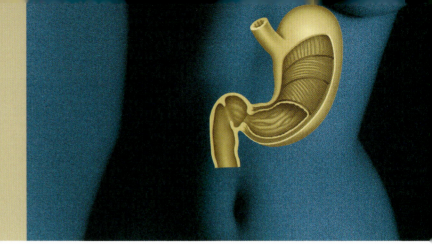

L'hépatite virale est une inflammation du foie due à un virus. Il existe différents types de virus qui provoquent plusieurs sortes d'hépatites dont les principales sont les hépatites A, B, C, D et E. Le virus D ressemble au virus C et le virus E au virus A. D'autres virus peuvent atteindre le foie : le cytomégalovirus, le virus de la mononucléose infectieuse, les virus de la rubéole et de la fièvre jaune.

Le foie

Situé dans la partie supérieure droite de l'abdomen, le foie est un gros organe vital aux multiples fonctions. Au niveau digestif, il produit la bile à partir de la dégradation des graisses alimentaires et des globules rouges en fin de vie. La bile participe à la digestion des graisses dans l'intestin grêle. Un réseau de canaux la transporte du foie soit directement vers le duodénum, soit dans la vésicule biliaire où elle est stockée et concentrée. Au moment des repas, la vésicule se contracte et envoie la bile vers le duodénum. Par ailleurs, le foie élabore des protéines, du fer et des vitamines. Il stocke également le glycogène qui constitue la réserve de glucides pour l'organisme. Il purifie en partie le sang en le débarrassant de ses toxines et déchets. Du fait de l'importance de cet organe, les maladies qui l'affectent sont souvent préoccupantes.

L'hépatite A

Cause

L'hépatite A peut être contractée par tout le monde. Le virus A se transmet par les crustacés et les poissons crus, et par l'eau contaminée. Il est retrouvé dans les selles du malade. Une mauvaise hygiène ou de mauvaises conditions sanitaires favorisent donc la transmission de la maladie qui se rencontre essentiellement dans les pays en voie de développement. Afin d'éviter la propagation de l'affection, il est recommandé de bien se laver les mains en particulier avant la préparation du repas et d'éviter de consommer de l'eau de provenance inconnue.

Symptômes

L'infection par le virus de l'hépatite A débute par une période d'incubation de 2 à 6 semaines pendant laquelle le sujet est contagieux sans le savoir. Ensuite les symptômes observés sont semblables à ceux de la grippe (fièvre, maux de tête, fatigue, courbatures). D'autres signes peuvent également apparaître : douleur au foie, démangeaisons cutanées, nausées, diarrhée, selles décolorées, vomissements, anorexie, jaunisse (ou ictère) marquée par une coloration jaune de la peau et du blanc de l'œil. Cependant, certains malades, et surtout les enfants, ne présentent habituellement pas de symptômes lorsqu'ils ont l'hépatite A ; ils peuvent donc la transmettre à leur entourage sans s'en rendre compte. Une personne atteinte du virus A est immunisée à vie. Les complications sont exceptionnelles pour l'hépatite A qui n'évolue pas à long terme vers l'hépatite chronique ou la cirrhose.

• Le virus de l'hépatite A se transmet entre autres par les crustacés.

Hépatites virales

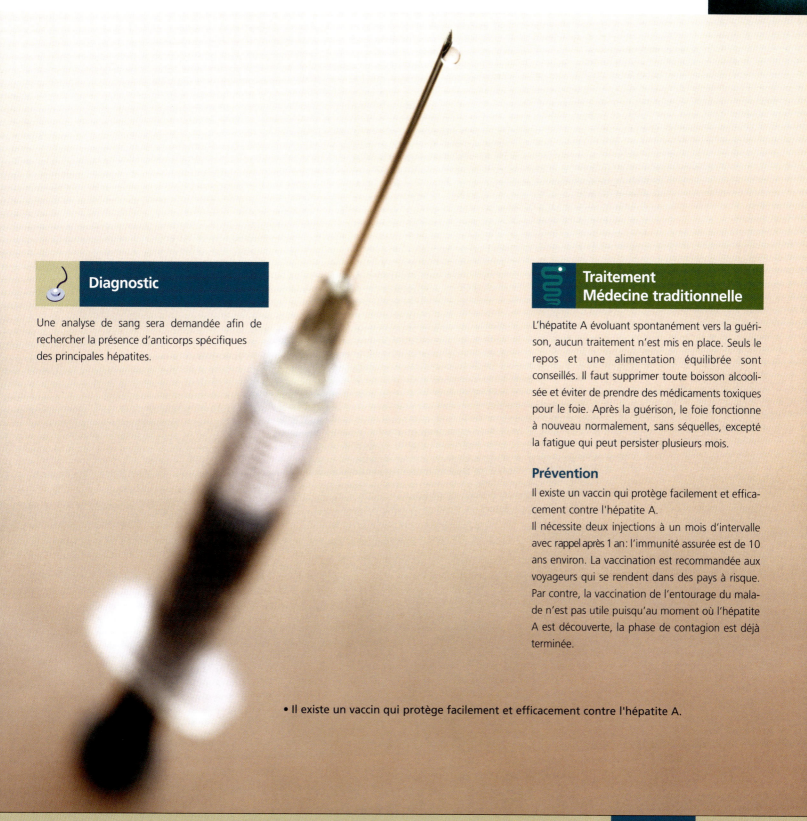

Diagnostic

Une analyse de sang sera demandée afin de rechercher la présence d'anticorps spécifiques des principales hépatites.

Traitement
Médecine traditionnelle

L'hépatite A évoluant spontanément vers la guérison, aucun traitement n'est mis en place. Seuls le repos et une alimentation équilibrée sont conseillés. Il faut supprimer toute boisson alcoolisée et éviter de prendre des médicaments toxiques pour le foie. Après la guérison, le foie fonctionne à nouveau normalement, sans séquelles, excepté la fatigue qui peut persister plusieurs mois.

Prévention

Il existe un vaccin qui protège facilement et efficacement contre l'hépatite A.
Il nécessite deux injections à un mois d'intervalle avec rappel après 1 an: l'immunité assurée est de 10 ans environ. La vaccination est recommandée aux voyageurs qui se rendent dans des pays à risque. Par contre, la vaccination de l'entourage du malade n'est pas utile puisqu'au moment où l'hépatite A est découverte, la phase de contagion est déjà terminée.

- Il existe un vaccin qui protège facilement et efficacement contre l'hépatite A.

Le foie et le système digestif

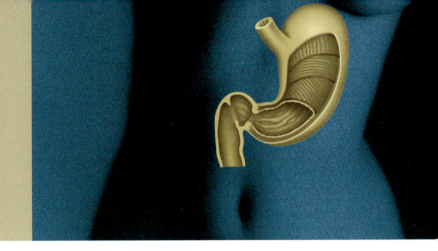

L'hépatite B

Cause

Le virus de l'hépatite B se transmet par voie sexuelle ou sanguine, à travers le sang, le sperme, les sécrétions vaginales, la salive et les liquides issus d'une plaie. Il y a contamination lorsqu'un de ces liquides infectés passe dans le sang d'une personne saine. Une mère enceinte porteuse du virus peut également transmettre la maladie à son bébé au moment de l'accouchement. Cependant, un traitement précoce par immunoglobulines suivi d'une vaccination permettent d'éviter la maladie. Sans cette vaccination, un grand nombre des nourrissons nés de mères porteuses de l'hépatite B développent une hépatite chronique. L'Afrique, l'Asie et l'Amérique du Sud sont les pays les plus touchés par la maladie. Les toxicomanes, les hémodialysés, le personnel des hôpitaux et des laboratoires d'analyses médicales sont des personnes à risque.

Symptômes

L'infection par le virus de l'hépatite B débute par une période d'incubation silencieuse d'environ 2 mois mais pouvant aller jusqu'à 6 mois. Après cette période, la maladie peut évoluer sans symptôme ou se manifester par des signes identiques à ceux de l'hépatite A. Dans de nombreux cas, elle guérit spontanément. Cependant, un petit nombre de patients deviennent porteurs chroniques mais ne sont pas forcément malades. Certains d'entre eux développent une hépatite chronique qui peut conduire, à plus ou moins longue échéance, à l'apparition d'une cirrhose et d'un cancer du foie.

Diagnostic

Comme pour l'hépatite A, les tests sanguins établissent la présence d'anticorps spécifiques produits par l'organisme contre le virus de l'hépatite B. Par ailleurs, des dosages sanguins montrent une augmentation de certaines enzymes hépatiques (transaminases) et de la bilirubine (pigment présent dans la bile) qui signent l'existence d'une atteinte du foie. La maladie guérit très souvent spontanément, sans laisser de traces. En cas d'hépatite chronique (5 à 10 %), une biopsie (prélèvement d'un fragment de tissu en vue de l'analyser) est pratiquée pour connaître l'état du tissu hépatique : fibrose, cirrhose voire cancer.

Traitement
Médecine traditionnelle

Le traitement des hépatites chroniques actives repose sur la prise de médicaments antiviraux : interféron alpha et lamivudine.

Prévention

Il existe plusieurs précautions à prendre pour éviter la transmission de la maladie : utiliser systématiquement des préservatifs pendant les rapports sexuels, ne pas échanger de seringues usagées (toxicomanes aux drogues injectables) ou des objets susceptibles d'avoir été en contact avec le sang du malade (brosses à dents, rasoirs, ciseaux à ongles, etc.). Il existe également un vaccin efficace contre l'hépatite B qui nécessite trois injections à un mois d'intervalle avec rappel un an après, puis tous les cinq ans. La prévention repose également sur le dépistage de toutes les femmes enceintes afin d'immuniser les bébés nés de mères porteuses de l'hépatite B.

• L'utilisation d'un préservatif évite la contamination par le virus de l'hépatite B lors des rapports sexuels.

Hépatites virales

L'hépatite C

Cause

Le virus de l'hépatite C se transmet principalement par voie sanguine. La transmission sexuelle est également possible mais elle demeure exceptionnelle car liée au contact sanguin. Aucun virus n'est retrouvé dans le sperme, les sécrétions vaginales ou séminales. Grâce aux tests de dépistage systématiques des dons de sang, la transmission de la maladie par transfusion sanguine est aujourd'hui très faible. Il y a un risque de contamination de la mère à l'enfant, au moment de l'accouchement, seulement si des virus sont détectables dans le sang de la maman.

Symptômes

La période d'incubation est de deux mois en moyenne. Si la maladie peut guérir spontanément avec ou sans symptômes (fatigue, ictère, fièvre, etc.), elle évolue malheureusement souvent vers la chronicité. Bien souvent, les symptômes n'apparaissent que lorsque la maladie a déjà atteint un stade avancé et cela peut prendre 15 à 20 ans. Une grande partie des patients asymptomatiques (qui ne développent pas de symptômes) ne sont pas dépistés et ne découvrent leur maladie que lorsqu'il est trop tard.

Traitement Médecine traditionnelle

En cas d'hépatite chronique active, le traitement repose sur la prise combinée de deux antiviraux : interféron alpha et ribavirine. Les interférons pégylés sont une nouvelle forme à libération lente et à effet plus prolongé des interférons alpha. Le traitement n'est malheureusement pas toujours efficace. Plus tôt la maladie est traitée, plus les chances de guérison sont élevées. Lorsque l'hépatite C se déclare à un stade avancé, la greffe de foie est parfois envisagée.

Personnes à risque

Si les toxicomanes sont aujourd'hui les plus exposés, toutes les personnes ayant subi une intervention chirurgicale ou une transfusion avant les dépistages systématiques des dons de sang peuvent également être atteintes. Les utilisateurs de piercings et de tatouages constituent un troisième groupe à risque.

Hépatite fulminante

L'hépatite fulminante est une complication aiguë survenant au cours d'une affection hépatique d'origine diverse (hépatite virale, toxique, médicamenteuse...). Elle est très rare mais très grave. Elle entraîne en quelques jours une destruction massive des cellules du foie pouvant mener à la mort. Il s'agit d'une urgence médicale qui nécessite une hospitalisation en unité de soins intensifs. La transplantation hépatique d'urgence constitue actuellement le traitement des formes irréversibles.

• La transmission de l'hépatite C par transfusion sanguine est aujourd'hui très faible grâce au dépistage systématique.

Le foie et le système digestif

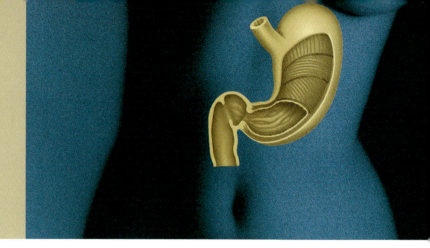

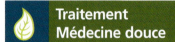
Traitement Médecine douce

Homéopathie

Repos, régime, sont les " médicaments " officiels d'une hépatite A (appelée autrefois jaunisse). Cette hépatite n'évolue pas vers la chronicité, comme c'est le cas pour l'hépatite C. L'homéopathie peut être d'une aide inestimable, car non seulement elle aide à guérir, mais elle offre également une révision complète du foie. Il est fatigué, à plat, et a besoin d'être revu et corrigé. Le même virus n'a pas la même prise sur un foie en bonne santé. L'homéopathie dispose de remèdes à structure profonde qui trouvent là une place de choix. Le trio performant :

Carduus Marianus 5 ch

Chelidonium 9 ch

Phosphorus 15 ch

Posologie : 3 granules de chaque remède 3 fois par jour sont donnés pendant la période critique. Il n'est pas possible de planifier d'avance. L'homéopathie est une médecine qui " s'écoute ", et l'on peut très bien gérer ses remèdes, un jour sur deux par exemple dès qu'il y a une première amélioration, puis un jour sur trois.

Pour les petits désagréments parallèles :

Hypersensibilité aux odeurs, dégoût alimentaire :
Colchicum 5 ch,

China 5 ch.

Nausées :
Ipeca, 5 ch, s'il y a nausées persistantes, si les vomissements ne soulagent pas, s'il y a ballonnements, renvois et excès de salivation, si la bouche reste continuellement humectée.

Ricinus 5 ch, s'il y a diarrhée de surcroît.

Magnesia Muriatica, **Nux Vomica** s'il y a constipation de surcroît.

Sanguinaria, **Lac Defloratum** s'il y a migraine de surcroît.

Désir d'acidité :
Podophyllum 5 ch,

Bryonia 5 ch.

Manque total d'appétit :
China 5 ch.

Prurit (démangeaisons) qui se localise souvent sous la plante des pieds :
Chelidonium 5 ch,

Dolichos 5 ch.

Dépression :
La mauvaise fonction hépatique engendre les humeurs sombres, la tristesse, dégrade tout le psychisme, donne l'impression de " à quoi bon ".
Aurum 5 ch : s'il y a désillusion en tout, sentiment d'inutilité, impression de vide dans la vie. Ce remède correspond aussi à des personnes ayant une envie de mourir qui peut aller jusqu'à des idées de suicide.

Natrum Sulfuricum 5 ch. Ce remède correspond à des personnes ayant normalement un grand sens des responsabilités, et qui là se sentent diminuées. Les correspondances avec l'hépatite sont : teint très jaune, remontées d'acide de l'estomac, selles particulièrement liquides au lever.

Lycopodium 5 ch. Un grand manque d'endurance, surtout l'après-midi où la fatigue devient insurmontable, la peur de l'échec, des peurs nocturnes, des troubles de mémoire, la personne ne trouve plus le mot juste pour s'exprimer, a du mal à suivre une conversation.

Les malades atteints d'hépatites chroniques, B et C, trouveront une amélioration de leur qualité de vie, ce qui permettra à la maladie de rester stationnaire.

Hépatites virales

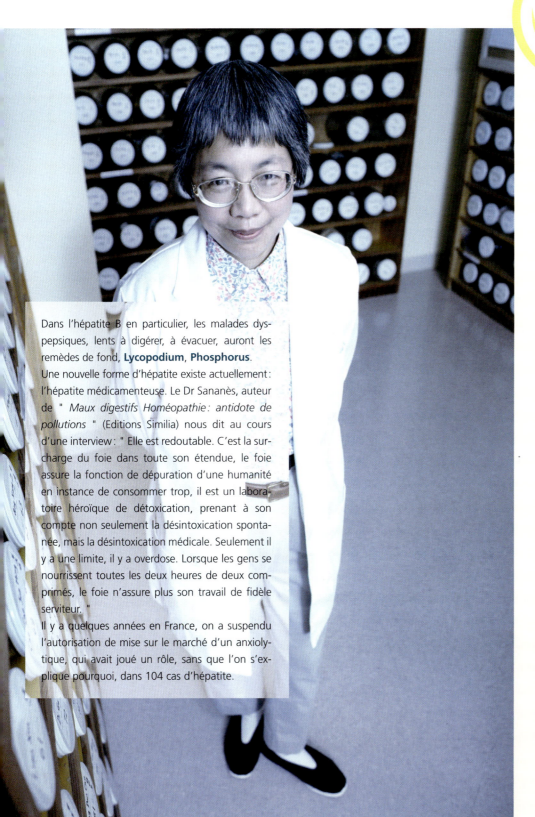

Dans l'hépatite B en particulier, les malades dyspepsiques, lents à digérer, à évacuer, auront les remèdes de fond, **Lycopodium**, **Phosphorus**.
Une nouvelle forme d'hépatite existe actuellement : l'hépatite médicamenteuse. Le Dr Sananès, auteur de " *Maux digestifs Homéopathie : antidote de pollutions* " (Editions Similia) nous dit au cours d'une interview : " Elle est redoutable. C'est la surcharge du foie dans toute son étendue, le foie assure la fonction de dépuration d'une humanité en instance de consommer trop, il est un laboratoire héroïque de détoxication, prenant à son compte non seulement la désintoxication spontanée, mais la désintoxication médicale. Seulement il y a une limite, il y a overdose. Lorsque les gens se nourrissent toutes les deux heures de deux comprimés, le foie n'assure plus son travail de fidèle serviteur. "
Il y a quelques années en France, on a suspendu l'autorisation de mise sur le marché d'un anxiolytique, qui avait joué un rôle, sans que l'on s'explique pourquoi, dans 104 cas d'hépatite.

Médicaments chinois

Ce sont d'extraordinaires remèdes naturels. Ils sont en vente libre, mais il est parfois encore difficile de se les procurer.
Herboristeries chinoises, maisons de produits naturels les ont parfois en stock ou peuvent les commander. Actuellement on les trouvera plus facilement en France ou au Luxembourg.

À titre d'information, pour l'hépatite :

Xiao Chai Hu Wan (petites pilules de publévre)
Pour les maladies infectieuses qui traînent, que l'organisme ne réussit pas à combattre, dont l'hépatite.
Symptômes associés : goût amer dans la bouche, enduit blanc sur la langue, irritabilité, perte d'appétit, alternance de fièvre et de frissons.

Mu Xiang Shun : (pilules de saussurée pour détendre l'énergie). Hépatite chronique, digestion lente, et gastrite chronique.
Symptômes associés : distension abdominale, digestion lente, mauvaise haleine, appétit diminué.

Xiao Yao Wan (poudre de la libre promenade). Hépatite chronique, migraine. Harmonise l'énergie du foie et de la rate.
Symptômes associés : foie lent, soupirs fréquents, fatigue, hypoglycémie, perte de l'appétit, bouche et gorge sèches, langue un peu rouge.

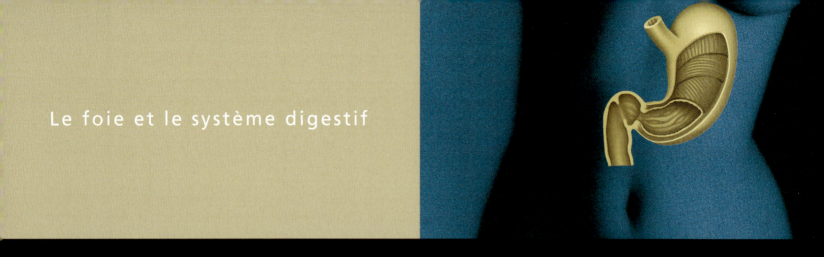

Le foie et le système digestif

Acupuncture

Chez les Chinois, tout est symbole. Avoir une bonne vésicule est synonyme de l'efficacité d'action. On appelle d'ailleurs quelqu'un de très performant " une grande vésicule ". Si le foie va bien, il est symbole de courage. S'il est atteint, il est générateur de paresse intellectuelle, d'indécision, d'idées obsessionnelles, d'hypocondrie, de la peur de manquer, d'argent surtout, pour soi et pour les siens. La base de l'hypocondrie est la racine matérielle.

À chaque organe correspond un méridien, les méridiens étant les lignes d'énergie qui traversent le corps. Les aiguilles seront posées sur les points correspondant au foie, ou sur d'autres points en relation avec lui.

Des conditions nouvelles sont créées, ce qui permet de restituer la circulation d'énergie vitale dans son programme, qui se trouve être réparatrice des fonctions du foie.

Un malade souffrant d'hépatite A révèle également une déficience du rein ou de la rate. Le médecin traitera donc non seulement le foie, mais également les énergies des organes associés. L'acupuncteur cherchera également à trouver les raisons pour lesquelles le malade ne trouve pas en lui suffisamment d'énergie pour lutter contre cette maladie et les aiguilles posées sur différents points permettront de renforcer cette énergie. S'il y a ictère plus grave, en médecine chinoise cela signifie que le malade accumule trop d'humidité et de chaleur dans son organisme, l'acupuncteur travaillera alors également sur le méridien de la rate, puisque cet organe gère l'humidité du corps.

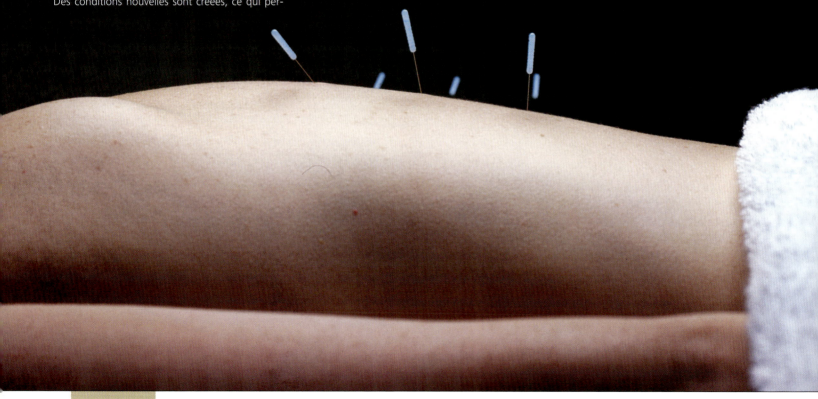

Hépatites virales

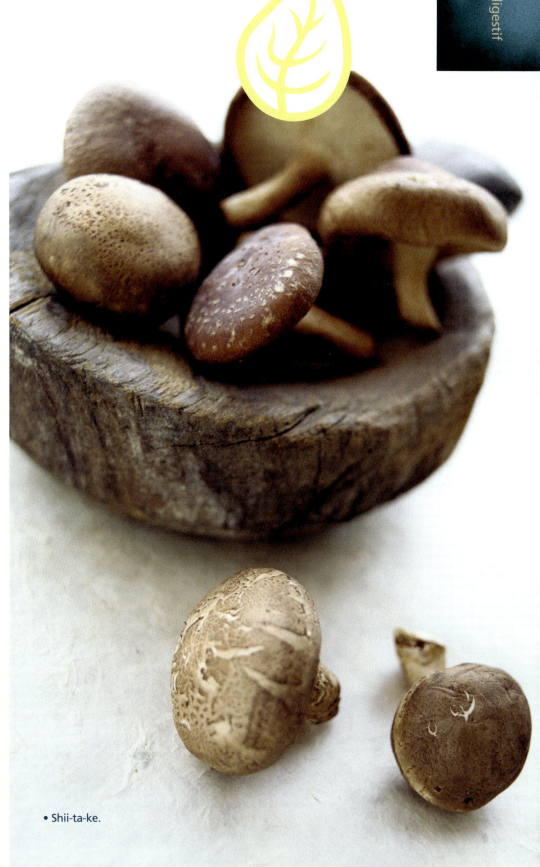

Phytothérapie

Les plantes cholérétiques permettent d'augmenter la quantité de bile produite par le foie.
Ce sont : **le pissenlit, le boldo, le fumeterre, la gentiane, la feuille d'artichaut.**
Les plantes régénérant le foie, particulièrement en cas d'hépatite, sont : **le chardon marie, le desmodium, l'huile de cynara** (en tisanes ou gélules).
De très bonnes tisanes hépatiques préparées existent, en pharmacies ou en magasins de produits naturels.
Sucrer les tisanes au **miel de romarin**.

Les plantes ayant une puissante action antivirale et accélérant la guérison des hépatites sont : **le thym à thuyanol**, donné en HE (huile essentielle), le **lapacho,** la griffe de chat (plante grimpante poussant sur le continent sud-américain, qui tonifie le système immunitaire et est un puissant anti-inflammatoire) le **shii-ta-ke** champignon chinois.
Ces plantes peuvent être prises en gélules, mais elles seront de préférence individualisées. En parler à un médecin ou à un diététicien.

• Shii-ta-ke.

Le foie et le système digestif

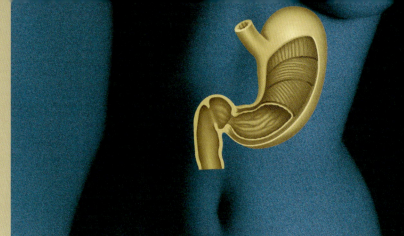

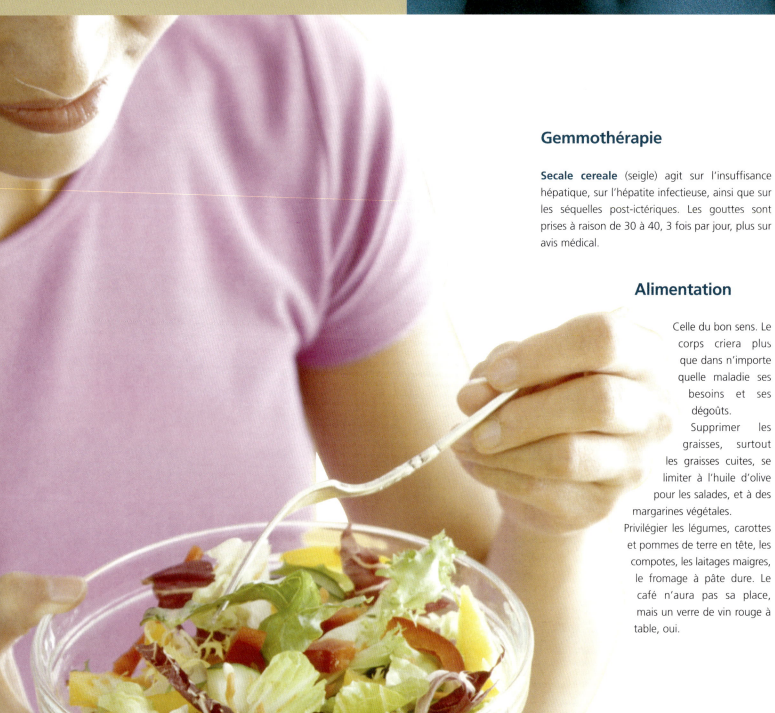

Gemmothérapie

Secale cereale (seigle) agit sur l'insuffisance hépatique, sur l'hépatite infectieuse, ainsi que sur les séquelles post-ictériques. Les gouttes sont prises à raison de 30 à 40, 3 fois par jour, plus sur avis médical.

Alimentation

Celle du bon sens. Le corps criera plus que dans n'importe quelle maladie ses besoins et ses dégoûts.

Supprimer les graisses, surtout les graisses cuites, se limiter à l'huile d'olive pour les salades, et à des margarines végétales. Privilégier les légumes, carottes et pommes de terre en tête, les compotes, les laitages maigres, le fromage à pâte dure. Le café n'aura pas sa place, mais un verre de vin rouge à table, oui.

Hépatites virales

Langage du corps

Jacques Salomé, (psychologue, écrivain, conférencier français) a été précurseur en écrivant : " *Lorsqu'il n'y a pas les mots, il y a les maux* ". On donne une place de plus en plus importante, à la façon dont le corps parle par l'intermédiaire de ses maux, de ses déficiences. Cela aurait paru incongru il y a une dizaine d'années encore. Les souffrances, les maladies, sont des appels au secours de l'organisme. Le corps n'est pas né pour souffrir, il a de l'autodéfense, il veut garder son potentiel de bonne santé.

Pour **Henry G. Tietze** dans *Votre corps vous parle écoutez-le* (Le jour, éditeur) le foie et la vésicule biliaire sont très sensibles aux troubles d'ordre psychique, comme le montrent clairement certaines expressions populaires : " se faire de la bile pour rien ", " se ronger les foies ", " s'échauffer la bile ", " avoir les foies ".

Pour **Louise Hay**, dans *Transformez votre vie* (Édition Vivez Soleil) le foie est le siège de la colère et des émotions primitives. Les problèmes de foie sont synonymes de : "se plaindre de façon chronique, de justifier sa culpabilisation pour se tromper soi-même ". La petite phrase positive : "Tout ce que je connais est amour, paix et joie ".

Pour **Debbie Shapiro** dans *L'intelligence du corps* (Édition Dangles) une hépatite indique le manque de capacité à faire la distinction entre ce qui est bien ou ce qui est mal, et donc à reconnaître les toxines et les poisons comme étant mauvais. Elle provoque également la sensation d'être submergé, ou que notre vie se répand autour de nous sans que nous puissions rien y faire.

Pour **Michel Odoul** dans *Dis moi où tu as mal, je te dirai pourquoi* (Édition Albin Michel) si le foie joue un rôle important dans la digestion par la sécrétion de la bile. Il assure aussi une autre activité importante : le filtrage du sang. Il participe ainsi à la composition du sang et à sa qualité, tant au niveau nutritif qu'au niveau immunitaire, défense, cicatrisation, stockage, etc. Il lui donne donc sa texture, sa composition, son niveau vibratoire, sa " coloration ".

Pour cet auteur encore, les problèmes hépatiques sont aussi le signe qu'il nous est difficile de " digérer " quelque chose dans notre vie, mais avec une nuance plus fine que l'estomac. L'émotion principale qui est associée au foie est la colère. Les tensions ou les souffrances de cet organe peuvent vouloir dire que notre mode de réaction face aux sollicitations de la vie est la colère. Chaque fois que nous " réglons " nos problèmes avec le monde extérieur en hurlant, en entrant dans de grandes colères, nous mobilisons toute l'énergie du foie dans cette direction, le privant ainsi d'une grande partie de l'énergie nécessaire à son fonctionnement. L'organe va alors se manifester en ne jouant plus correctement son rôle dans la phase digestive. À l'inverse, des colères trop souvent rentrées ou gardées à l'intérieur vont densifier l'énergie dans le foie et risquer de se traduire par des pathologies plus importantes. Les maux du foie peuvent nous parler aussi de notre difficulté à vivre ou à accepter nos sentiments, nos affects ou ceux que les autres nous renvoient. D'ailleurs l'image de nous-mêmes ou que les autres nous donnent dépend en grande partie du foie.

Christian Flèche dans *Mon corps pour me guérir* (Édition le Souffle d'Or) parlant des conflits intérieurs, dit de ceux touchant l'appareil digestif, notamment le foie : " *Conflit de peur de manquer de nourriture, de l'essentiel pour survivre.* "

Le foie et le système digestif

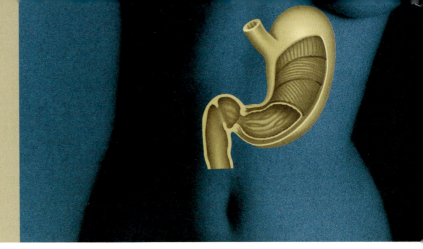

Une hernie est la saillie d'un organe ou d'un tissu hors de sa cavité. Lors d'une hernie hiatale, c'est une partie du haut de l'estomac (le cardia) qui passe à travers l'orifice du diaphragme dans lequel s'insère l'œsophage. Cette anomalie ne provoque pas en elle-même de trouble particulier, mais s'associe souvent à un reflux gastro-œsophagien. Elle peut également se compliquer d'ulcérations, ou, plus rarement, de troubles respiratoires et cardiaques. Elle touche surtout les personnes obèses d'âge moyen ou âgées. L'âge est, en effet, responsable de la perte de tonicité des muscles du diaphragme. La grossesse favoriserait également l'apparition de la hernie hiatale.

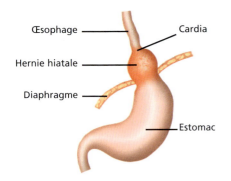

Hernie par glissement
(Type I)

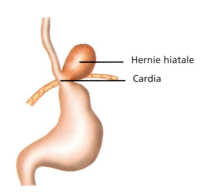

Hernie para-oesophagienne
(Type II)

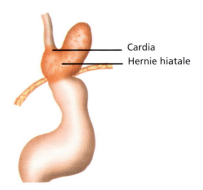

Hernie mixte
(Type III)

Nature de la hernie hiatale

On distingue 3 types de hernie hiatale :
la hernie par glissement (type I), **la hernie para-oesophagienne** (type II) **ou hernie par roulement** et **la hernie mixte** (type III).
La hernie par glissement en est la forme la plus courante. Dans ce type de hernie, le cardia (partie supérieure de l'estomac) glisse et traverse le diaphragme.

Dans **la hernie para-oesophagienne**, le cardia reste à sa place dans l'abdomen, mais une partie du corps de l'estomac roule à gauche de l'œsophage dans le thorax. Ce type de hernie n'est pas lié à un reflux gastro-oesophagien.

Dans **la hernie mixte**, une grande partie de l'estomac (parfois aussi du côlon ou de l'intestin grêle) quitte l'abdomen et se retrouve dans la cage thoracique et l'hiatus est important. Dans ce cas, le cardia devient également incompétent et il y a reflux.

Hernie hiatale

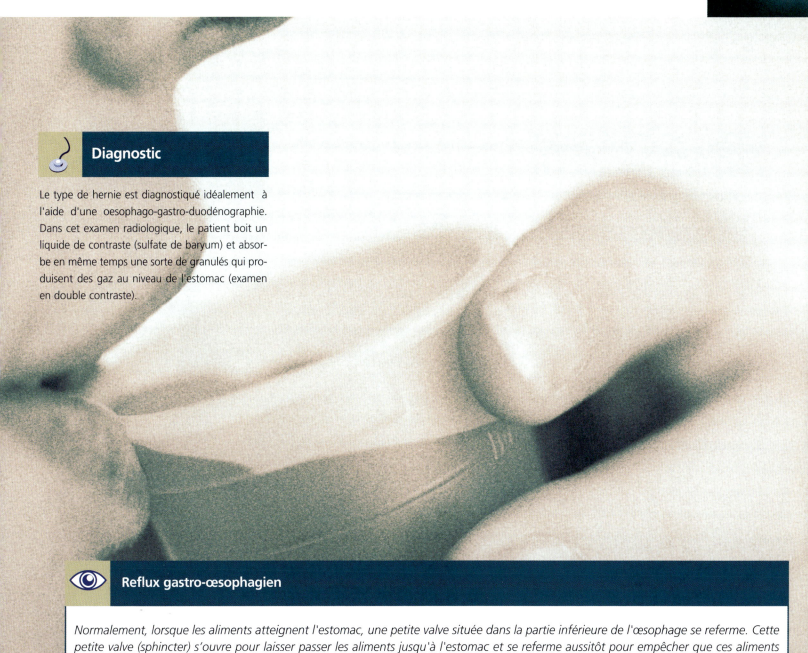

Diagnostic

Le type de hernie est diagnostiqué idéalement à l'aide d'une oesophago-gastro-duodénographie. Dans cet examen radiologique, le patient boit un liquide de contraste (sulfate de baryum) et absorbe en même temps une sorte de granulés qui produisent des gaz au niveau de l'estomac (examen en double contraste).

Reflux gastro-œsophagien

Normalement, lorsque les aliments atteignent l'estomac, une petite valve située dans la partie inférieure de l'œsophage se referme. Cette petite valve (sphincter) s'ouvre pour laisser passer les aliments jusqu'à l'estomac et se referme aussitôt pour empêcher que ces aliments n'y remontent. Il arrive parfois que ce sphincter ne remplisse pas correctement son rôle. Le contenu de l'estomac (aliments partiellement digérés et sucs gastriques), très acide, peut alors rebrousser chemin dans l'œsophage. La muqueuse de l'œsophage étant beaucoup plus sensible que celle de l'estomac, son contact avec des éléments acides provoque une sensation de brûlure très désagréable. Le traitement du reflux comprend, entre autres, des médicaments visant à combattre l'acidité gastrique.

Le foie et le système digestif

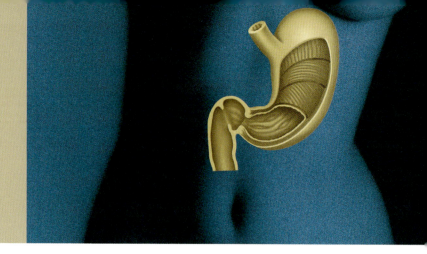

Traitement
Médecine traditionnelle

Le traitement est celui du reflux gastro-œsophagien. Lorsqu'il n'est pas traité, le reflux gastro-œsophagien risque de se compliquer en œsophagite. Le traitement consiste à administrer des médicaments visant à combattre l'acidité de l'estomac (pansements gastriques) ou à accélérer la vidange de l'estomac (prokinétiques). Dans certains cas plus graves et persistants, une intervention chirurgicale, appelée fundoplicature, est envisagée. Elle consiste à enrouler le fundus (partie supérieure de l'estomac) autour du bas de l'œsophage afin de créer un clapet antireflux entre l'estomac et l'œsophage. Son efficacité est excellente.

Prévention

Il est conseillé d'adopter certaines règles d'hygiène et de diététique afin de limiter les manifestations douloureuses du reflux. Tout d'abord, il faut éviter les repas trop copieux, les boissons gazeuses ou alcoolisées, le tabac, les aliments gras, le thé et le café. D'autre part, il est recommandé de fractionner les prises alimentaires, d'éviter de boire pendant les repas ou de se coucher immédiatement après. On préconise également de relever la tête du lit et de ne pas se pencher en avant afin de ne pas incliner l'estomac vers le bas. Toute augmentation de pression de l'abdomen est à éviter (vêtements trop serrés, exercices abdominaux). Enfin, il faut combattre la surcharge pondérale.

Les médecines douces peuvent aider lorsqu'il s'agit d'hernies par glissement, ce qui représente 90 % des cas, sauf s'il existe un reflux important et gênant, le traitement chirurgical sera alors indiqué.

Les hernies par roulement, qui représentent donc 10 % des cas, auront recours à la chirurgie. Pour rappel, il s'agit d'une intervention qui consiste en une gastropexie (fixation de la grosse tubérosité de l'estomac à la face inférieure du diaphragme). Les médecines douces n'interviendront qu'en accompagnement de l'opération et après celle-ci.

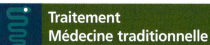

Hernie hiatale

Traitement
Médecine douce

En tout premier lieu des règles d'**hygiène de vie** sont à observer.

• Il est important d'engager une lutte contre l'obésité et la constipation – voir sujet *Constipation* -.
• Cesser de fumer, supprimer l'alcool.
• Évacuer le stress psychique en s'aidant par des méthodes de relaxation.
• Éviter des repas trop abondants. Mieux vaut fractionner en 5 à 6 repas plus légers.
• Éviter de se coucher immédiatement après un repas. Surélever la tête du lit, ne serait-ce qu'en ajoutant deux oreillers.
• Alimentation : éviter ce qui est acide, y compris les fruits acides, ce qui est gras, mais aussi le café et les boissons gazeuses. Une nourriture légère, en évitant les mélanges de protéines au même repas qui sont la principale cause de flatulence.

Homéopathie

L'homéopathie peut aider mais le traitement sera individualisé.

Argentum Nitricum 9 ch, qui permet de combattre la douleur. Le Dr Horvilleur dans " *Guide familial de l'homéopathie* " (Éditions Hachette) conseille ce remède à raison de 3 granules avant les trois repas, et ce peut être durant toute la vie pendant des périodes de douleur.

Iris Versicolor, correspond aux ulcérations, accompagnées de céphalées.

Cajaputum, donné en 3 ch par le Dr Sananès dans son livre *Maux digestifs Homéopathie : antidote de pollutions* (éditions Similia) est un remède du spasme de l'œsophage avec flatulence et tendance au hoquet.

Asa Foetida 15 ch, apporte une aide à la flatulence, mais correspond également à une certaine agitation mentale, à une impression de tension (cette fameuse impression d'avoir une boule dans la gorge).

Abies Nigra, correspond à la dyspepsie, sensation de corps étranger, sensation que quelque chose " n'est pas passé ", qui peut provoquer une gêne la nuit, et obliger le malade à se lever.

Ipeca, correspond à la nausée, accompagnée de pâleur, avec de possibles hémorragies. Le malade est aggravé en se penchant, ce qui est un signe important de la hernie hiatale.

Carbo Vegetabilis, pour un malade souffrant de somnolence et de flatulence constante. Ce remède apporte une meilleure oxygénation, et correspond aux personnes dont l'état est particulièrement aggravé par les produits laitiers, les viandes grasses ainsi que tous les aliments lourds.

Devant des pathologies aussi importantes, l'homéopathe cherchera avant tout à trouver " le " remède de son malade, en fonction de son passé, de sa constitution, de son terrain.

• Évacuer le stress psychique en s'aidant par des méthodes de relaxation.

Le foie et le système digestif

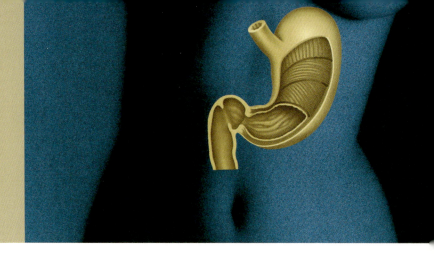

 Causes et symptômes

Types d'intolérance au lactose

L'intolérance au lactose d'origine héréditaire est très rare. Elle est due à un déficit congénital en lactase et les symptômes sont présents dès les premiers jours de vie. La majorité des personnes produisent, à la naissance et durant la première enfance, des quantités suffisantes de lactase pour digérer le lactose du lait. L'intolérance au lactose ne survient qu'exceptionnellement chez l'enfant mais peut se développer au cours de la croissance. Généralement, elle est liée à une régression de l'activité de la lactase et touche davantage les adultes et certains groupes ethniques. Le déficit en lactase semble, en effet, génétiquement programmé et varie de 3 % dans les pays du Nord à 75 % dans les pays du Sud comme l'Italie et les régions méditerranéennes. Enfin, **une intolérance transitoire ou temporaire au lactose** peut apparaître suite à une affection digestive (diarrhée infectieuse, par exemple). Elle guérit en même temps que la maladie causale. Les symptômes sont fonction de la gravité ingérée de lait et consistent en diarrhée et ballonnement abdominal.

Intolérance permanente au lactose

Dans la plupart des cas, il n'est pas nécessaire de supprimer les produits laitiers de l'alimentation. Il est cependant judicieux de respecter certaines règles diététiques sous le conseil d'un professionnel : éviter le lait à jeun et en grande quantité, fractionner les prises, consommer d'autres aliments en même temps, incorporer le lait dans les préparations (purée, riz, semoule...), privilégier la consommation de produits laitiers moins riches en lactose (yaourts, fromages blancs ou fromage). Il faut savoir que toutes les sources de lactose ne sont pas équivalentes. Lors de la préparation des fromages, l'égouttage élimine en grande partie le lactose, qui disparaîtra complètement durant l'affinage. Les fromages affinés sont donc souvent mieux digérés. Les bactéries du yaourt facilitent la digestion du lactose. Enfin, il existe aussi sur le marché du lait additionné de lactase.

Intolérance temporaire au lactose

Les produits laitiers seront retirés de l'alimentation de la personne atteinte pendant toute la durée de la maladie infectieuse. Ensuite, ils seront réintroduits progressivement en quelques jours. Chez le nourrisson, on a recours à un lait sans lactose qui sera petit à petit remplacé par du lait normal après disparition des symptômes.

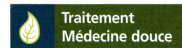 **Traitement Médecine douce**

Homéopathie

Que ce soit chez l'enfant ou chez l'adulte, selon le médecin homéopathe interrogé, une aide homéopathique pourra être envisagée. Tout dépendra de la cause, mais il s'agira de toute manière d'un traitement strictement individualisé.

 Test de l'hydrogène expiré

La diminution de la capacité de la lactase à fragmenter le lactose peut être mise en évidence par un test respiratoire simple : le test de l'hydrogène expiré. En effet, en cas de régression de l'activité lactasique (hypolactasie), le lactose non fractionné finit par gagner le côlon où sa fermentation par la flore intestinale génère entre autres choses de l'hydrogène. Ce gaz hautement diffusible au travers de la paroi intestinale se dissout dans le sang puis est expiré au niveau des poumons. C'est la mesure de la quantité d'hydrogène expiré qui permet de mettre indirectement en évidence l'hypolactasie.

• Tofu.

Intolérance au lactose

Alimentation

L'intolérance au lactose, c'est-à-dire l'incapacité à digérer le sucre du lait et à le convertir en glucose et galactose afin qu'il soit absorbé par l'intestin, est présentée le plus souvent comme un problème médical, mais cet état semble plutôt être naturel chez la plupart des gens. Le gène de la lactase est normalement activé à la naissance et désactivé au moment du sevrage. Nous ne sommes pas programmés pour consommer des produits laitiers, passé le temps de l'alimentation au sein et au biberon. Le lait de la vache est fait pour les veaux, et non pour les humains.

Environ 70 % de la population mondiale adulte présente une digestion incomplète du lactose, mais pour une grande majorité des gens, les symptômes ne se manifestent que lorsque des doses importantes ont été consommées. L'intolérance au lactose concerne tout autant les hommes que les femmes.

Les personnes d'origines méditerranéennes, asiatiques et africaines, sont les plus concernées. En Asie particulièrement, on a bien compris le problème, à tel point qu'on ne voit pas de laitages dans les menus chinois, thaïlandais ou japonais.

L'intolérance au lactose est souvent confondue avec les ulcères ou le syndrome du côlon irritable. Certaines personnes ont cru souffrir de ces maladies, et après s'être soumises aux examens d'usage, se sont entendues dire que leurs problèmes étaient d'ordre psychique. En s'abstenant pendant une quinzaine de jours de tout produit laitier, sur le conseil d'un psychologue ou d'un naturopathe, elles ont vu leurs troubles disparaître complètement.

Les aliments à éviter :

le lait entier, le lait écrémé, le beurre, le fromage, à l'exception de certains fromages à pâte dure, la crème, la crème glacée. Attention, certains produits peuvent cacher du lactose. Les mentions " lait ", " poudre de lait " et " lactosérum " doivent figurer sur les étiquettes.

Mais d'autres produits tels que certains pains, certaines vinaigrettes, des potages dits crèmes de légumes, et même des bonbons peuvent en contenir.

Il existe des produits laitiers sans lactose ou additionnés de lactase. Il est également possible de prendre des comprimés de lactase lorsque l'on consomme des produits laitiers, d'ajouter de la lactase liquide au lait, mais il est encore plus sécurisant de **remplacer en grande partie cette source de calcium par d'autres :**
- le tofu,
- les graines de sésame entières en sont une excellente source (275 mg),
- les sardines en conserve,
- le saumon en conserve présenté avec l'ossature (165 mg),
- le brocoli,
- les légumineuses cuites ou en conserve (55 mg),
- les bananes,
- les fruits secs.
- Le lait de soja enrichi en calcium peut remplacer les produits laitiers, sans effet préjudiciable pour l'organisme.

Certains produits laitiers comme :
- les fromages affinés,
- le camembert,
- le cheddar,
- le gruyère suisse,
- le bleu,
- le parmesan,
- les yaourts,
- le lait au chocolat

contiennent une quantité moins importante de lactose.

Contrairement à toute attente, ce dernier est généralement mieux toléré que le lait non aromatisé, car le cacao stimule l'activité enzymatique de la lactase.

En ce qui concerne les fromages cités, les bactéries nécessaires à leur vieillissement se substituent à la lactase dans le processus d'assimilation du sucre du lait, comblant cette déficience, ce qui se traduit par une digestion normale du lactose. Pour le yaourt, qui est en quelque sorte prédigéré, le processus est le même. Le lait ingéré en petites quantités, et au cours d'un repas, produira moins d'effets négatifs.

Le foie et le système digestif

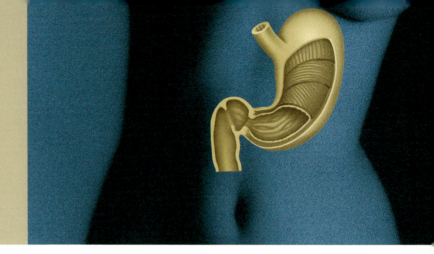

L'ictère, appelé communément jaunisse, est la coloration jaunâtre de la peau, du blanc de l'œil et des muqueuses. Il est dû à l'accumulation dans le sang de la bilirubine, un pigment jaune provenant de la destruction des globules rouges.

Mécanismes

La bilirubine libre

Les globules rouges sont fabriqués en permanence dans la moelle osseuse. Ils passent ensuite dans le sang et, après une vie de 120 jours, vont mourir dans la rate. Cette destruction normale libère la bilirubine libre. Comme elle est insoluble dans l'eau, elle ne passe pas dans les urines. Par contre, la bilirubine libre traverse la barrière hémato-encéphalique et est donc toxique pour le cerveau à partir d'un certain taux.

La bilirubine conjuguée

La bilirubine libre sanguine arrive ensuite dans le foie où des processus biochimiques vont la transformer en bilirubine conjuguée, un des composants de la bile, qui n'est pas toxique. Soluble dans l'eau, elle sera excrétée dans les urines. La bilirubine est le pigment à l'origine de la coloration des selles et des urines (p. ex. en cas d'hépatite aiguë, les selles sont décolorées et les urines foncées en raison de la concentration de bilirubine).

L'ictère physiologique du nouveau-né est très fréquent et n'apparaît que 24 à 48 heures après la naissance. Chez les nouveau-nés, le nombre de globules rouges (ou hématies) est plus élevé que

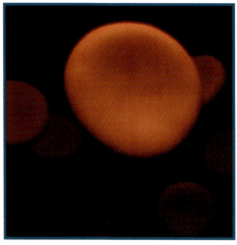

• Globule rouge.

chez l'adulte. À la naissance, ils seront détruits en grande quantité. Cependant, le foie du nourrisson, qui fabrique les enzymes métabolisant la bilirubine, est relativement immature et ne parvient pas à faire face à l'arrivée massive des hématies détruites. Il en résulte un excès de bilirubine qui se traduit par un ictère simple physiologique : l'enfant est jaune mais ne présente aucun autre symptôme. L'ictère disparaît en moins de trois semaines.

Cause

Ictère nucléaire

L'ictère nucléaire est une atteinte neurologique caractérisée par une coloration jaune foncé des noyaux cérébraux sur lesquels s'est fixée la bilirubine libre toxique. Cette grave affection neurologique ne devrait plus se rencontrer grâce à la surveillance et au traitement des ictères physiologiques néonataux. Des dosages plus précis de la bilirubine libre permettent d'apprécier plus exactement les taux toxiques. Les symptômes de la maladie prennent d'abord la forme de léthargie, d'hypotonie (diminution du tonus musculaire) et de convulsions (contractions brusques et involontaires des muscles). Malheureusement, lorsque les signes neurologiques d'ictère nucléaire deviennent évidents chez le nourrisson, celui-ci a déjà subi des dommages irréversibles, lesquels provoquent la mort ou des séquelles neurologiques majeures (retard mental, surdité, mouvements anormaux, etc.).

Ictère lié à l'allaitement maternel

Cet ictère serait dû à la présence dans le lait de certaines femmes d'une substance qui empêcherait la transformation de la bilirubine dans le foie. L'ictère apparaît vers le cinquième ou le sixième jour et se prolonge tant que dure l'allaitement maternel. Ce type d'ictère ne présente aucun risque et ne doit faire en aucun cas arrêter l'allaitement maternel.

Jaunisse ou ictère

Certaines maladies sanguines provoquent une destruction des globules rouges supérieure à la normale. Le foie est débordé et ne peut métaboliser toute cette bilirubine libre qui lui arrive et dont le taux sanguin augmente. Ce mécanisme se retrouve en cas d'incompatibilité sanguine mère enfant et dans les maladies hémolytiques familiales (thalassémie, drépanocytose, etc.).

Maladies du foie

Dans d'autres cas, c'est le foie qui est malade et qui ne peut pas transformer la bilirubine soit parce qu'il est infecté, soit parce que les enzymes qu'il sécrète sont déficients ou inhibés. De nombreuses maladies du foie peuvent être à l'origine d'un ictère : hépatites, cirrhose, parasitose, fièvre jaune… L'ictère fait alors partie d'un ensemble de symptômes propres à chaque maladie.

Ictère choléstatique

Le foie fonctionne correctement mais un obstacle à l'écoulement de la bile provoque une rétention de bilirubine conjuguée. Des malformations des voies biliaires (absence totale ou rétrécissement), des calculs biliaires ou d'autres obstructions (cancers,…) peuvent être à l'origine de la rétention. La bilirubine conjuguée peut alors passer dans le sang où son taux élevé déclenche l'ictère. Les malformations biliaires nécessitent souvent une intervention chirurgicale rapide. La guérison est alors possible en l'absence de lésions cellulaires hépatiques irréversibles ou d'une cirrhose.

Traitement
Médecine traditionnelle

L'ictère physiologique est traité par **photothérapie.** Cette méthode thérapeutique vise à éviter des concentrations de bilirubine pouvant susciter l'apparition d'un ictère nucléaire. Le nouveau-né est exposé, nu en incubateur, à l'action des rayons d'une lampe "bleue" ou de néons. Les yeux sont protégés des rayons par un bandeau. La température et l'état d'hydratation du nouveau-né sont surveillés pour éviter les coups de chaleur. La photothérapie est interrompue après quelques jours lorsque le taux de bilirubine libre descend en dessous des taux toxiques. Lorsque cette mesure thérapeutique ne suffit pas, d'autres traitements sont entrepris en unité spécialisée.

L'ictère dû à une maladie du foie disparaît avec le traitement de celle-ci.

L'ictère choléstatique causé par des calculs biliaires est traité par sphinctérotomie endoscopique qui consiste à sectionner le sphincter situé à l'extrémité du canal cholédoque et à en extraire le calcul.

Le foie et le système digestif

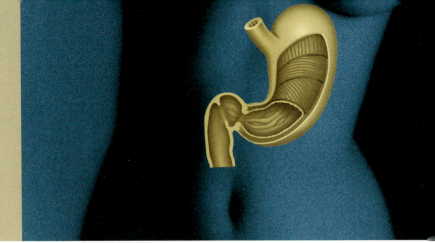

Le kyste hydatique du foie, appelé également échinococcose uniloculaire, est une maladie parasitaire due à la forme larvaire du ténia échinocoque granulosus (hydatide) infectant l'homme de façon accidentelle.

Cause

Contamination

Le parasite échinocoque adulte vit dans l'intestin du chien. L'animal rejette les œufs en déféquant. Sa fourrure peut également porter le parasite. Un œuf de ténia ingéré par un hôte intermédiaire donne naissance à un embryon qui est susceptible de se développer dans tous les organes mais qui se localise principalement dans le foie et les poumons. L'embryon se transforme alors en larve ou hydatide qui, en se développant, donne naissance à un kyste. Ce kyste, limité par une double membrane, contient un liquide d'apparence plus ou moins incolore avec des scolex (têtes des vers) et peut atteindre en quelques mois la taille importante de plusieurs centimètres de diamètre.

Symptômes

Le kyste hydatique du foie provoque une augmentation du volume du foie, des douleurs, un ictère (coloration jaunâtre de la peau et du blanc de l'œil), une poussée d'urticaire ou un œdème de Quincke (gonflement allergique). Le kyste hydatique peut se rompre, libérant des scolex susceptibles de causer de multiples kystes dits secondaires (échinococcose disséminée). D'autres complications existent : compression des voies biliaires, choc anaphylactique (insuffisance circulatoire aiguë) par rupture du kyste, infection kystique accompagnée d'un abcès du foie.

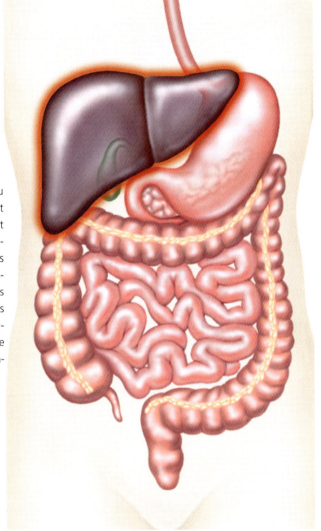

• Le foie

Kyste hydatique du foie

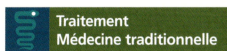
**Traitement
Médecine traditionnelle**

L'intervention sur un kyste hydatique hépatique est toujours indiquée pour éviter les possibles complications parfois mortelles. Le traitement idéal consiste à réaliser l'ablation du kyste sans avoir à l'ouvrir. L'albendazole ou autre benzimidazole peut être utilisé en cas d'échinococcoses disséminées, en complément de la chirurgie ou si celle-ci est impossible. Cependant, son efficacité est toute relative.

Prévention

La prévention repose sur les mesures individuelles d'hygiène générale et l'éviction d'un possible contact infectant avec un chien inconnu, et le traitement des chiens domestiques.

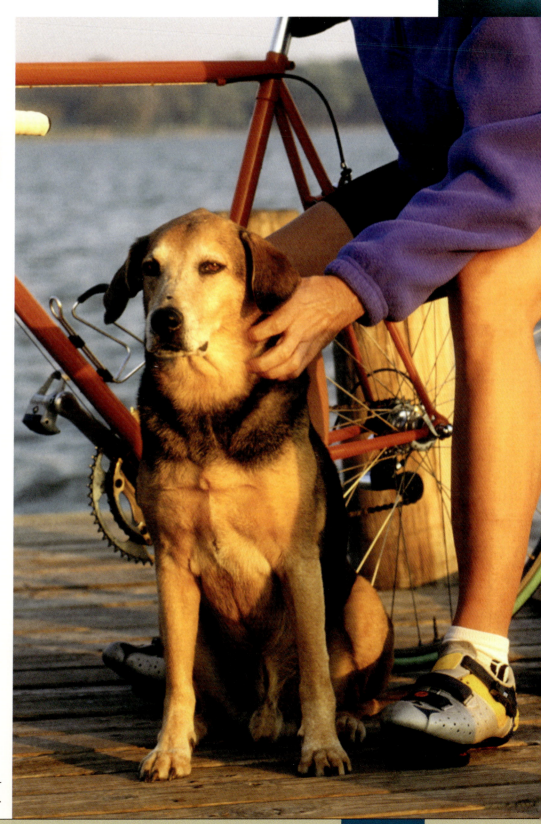

• Le chien peut être porteur du parasite échinocoque à l'origine du kyste hydatique.

Le foie et le système digestif

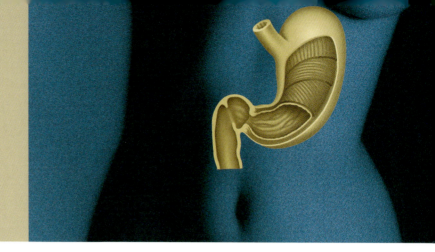

La maladie cœliaque correspond à des lésions et altérations fonctionnelles de l'intestin grêle dues à une intolérance alimentaire à certains composants du gluten. Cette protéine endommage les parois de l'intestin grêle et entrave l'absorption normale des éléments nutritifs essentiels (protéines, matières grasses, glucides, vitamines et minéraux). L'intolérance au gluten touche aussi bien les hommes que les femmes et peut se manifester à tout âge même si elle est plus souvent diagnostiquée pendant l'enfance.

 ### Cause

On ne connaît pas les causes exactes de la maladie mais on sait qu'il existe une prédisposition familiale. De plus, certains facteurs semblent favoriser l'émergence de l'affection chez des nourrissons prédisposés génétiquement : introduction précoce des céréales, apport important en gluten, l'absence d'allaitement maternel… Par ailleurs, la prévalence de l'intolérance au gluten est très variable d'un pays à l'autre, pour des raisons encore mal déterminées.

 ### Symptômes

La maladie se manifeste par des ballonnements, des douleurs intestinales, une diarrhée chronique, une anémie, une fatigue chronique, une perte de poids, une irritabilité, des ulcères buccaux et des dermatites (réactions cutanées). Suite à la malabsorption de certaines vitamines, on observe des lésions osseuses (déficit en vitamine D et calcium) parfois aussi des troubles nerveux liés à une déficience en vitamine B.

 ### Diagnostic

La biopsie intestinale pratiquée sous endoscopie reste l'examen essentiel pour affirmer le diagnostic et vérifier l'efficacité du régime.

 ### Traitement
Médecine traditionnelle

La seule façon de traiter la maladie est d'adopter un régime rigoureux sans gluten et ce, à vie. Comme le gluten est présent dans une multitude d'aliments essentiels à une alimentation saine et variée, les intolérants au gluten doivent porter une attention particulière à leur régime afin d'éviter les carences en minéraux, en vitamines et en fer. Un menu sans gluten n'est pas facile à composer mais, par chance, il existe des aliments diététiques spécialisés sans gluten.

 ### Le gluten

Le gluten est une protéine que l'on retrouve principalement dans le blé, l'orge, le triticale (hybride synthétique de blé et de seigle), le seigle et l'avoine. Le gluten contenu dans la farine permet aux ingrédients du pain ou d'autres produits de boulangerie de se lier ensemble et empêche ainsi ces produits de s'émietter.

Maladie cœliaque ou intolérance au gluten

  L'intolérance au gluten chez le nourrisson

Les symptômes de la maladie apparaissent dans les semaines ou les mois qui suivent la diversification et l'introduction des farines 2ème âge contenant du gluten. La perte de poids est souvent le signe le plus précoce. Des troubles du caractère et des perturbations digestives sont les autres symptômes. Les selles sont volumineuses, fétides, molles, pâteuses et luisantes. L'enfant présente des signes d'anémie (pâleur, fatigue) et une croissance difficile.

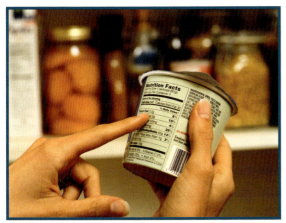

• Les personnes intolérantes au gluten doivent bien identifier les composants alimentaires.

Alimentation

Les personnes intolérantes au gluten doivent baser leur alimentation sur des produits frais non préparés. Les fruits et les légumes frais, le lait, le fromage et les jus de fruits frais ne contiennent aucune trace de gluten et peuvent être consommés sans restriction. Par contre, il faut strictement éviter de consommer les céréales et les produits contenant du gluten comme les pains, les pâtisseries, les pâtes et les semoules. Les charcuteries sont également à proscrire, excepté le jambon. Bon nombre de plats préparés contiennent également du gluten dans les farines utilisées comme liants et épaississants. Les viandes et poissons panés sont aussi interdits ainsi que les boissons à base de malt ou d'orge comme la bière. Il est très important que les intolérants au gluten puissent bien comprendre les étiquettes avant de consommer les produits alimentaires. Ils doivent apprendre à identifier les produits contenant du gluten même lorsque le lien avec les céréales n'est pas évident, comme pour le yaourt ou la crème glacée, par exemple. Il existe heureusement des produits de substitution qui permettent de cuisiner sans gluten. La farine peut être remplacée dans la confection des plats cuisinés par de la maïzena ou de la fécule de pomme de terre. Par ailleurs, des magasins spécialisés offrent une gamme d'aliments destinés aux personnes intolérantes au gluten (pains, gâteaux, biscuits, pâtes) qui permettent à certains, et surtout aux enfants, de mieux supporter leur maladie.

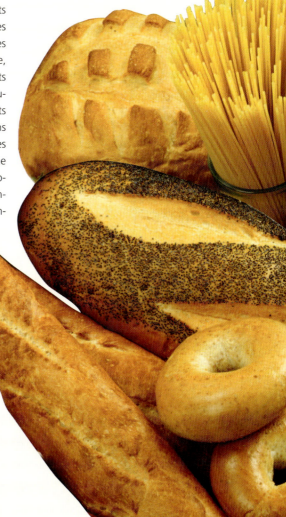

Le foie et le système digestif

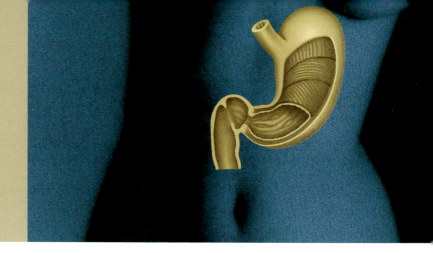

La maladie de Crohn est une inflammation chronique segmentaire qui affecte le plus souvent le côlon et la partie terminale de l'intestin grêle (iléon). Cependant, tout le tube intestinal peut être atteind. La maladie évolue par poussées et rémissions (périodes sans inflammation) tout au long de la vie. Toutefois, les rémissions deviennent de plus en plus brèves à mesure que la maladie s'aggrave.

Cause

Les causes de la maladie sont encore inconnues. Il s'agit d'une maladie auto-immune dans laquelle une protéine humaine, le TNF-a, provoque des réponses immunes anormales. Dans l'intestin atteint par la maladie de Crohn, on trouve ainsi une grande quantité de TNF-a qui joue certainement un rôle important dans la constitution des lésions. Il existe souvent une prédisposition familiale à la maladie qui frappe les deux sexes entre 20 et 40 ans. Les formes exclusivement coliques peuvent débuter après 50 ans et représentent 20 % des cas

Symptômes

Le début de la maladie est souvent silencieux mais l'affection peut également se déclarer d'emblée par des douleurs abdominales et une diarrhée aiguës. Le malade est affaibli, amaigri et peut présenter une fièvre modérée. On constate souvent une perte d'appétit et une anémie. La diarrhée est plus souvent sanglante si le côlon est également touché. La maladie peut se compliquer d'occlusions intestinales, de fistules (canaux artificiels entre les différentes parties de l'intestin), d'abcès ou de fissures anales. Elle peut alors toucher les grandes articulations et y provoquer de l'arthrite. Des troubles cutanés peuvent apparaître ainsi que des ulcérations buccales (aphtes) et des inflammations oculaires (conjonctivites uvéites). Les symptômes de la maladie varient considérablement en intensité. Ils peuvent être légers, modérés ou graves. Une partie des malades profite d'une rémission continue après quelques épisodes symptomatiques. De plus, des manifestations systématiques (de tout le corps) sont parfois associées aux lésions intestinales et touchent différents organes par des mécanismes présumés de nature immunologique.

Diagnostic

Le diagnostic repose sur l'examen clinique, la radiographie intestinale et l'endoscopie. Cet examen consiste à insérer dans l'anus un tube très mince terminé par une minuscule caméra dans le but d'examiner l'intérieur du tube digestif. Il met en évidence les ulcérations propres à la maladie de Crohn, qui se présentent sous la forme de petites taches foncées visibles sur la paroi digestive. Parfois, le médecin prélève également un échantillon de tissu du tube digestif (biopsie) dont l'analyse permet de confirmer le diagnostic.

Traitement
Médecine traditionnelle

Traitement médicamenteux

Outre des mesures générales basées sur le repos, une alimentation saine et des anti-diarrhéiques, certains médicaments peuvent soulager les symptômes de la maladie. Le traitement repose principalement sur les anti-inflammatoires (corticostéroïdes, mésalazine ou sulfésalazine) administrés par voie rectale ou orale. Les corticoïdes et les immunosuppresseurs (médicaments qui atténuent ou suppriment les réactions immunitaires de l'organisme) diminuent la fabrication de TNF en agissant sur les cellules impliquées dans l'inflammation, mais leur effet n'est pas spécifique. Ils ont par conséquent des effets multiples, parfois indésirables. Au cours des dernières années, une nouvelle classe de médicaments désignés sous le nom de traitement anti-TNF ont fait leur apparition. Ils ont manifestement ouvert la voie à de nouvelles recherches et portent l'espoir de traitements plus

• Il existe une prédisposition héréditaire à la maladie de Crohn.

Maladie de Crohn

efficaces dans la maladie de Crohn. Il reste encore à franchir les dernières étapes de vérification, indispensables avant la mise à disposition de ces traitements chez un grand nombre de malades. D'autre part, des antibiotiques sont prescrits en cas de complications infectieuses.

Traitement chirurgical

La chirurgie est envisagée lorsque le traitement médical a échoué ou en présence de complications, notamment en cas d'abcès, de fistules ou d'obstruction. Le segment malade va être retiré et les deux extrémités vont être reliées (résection-stomie). Cependant, la chirurgie ne guérit pas la maladie.

Traitement Médecine douce

Homéopathie

L'homéopathie s'attache à soigner cette maladie, avec succès dans beaucoup de cas. Le traitement ne pourra qu'être individualisé, au fil du temps et au fil des symptômes qui évolueront tout à fait différemment d'une personne à l'autre.
Dans son livre *Maux digestifs. Homéopathie : antidote de pollutions*, (Éditions Similia), le Dr Sananès propose une sorte de carnet de bord médical de cinq patients qu'il a suivis pendant deux ans environ.

On remarque que les remèdes qui prennent une place importante dans ce parcours sont : **Calendula**, **Chelidonium**, **Mercurius Corrosivus**, **Podophyllum**, **Colocynthis**, **Natrum Muriaticum**, **Pyrogenium**, etc.
Ajoutons **le Cuivre** en oligothérapie.
Les résultats homéopathiques offrent de très bons espoirs. Le Dr Sananès cite Crohn lui-même qui a déclaré que " le meilleur temps est le refroidissement du processus inflammatoire et l'amorce de la résolution curatrice ", avant toute idée d'intervention.

Alimentation

Durant les phases inflammatoires, se méfier des céréales complètes et des fruits en grande quantité. Le reste du temps, les fruits, le jus de fruits ou les légumes apportent le potassium pouvant manquer suite aux diarrhées répétées. Les poissons gras contiennent des acides gras essentiels, aux propriétés anti-inflammatoires.
Les œufs sont riches en vitamine D. Le poisson, de manière générale, et les produits laitiers, apportent des protéines bien tolérées et indispensables aux malades ayant tendance à perdre du poids.

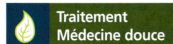
• Les œufs sont riches en vitamine D.

Le foie et le système digestif

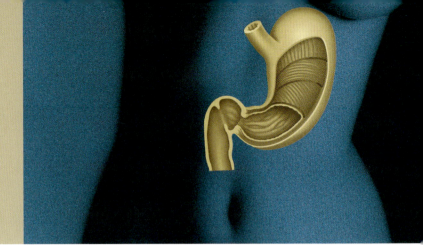

La pancréatite est une inflammation aiguë ou chronique du pancréas. Le pancréas est une glande située dans la partie supérieure gauche de l'abdomen, derrière l'estomac. Sa partie exocrine secrète le suc pancréatique qui contient des enzymes nécessaires à la digestion et sa partie endocrine, sécrète, entrautre, l'insuline et le glucagon, qui régulent le taux de sucre dans le corps.

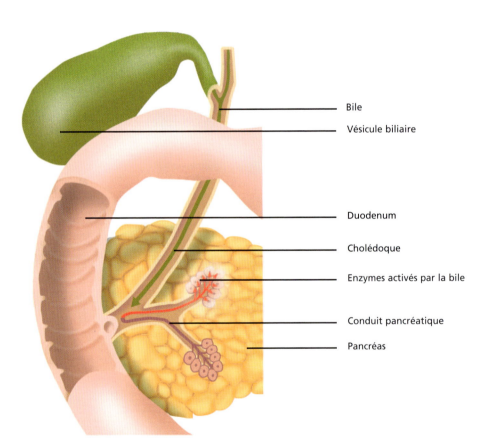

- Bile
- Vésicule biliaire
- Duodenum
- Cholédoque
- Enzymes activés par la bile
- Conduit pancréatique
- Pancréas

La pancréatite aiguë

Elle correspond à l'atteinte inflammatoire du pancréas pouvant mener à sa nécrose (destruction).

 Cause

Les causes les plus fréquentes sont une consommation excessive d'alcool et des calculs biliaires coincés dans les canaux biliaires et pancréatiques.

 Symptômes

L'affection apparaît brutalement, en général, après un repas copieux et bien arrosé. Elle se manifeste par des douleurs abdominales violentes, irradiant dans le dos, que ni l'aspirine, ni le paracétamol ne parviennent à calmer. Ces douleurs, rapidement insupportables, s'accompagnent parfois de vomissements, de ballonnements et de fièvre.

Pancréatite

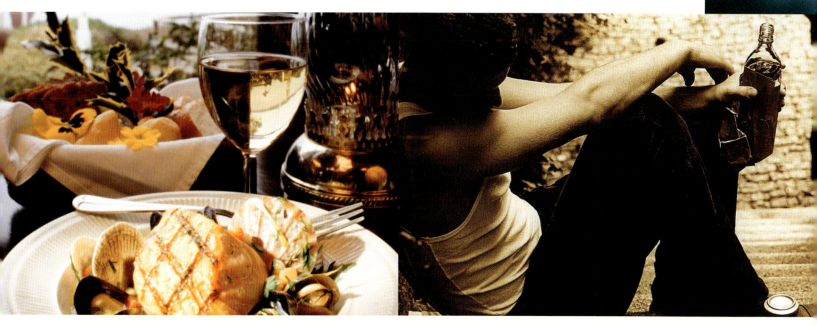

- La pancréatite aiguë peut survenir après un repas trop copieux alors que la pancréatite chronique suit plusieurs années d'intoxication alcoolique.

Diagnostic

Le diagnostic repose sur des examens sanguins qui révèlent une augmentation des enzymes du pancréas (amylase et lipase). Des examens radiologiques (échographie et scanner abdominal) permettent d'évaluer les lésions et de confirmer le diagnostic. La pancréatite est une maladie d'intensité et de gravité variables. Elle peut être relativement bénigne et le patient sort rapidement de l'hôpital. Dans d'autres cas, elle nécessite une longue hospitalisation, souvent dans un service de réanimation. Enfin, elle peut être mortelle. Les complications peuvent être locales (abcès, surinfection, fistule, hémorragies) ou générales (insuffisance rénale, insuffisance respiratoire aiguë, infection généralisée, diabète).

Traitement
Médecine traditionnelle

Traitement médical

Il consiste à prendre en charge la douleur, à mettre en place une diète orale complète (afin de réduire la sécrétion pancréatique) et à réhydrater le patient. Pratiquement, on administre au malade des analgésiques pour calmer les douleurs, des médicaments pour réduire les sécrétions pancréatiques et des antibiotiques contre la surinfection. Une sonde gastrique est mise en place pour soulager la douleur et afin de supprimer les vomissements. La réhydratation est assurée par des perfusions avec apports d'eau et d'électrolytes importants.

Traitement chirurgical

Une intervention chirurgicale peut être nécessaire pour extraire un calcul qui bloque un canal biliaire ou pancréatique. L'ablation de la vésicule biliaire s'avère parfois indispensable en phase aiguë mais peut également être réalisée secondairement afin d'éviter toute récidive de calculs biliaires.

La pancréatite chronique

La pancréatite chronique est une affection caractérisée par un durcissement (sclérose) du tissu pancréatique qui évolue progressivement vers la destruction irréversible de la glande, et par des anomalies des canaux pancréatiques. La pancréatite chronique la plus fréquente est la pancréatite chronique calcifiante, caractérisée par la formation

Le foie et le système digestif

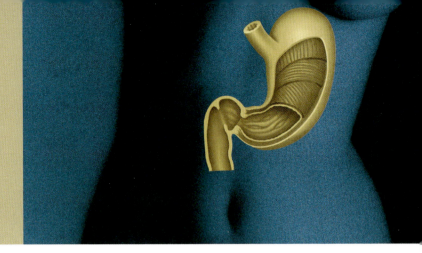

de calculs et de concrétions calcaires dans les canaux pancréatiques. L'affection est plus fréquente chez l'homme que chez la femme et se manifeste généralement autour de 40 ans.

Cause

L'alcoolisme chronique est la principale cause de la maladie. Les premiers signes de pancréatite chronique apparaissent, dans la majorité des cas, 10 à 20 ans après le début de l'intoxication alcoolique.

Symptômes

Les principaux symptômes sont une douleur située dans la partie haute et centrale de l'abdomen et un amaigrissement. Un ictère (coloration jaune de la peau et du blanc des yeux) de courte durée peut apparaître au cours d'une crise douloureuse. Les douleurs abdominales s'aggravent avec la prise d'alcool ou sont déclenchées par les repas. Ces douleurs sont responsables d'une restriction alimentaire qui s'impose au patient et débouche sur un amaigrissement. Au début, pendant les 5 premières années, la maladie s'exprime principalement par des douleurs et par des poussées aiguës dont les symptômes sont ceux de la pancréatite aiguë. Durant les 5 années qui suivent, les poussées aiguës diminuent. Après 10 ans d'évolution, les formes douloureuses sont de moins en moins fréquentes. Mais, c'est à cette époque qu'apparaissent les calcifications d'une part, et l'insuffisance pancréatique d'autre part. L'insuffisance pancréatique peut être de deux types : soit c'est la partie du pancréas qui secrète les enzymes digestives qui est détruite, soit c'est la partie responsable de la sécrétion de l'insuline et du glucagon. La première provoque une diarrhée chronique tandis que la seconde débouche sur un diabète.

D'autres complications peuvent apparaître comme les hémorragies digestives ou les pseudo-kystes.

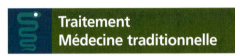 Traitement Médecine traditionnelle

Traitement médical

Le traitement médical repose avant tout sur l'arrêt immédiat de la consommation d'alcool. Le patient doit adopter un régime pauvre en graisses et protéines mais suffisamment calorique pour remédier à la dénutrition. Des analgésiques (médicaments contre la douleur) sont prescrits ainsi que des extraits pancréatiques.

Traitement chirurgical

Le traitement chirurgical est envisagé en cas de complications. Il se traduit par une ablation partielle ou totale du pancréas.

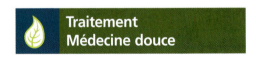 Traitement Médecine douce

Homéopathie

Tout dépend du stade de la maladie, et de la cause. S'il y a pancréatite alcoolique, il est évident que le premier médicament est l'abstinence d'alcool. L'homéopathie dispose de précieux remèdes aidant l'état éthylique.

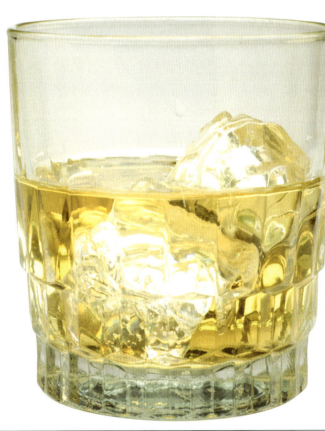

- La première mesure à prendre est d'arrêter la consommation d'alcool.

Pancréatite

Nux Vomica, **Lachesis**, **Metaldéhyde**, pour des cas d'alcoolisme chronique.

Stramonium, **Absinthium**, en cas de delirium tremens (délire très grave provoqué par l'alcool et pouvant aller jusqu'à la mort).

Ethylicum 5 ch, 3 granules 3 fois par jour, aide à effacer les méfaits de l'alcoolisme et évite que les éventuels enfants à venir aient à pâtir de cet état. Ce remède peut être pris par une femme enceinte. Il fera partie du traitement d'homéopathie prénatale (appelé également eugénisme prénatal) s'il y a eu épisode d'alcoolisme même très lointain, dans sa famille ou celle de son mari. Il sera pris alors en dose 9 ch, à plusieurs reprises au long de la grossesse.

Que la pancréatite soit aiguë ou chronique, il est important de consulter un médecin.

Pancréatite aiguë

Le remède pouvant aider dans un premier temps :
Phosphorus 5 ch, 3 granules, toutes les heures, 3 à 4 fois de suite.

Colocynthis 5 ch, aide si le malade souffre et se tient en chien de fusil dans son lit. 3 granules toutes les demi-heures, 3 à 4 fois de suite.

Iris Versicolor, 4 ch, possède une action sur la douleur pancréatique, surtout si des sensations de brûlure ou des vomissements acides l'accompagnent. 3 granules toutes les heures, 3 à 4 fois de suite.

Ces remèdes ne peuvent être pris que dans l'attente d'un traitement plus personnel.

Pancréatite chronique

Baryta Muriatica, **Carbo Animalis**, **Aloe**, **Colchicum**, **Lachesis**, auront une indication personnelle.

S'il y a eu alcoolisme, **Iodum** 5 ch, sera le remède correspondant à l'amaigrissement, une conséquence fréquente de cet état.
Posologie : 3 granules 3 fois par jour pendant 3 semaines, à reprendre les mois suivants jusqu'à amélioration.

Des complexes en gouttes existent en préparations homéopathiques.

Alimentation

Adopter le régime maigre des hépato-biliaires, végétarien de préférence, (voir *Calculs biliaires*). Prendre plusieurs petits repas.

• Que la pancréatite soit aiguë ou chronique, il est indispensable de consulter un médecin.

Le foie et le système digestif

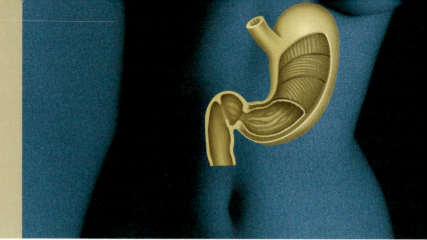

La péritonite est une inflammation du péritoine. Membrane séreuse tapissant l'abdomen et la plupart des organes abdominaux, le péritoine délimite une cavité fermée, nommée cavité péritonéale. Il est composé de deux feuillets qui glissent l'un sur l'autre. La péritonite peut être aiguë ou, beaucoup plus rarement, chronique. Elle est alors, en général, d'origine tuberculeuse.

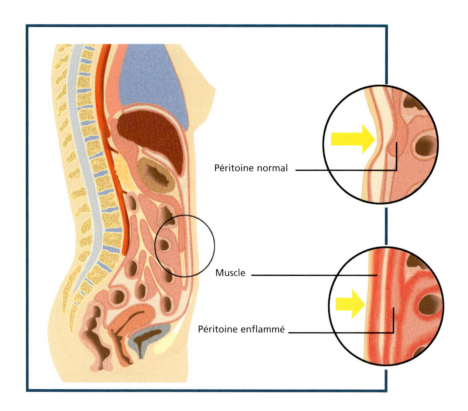

Cause

La péritonite primaire

La péritonite primaire ou spontanée s'observe chez les patients affectés de cirrhose (maladie du foie) et/ou d'ascite (excès de liquide entre les deux membranes du péritoine). L'infection est microbienne.

La péritonite secondaire

La péritonite secondaire, de loin la plus fréquente, est consécutive à l'atteinte d'un organe abdominal. Il peut s'agir d'un viscère infecté dont les bactéries se propagent au péritoine ou d'un viscère creux dont la paroi est perforée et dont le contenu (bactéries et substances chimiques agressives) se répand dans le péritoine. Diverses situations peuvent être à l'origine de cette inflammation, telles qu'appendicite, ulcère perforé (estomac, duodénum), traumatisme d'un organe digestif ou du péritoine, sigmoïdite (inflammation de la dernière partie du côlon), complication chirurgicale...

Péritonite

Symptômes

La péritonite généralisée se manifeste par une douleur abdominale intense. Elle est suivie de nausées, de vomissements et d'un arrêt d'émission de selles et de gaz. L'état général est altéré. Le malade est fiévreux, pâle, anxieux et son pouls peut être rapide. À l'examen clinique, le ventre est immobile et contracturé. La paroi abdominale est dure, tendue, douloureuse : c'est le " ventre de bois ".

La péritonite localisée entraîne la formation d'adhérences qui cloisonnent la cavité péritonéale et entravent la dispersion de l'infection. La situation de la douleur est liée à l'organe atteint (en bas et à droite de l'abdomen pour l'appendicite, par exemple).

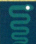 Traitement
Médecine traditionnelle

En cas de péritonite aiguë, l'intervention chirurgicale s'impose en urgence. La chirurgie est essentielle, elle permet d'éliminer la source de contamination et de minimiser la contamination bactérienne du péritoine. Elle vise, d'une part, à traiter la cause de la péritonite, d'autre part à nettoyer la cavité abdominale et à placer un drain afin d'évacuer le sang ou le pus. Le traitement repose également sur l'antibiothérapie et le maintien des fonctions vitales (assistance respiratoire, perfusions intraveineuses pour compenser les pertes en liquides, etc.).L'hospitalisation dure généralement une à deux semaines.

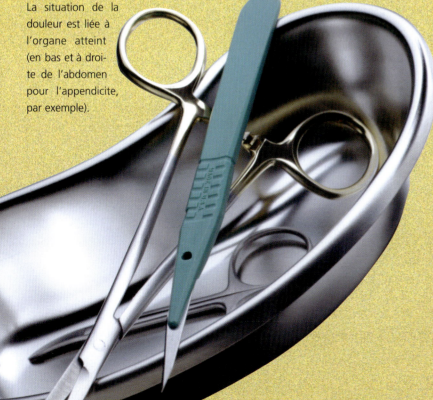

Le foie et le système digestif

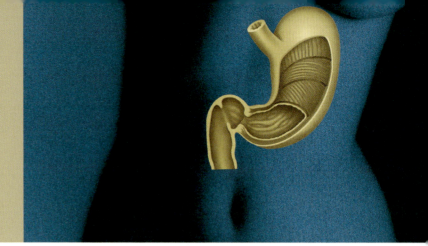

L'ulcère gastroduodénal est une maladie chronique récidivante. Elle se traduit par une perte de substance de la muqueuse qui tapisse l'estomac et le duodénum (première partie de l'intestin). L'ulcère gastroduodénal survient lorsque la muqueuse de l'estomac ou du duodénum cesse de protéger ces organes contre l'acide et les sucs digestifs. Des ulcères (plaies ou lésions) se forment sur ces muqueuses entamées par l'acidité gastrique.

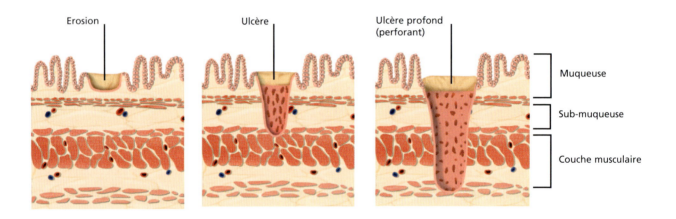

Types d'ulcères

On distingue deux types d'ulcères gastroduodénaux en fonction de leur localisation :

L'ulcère duodénal

L'ulcère duodénal siège dans le duodénum, c'est-à-dire la partie supérieure de l'intestin grêle. C'est une zone où se poursuit la digestion après le passage des aliments dans l'estomac. L'ulcère duodénal touche plus souvent les hommes que les femmes. Il est favorisé par une augmentation de l'acidité.

L'ulcère gastrique

L'ulcère gastrique se retrouve principalement dans la courbure supérieure de l'estomac. Il frappe davantage les femmes que les hommes ainsi que les personnes qui prennent certains médicaments anti-inflammatoires. Beaucoup moins fréquent que l'ulcère duodénal, l'ulcère gastrique est favorisé par une fragilité anormale de la muqueuse de l'estomac.

Ulcère gastroduodénal

Cause

Il existe plusieurs facteurs favorisant la survenue de l'ulcère gastroduodénal.

L'infection par la bactérie *Helicobacter pylori* est à l'origine d'une grande partie des ulcères gastroduodénaux. Cette bactérie vit à la surface de la muqueuse gastrique. Elle a un rôle majeur dans le développement de plusieurs maladies inflammatoires gastroduodénales dont les ulcères. Helicobacter pylori entraîne une inflammation aiguë puis chronique des muqueuses gastriques et duodénales.

L'utilisation d'aspirine et d'autres anti-inflammatoires non stéroïdiens constitue l'autre principale cause d'ulcère gastroduodénal. Ces médicaments agissent principalement en diminuant les mécanismes de défense de la muqueuse gastrique.

L'alcool, la caféine, le tabac et le stress peuvent également aggraver les symptômes ou entraver la guérison de l'ulcère gastroduodénal.

Symptômes

Le principal symptôme de l'ulcère gastroduodénal est une douleur située dans la partie haute de l'abdomen, juste sous le sternum. Elle prend la forme de tiraillements, de crampes ou de brûlures et peut être plus ou moins intense. Chez certaines personnes, elle passe parfois inaperçue et n'est alors découverte qu'à l'occasion de complications. Les ulcères gastroduodénaux peuvent aussi provoquer des ballonnements, des nausées, des lourdeurs, des éructations et des vomissements. De façon générale, les ulcères gastriques et duodénaux présentent des profils différents. La douleur de l'ulcère duodénal est habituellement ressentie lorsque l'estomac est vide, au cours de la nuit ou entre les repas. La prise de nourriture soulage le malade. La période douloureuse peut durer plusieurs semaines et être entrecoupée de phases de rémission plus ou moins longues. Par contre, la douleur de l'ulcère gastrique n'est pas calmée par l'ingestion d'aliments et elle s'intensifie habituellement après les repas. Elle est accompagnée d'éructations, de nausées et de vomissements.

Complications

Les complications des ulcères gastroduodénaux sont plutôt rares mais peuvent être graves. Ce sont souvent des **hémorragies digestives** qui se manifestent par des pertes de sang dans les selles (méléna) ou par la bouche (hématémèse). Ces saignements peuvent aussi s'installer silencieusement et passer inaperçus. Le patient présente alors des signes d'anémie (faiblesse, fatigue). Les ulcères peuvent également se compliquer de **perforations de l'intestin ou de l'estomac** débouchant sur une péritonite (inflammation des parois de l'abdomen). Il peut arriver que l'ulcère gastrique évolue vers un **cancer**.

La bactérie Helicobacter pylori

Cette bactérie, répandue dans le monde entier, ne peut se multiplier que dans l'estomac de l'être humain. Survenant en général au cours de l'enfance, l'infection est favorisée par de mauvaises conditions d'hygiène. La réussite du traitement par antibiotiques, mis en place en cas d'ulcère gastroduodénal, est très élevée.

• L'utilisation abusive d'aspirine et d'anti-inflammatoires peut entraîner une gastrite.

Le foie et le système digestif

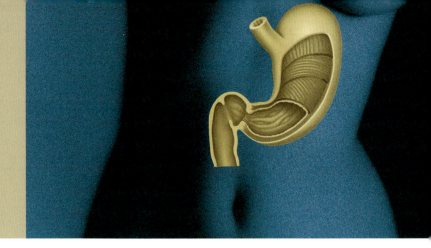

Diagnostic

Le diagnostic repose sur un examen endoscopique de l'œsophage, de l'estomac et du duodénum appelé fibroscopie. Il est réalisé à l'aide d'un fibroscope, tube souple et fin muni d'une petite caméra qui est introduit par la bouche du patient. Cet examen permet de visualiser les parois du tube digestif et d'y déceler la présence d'un ulcère. On profite de l'examen pour effectuer une biopsie (prélèvement d'un fragment de tissu) en vue de l'analyse de l'ulcère ou de l'identification d'*Helicobacter pylori*.

Traitement médicamenteux

Deux types de médicaments sont habituellement utilisés pour traiter les ulcères gastroduodénaux : les antisécrétoires et les antiacides. Les antisécrétoires sont les médicaments utilisés pour réduire la sécrétion d'acide gastrique. Ils maîtrisent la douleur causée par l'acide et contribuent à la cicatrisation rapide des ulcères. Les antiacides ne sont, à long terme, pas aussi efficaces que les antisécrétoires. Ils ne procurent qu'un soulagement temporaire des symptômes. Les ulcères gastroduodénaux causés par la bactérie Helicobacter pylori nécessitent un traitement antibiotique associé à un antisécrétoire.

Traitement chirurgical

On recourt rarement à la chirurgie pour traiter les ulcères gastroduodénaux. L'intervention est généralement pratiquée pour des ulcères rebelles à tout traitement médicamenteux. En cas d'ulcère duodénal, on pratique une vagotomie (section du nerf pneumogastrique). Pour l'ulcère gastrique, on a recours à la gastrectomie partielle (ablation d'une partie de l'estomac) qui procure une guérison définitive de l'ulcère.

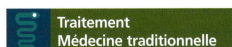 Traitement Médecine traditionnelle

Adaptation du mode de vie

Le traitement repose d'abord sur la suppression des facteurs favorisants : abandon du tabac, des anti-inflammatoires et des produits contenant de la caféine (café, thé, cola) qui augmentent la sécrétion d'acide dans l'estomac. Une meilleure gestion du stress peut aussi contribuer à réduire la douleur ulcéreuse.

- Éviter les boissons contenant de la caféine.

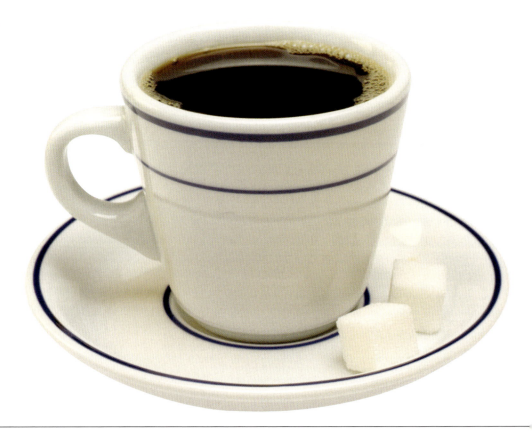

Ulcère gastroduodénal

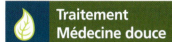

Traitement Médecine douce

Homéopathie

L'homéopathie peut aussi bien soigner l'ulcère qu'aider les états de crise.

Les remèdes donnés surtout en période de crise sont :

Argentum Nitricum 5 ch, pour un malade présentant deux signes importants :
- une douleur intense
- une flatulence pratiquement ininterrompue.

La douleur est déchirante, provoquée par la plus petite quantité du plus simple des aliments.
La flatulence apparaît après avoir pris la moindre parcelle alimentaire et le malade éprouve une sensation de poids insupportable dans l'estomac.

Kalium Bichromicum 5 ch, pour une personne qui ressent des douleurs brûlantes irradiant vers les épaules et aggravées par le mouvement.
Attention : ceci pourrait être un symptôme de perforation et nécessite une consultation médicale d'urgence.

Posologie : prendre 3 granules de l'un ou des deux, suivant les symptômes, 3 fois par jour durant ces périodes de crise.

L'homéopathie tient compte de la périodicité des symptômes, des particularités de chacun :

Arsenicum Album, correspond à une personne dont les symptômes s'aggravent en octobre-novembre.

Argentum Nitricum et **Iodum**, correspondent aux personnes dont la condition empire au moment des équinoxes.

Si les crises douloureuses ont lieu la nuit :
Robinia, si la personne est aggravée en mangeant gras, si elle a un goût acide dans la bouche, des éructations acides, si lorsqu'elle vomit, les rejets sont à ce point acides qu'ils provoquent des sensations d'agacement dans les dents.

Arsenicum Album, si la personne souffre en plus d'une douleur brûlante ou d'une peur de mourir.

Si l'état de la personne est améliorée en buvant :
Capsicum correspond à l'impression d'avoir du

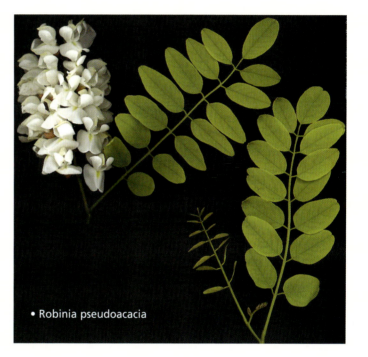

• Robinia pseudoacacia

piment dans l'estomac. L'état de la personne s'améliore en buvant très froid.

Sulfuricum Acidum, **Nux Vomica**, **Chelidonium** ont ce point commun : les malades se sentent améliorés par des boissons chaudes.

Posologie : tous ces différents remèdes sont donnés en 5 ch, 3 granules, 3 fois par jour en période de crise.

Le foie et le système digestif

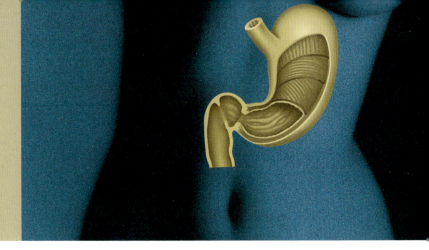

Il n'y a pas d'homéopathie sans remède de fond. Ils se retrouveront souvent dans :

Lycopodium, pour les malades qui ont une faim vorace, même la nuit, avec des envies de mets sucrés, qui sont immédiatement rassasiés, quelques bouchées provoquent d'ailleurs des malaises, des éructations, de la flatulence accompagnée de brûlures intolérables au niveau du pharynx. La nuit, se coucher sur le côté droit provoque des douleurs. Généralement, leur état s'améliore grâce à la chaleur du lit ou à des boissons chaudes.

Phosphorus, pour les personnes qui souffrent de douleurs gastriques brûlantes, améliorées momentanément par des boissons glacées, éprouvant une sensation de vide dans l'estomac, l'impression de défaillir, un désir anormal de sel, une sensation de brûlure entre les deux épaules.

Arsenicum Album, pour les malades qui ne peuvent supporter le moindre attouchement. Ils souffrent de douleurs brûlantes et rongeantes, avec sensibilité extrême du creux épigastrique. Paradoxalement, l'application de compresses chaudes les soulage. Ils ne supportent ni la vue, ni l'odeur des aliments. Ils ont soif de petites quantités d'eau froide, qu'ils rejettent dès qu'elles sont absorbées.

Le signe particulier est la grande anxiété, les malades pensent qu'ils sont perdus, qu'ils vont mourir.

Ces remèdes seront prescrits par le médecin, souvent sous forme de doses.

Argile

Un cataplasme par jour, froid ou chaud si l'on préfère, à garder une heure. Utiliser l'argile loin des repas. Attendre une heure aussi bien après qu'avant le repas pour le cataplasme d'argile chaud, deux heures pour le froid.

Phytothérapie

Quatre plantes apportent une aide indiscutable par leur effet apaisant, anti-inflammatoire et cicatrisant :

Calendula, **Grande Consoude**, **Centella Asiatica** et **Lithotame.**

Cette dernière présente en outre une action anti-acide protectrice des muqueuses gastriques.

Fleurs de Bach

Sweet Chestnut : une douleur intérieure écrasante, avec impression d'anéantissement proche, de se sentir au bord du gouffre, de souffrir d'épuisement dans une solitude totale, mène à des somatisations telles que les ulcères. Cet élixir permet de retrouver une confiance dans la vie. On renaît de ses cendres et on retrouve le contrôle de ses émotions et la joie de vivre.

3 à 4 gouttes, trois fois par jour, dans un peu d'eau.

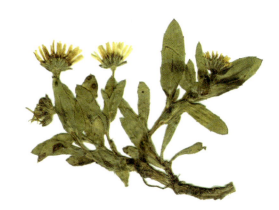

• calendula officinalis

Ulcère gastroduodénal

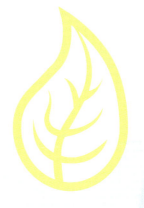

Alimentation

C'est l'alimentation du paradoxe.
Au lieu de proscrire le **poivron rouge**, ce qui semblerait logique, on le prescrit. En effet, il contient, d'une part, comme les carottes et les abricots, de grandes quantités de bêta carotène, qui aide à cicatriser toutes les muqueuses digestives et d'autre part, comme les oranges ou autres agrumes, de la vitamine C, qui freine le développement de lésions.
On ne prête plus d'effets néfastes aux **aliments épicés**. Depuis quelques années, selon des chercheurs canadiens, les piments forts aideraient même à protéger la muqueuse de l'estomac.
Les populations consommant des mets épicés, tels que les Indiens et les Latino-américains, développent moins d'ulcères que bien d'autres populations n'utilisant pas de saveurs piquantes.
Les piments rouges, les plus forts, pourraient même soulager les ulcères, en agissant comme des anesthésiants locaux.
L'ail atténue les effets nocifs des sucs gastriques et peut donc prévenir les ulcères.
La banane est un baume des muqueuses digestives.
Le lait entier et les yaourts faits à partir de lait entier, s'ils ne guérissent pas un ulcère, peuvent le prévenir, ou accompagner utilement les médicaments d'usage. En effet, la crème du lait contient des prostaglandines dont les effets pharmaceutiques ou plus exactement pharmacodynamiques sont comparables à ceux des médications contre les ulcères.
Le jus de chou joue un rôle à la fois préventif et curatif.
Un régime riche en fibres aide à cicatriser les ulcères et à éviter les récidives.
Ne pas négliger les **céréales**, blé et son en priorité. Les **haricots** rouges, blancs, le **maïs** et le **riz complet** sont parmi les aliments les plus performants pour atténuer les effets de l'acide gastrique sur les voies digestives.
Les substances (polyphénols) contenues dans les catéchines, dont le **thé vert** est riche, réduisent les ulcères.

Langage du corps

Les ulcères correspondent à la peur, et à une profonde croyance dans le fait que l'on n'est pas assez bien. Qu'est-ce qui nous ronge ?
La petite phrase positive : " Je m'aime et m'approuve. Je suis en paix. Je suis calme. Tout est bien. "

Pour d'autres psychologues américains, " inquiétude " est le mot-clef, comme si l'inquiétude nous dévorait de l'intérieur. Les ulcères se produisent quand notre réalité commence à devenir " corrosive ", lorsque nous sommes sous pression, inquiétés par notre situation financière ou professionnelle, par une relation affective, ou par notre rôle dans le monde. Les sentiments agressifs réprimés, tel le désir de se venger ou de frapper quelqu'un peuvent tout aussi bien être en cause. Un profond besoin d'être couvert d'attention et sécurisé entre en ligne de compte également.

À éviter

• *Les liquides brûlants qui irritent l'estomac.*
• *Le lait nature, consommé à dose importante (plus de deux verres par jour), risque de provoquer de l'acidité.*
• *Le riz blanc raffiné n'entre pas dans les aliments recommandés, au contraire. Les Japonais, qui sont parmi les plus grands consommateurs de riz blanc, détiennent aussi le record d'ulcères gastroduodénaux.*

Le foie et le système digestif

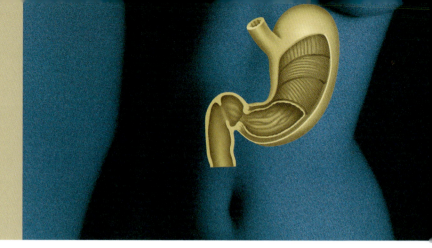

La téniase est une infection parasitaire intestinale due à l'infestation par des vers, les ténias ou vers solitaires. Ces parasites vivent dans l'intestin et peuvent atteindre 6 à 8 mètres de long. Il s'agit de vers adultes composés d'anneaux rectangulaires contenant de nombreux œufs.

Cause

On distingue quatre types de ténias :

Taenia saginata
Les œufs sont ingérés par le bœuf (on dit que le bœuf est un hôte intermédiaire) qui héberge le parasite au niveau de ses muscles. Il est transmis à l'homme par l'ingestion de viande de bœuf contenant les larves et insuffisamment cuite.

Taenia solium
Dans ce cas-ci, l'hôte intermédiaire est le porc. L'homme est contaminé en mangeant de la viande de porc trop peu cuite. D'autre part, l'homme peut à son tour devenir hôte intermédiaire et héberger le parasite dans différents tissus : c'est la cysticercose humaine.

Diphyllobothrium Latum
La maladie est transmise par l'ingestion de poissons d'eau douce.

Hymenolepis nana
Le responsable de cette parasitose est un petit ténia transmis par l'ingestion d'insecte ou, surtout, des œufs de ce parasite qui sont d'emblée infectants. La contamination de l'homme se fait alors directement par l'ingestion de ces œufs (il n'y a pas d'hôte intermédiaire).

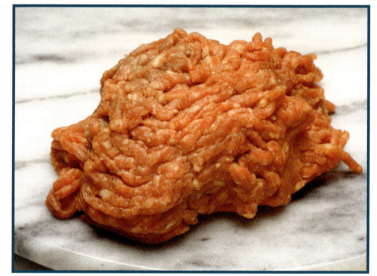

• Le bœuf cru constitue un aliment à haut risque.

La cysticercose

La cysticercose est une maladie parasitaire provoquée par l'infestation des larves du ténia du porc (Taenia solium). L'homme est contaminé par l'ingestion de porc cru ou mal cuit contenant des œufs du ténia. L'œuf donne naissance dans l'estomac à un embryon du ténia qui migre vers les muscles, le derme, l'œil ou le cerveau. Il peut provoquer l'apparition d'une petite tumeur de la taille d'un grain de riz. Au niveau du cerveau, elle peut entraîner des maux de tête, des crises d'épilepsie, des convulsions et des vomissements. Localisée dans le globe oculaire, la tumeur est parfois responsable d'une cécité. Le traitement repose sur l'administration d'un médicament antiparasitaire. Il arrive que l'on doive réaliser l'ablation chirurgicale de la tumeur.

Le ver solitaire ou ténia

Symptômes

Lorsqu'il y a des symptômes, les téniases se manifestent par une fatigue, des douleurs abdominales, des nausées, des manifestations allergiques (démangeaisons), des troubles de l'appétit (perte ou augmentation de l'appétit) et parfois une diarrhée. Les anneaux mobiles du parasite Teania saginata pointent hors de l'anus. S'il s'agit du ténia du porc, les anneaux plats et blancs sont retrouvés dans les selles. L'examen des selles permet de retrouver les œufs d'Hymenolepis nana.

Traitement Médecine traditionnelle

Il existe des médicaments antiparasitaires efficaces contre le ténia en une ou deux prises. Souvent, la prise d'un purgatif permet de faciliter l'élimination fécale des anneaux.

Prévention

La prévention est indispensable. Elle repose sur la cuisson suffisante des viandes et des poissons.

Traitement Médecine douce

Homéopathie

Pour l'homéopathie, il ne s'agit pas uniquement de prendre un vermifuge, il est important de traiter le terrain et de combattre les effets toxiques laissés par le passage de ce parasite. Le corps fait bien les choses et se remettra petit à petit, mais il existe des tempéraments " vermineux " et si le terrain est revu, cela enlèvera toute chance de récidive.

Taenia 9 ch, en dose, prescrit par le médecin s'il juge bon de le faire en plus d'un vermifuge. Prendre en principe une dose tous les 15 jours.
Pour combattre les effets toxiques, qui peuvent avoir des incidences physiques telles que palpitations, fatigue, grincements des dents pendant le sommeil, prurit nasal, et des incidences psychologiques telles que nervosité excessive, changements d'humeur, état dépressif sans raison particulière :

Cina 5 ch, **Cuprum** 5 ch, **Spigelia** 5 ch, à raison de 3 granules de chaque, 2 fois par jour pendant 5 jours, puis 1 fois par jour pendant un mois environ, jusqu'à amélioration.

Cina est le grand remède du terrain vermineux, que ce soit chez l'adulte ou chez l'enfant. Les personnes adultes ou les enfants en correspondance avec ce remède souffrent de douleurs dans le ventre, d'une impression de ballonnement constant. Elles sont très irritables et présentent une agitation anormale, doublée d'un sommeil agité, de tressaillements et de grincements des dents.
Durant la journée, ces personnes souffrent de démangeaisons irrépressibles du nez ou de l'anus. Leur appétit est capricieux, il y a surtout des envies de mets sucrés.
Sur le plan psychologique, ce sont des personnes qui se sentent très vite coupables.
Ce remède est souvent prescrit en dose 9 ch, une dose par semaine, après les prises de granules, pendant plusieurs semaines.

Teucrium Marum 5 ch, 3 granules, 3 fois par jour, puis 2, dès qu'il y a amélioration. À prendre en plus de Cina, pour les démangeaisons anales dérangeantes, surtout chez l'enfant.

Stannum (l'étain) 5 ch, correspond à divers troubles du système nerveux, et agira sur un terrain restant influencé par la poussée toxique. Les personnes concernées sont particulièrement tristes, fatiguées psychiquement, démoralisées par tout, elles redoutent le moindre effort, n'ont même plus envie de parler ni de bouger.
3 granules, 2 fois par jour jusqu'à amélioration, 15 à 20 jours généralement.

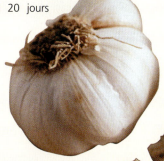

Le foie et le système digestif

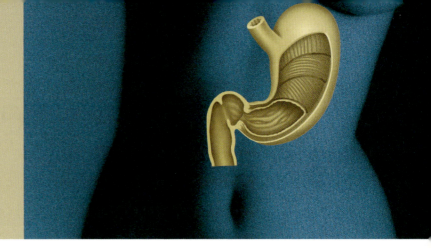

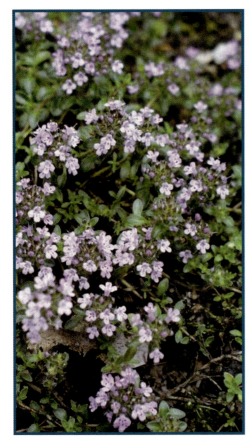

• Thym.

Pendant longtemps, l'étain fut un remède très populaire en Ecosse contre le ver solitaire. Certains taenifuges sont d'ailleurs préparés à partir d'étain. Toujours en Ecosse, on a également remarqué que les ouvriers se trouvant en contact avec ce métal étaient très souvent atteints de ver solitaire. Stannum agit donc homéopathiquement dans ce cas. À rappeler que l'on ne soigne pas le mal par le mal, en homéopathie, mais on soigne par la substance, diluée, dynamisée, qui à son état normal provoquerait ce mal.

Alimentation

Des secrets de grand-mère reviennent en force depuis quelques années. Pour combattre vers et terrain vermineux, l'**ail** se situe en tête des remèdes, avec son action anti-infectieuse intestinale. En consommer le plus possible, cru de préférence, dans les salades, et cuit dans toutes les préparations culinaires.
Consommer chaque jour des carottes râpées crues, du jus de carottes, du jus d'ananas, ainsi que des pommes de terre en salade largement arrosées d'huile de noix, jusqu'à ce que ce que le vermifuge spécifique ait fait son plein effet.
Tout cela aidera les intestins à ne plus constituer un terrain de prédilection pour le ver solitaire.
Durant le traitement, éviter les mets très sucrés et tous les laitages.

Pour les personnes qui consomment de la viande, éviter autant que possible le bœuf cru (le bœuf haché doit être consommé le jour même : qu'il soit servi nature ou en différentes préparations, lorsqu'il reste au réfrigérateur pendant plusieurs jours, il devient un aliment à grands risques.)
De même, le porc ne doit en aucun cas être consommé sans avoir cuit pendant une demi-heure au préalable.

Phytothérapie

La tisane de **thym** est la plus conseillée. En prendre chaque soir - elle existe en infusette dans les pharmacies et maisons de diététique -. Il est possible d'en donner aux enfants. Dans ce cas, la laisser infuser très peu de temps, sinon elle pourrait provoquer de la nervosité.

Langage du corps

Comme dans tout, il existe un terrain physique et un terrain psychique, ainsi que des mots du corps exprimant cet état vermineux.
La petite phrase positive : " Les autres ne reflètent que les sentiments positifs que j'ai de moi. J'aime et approuve tout ce que je suis ".

Le ver solitaire ou ténia

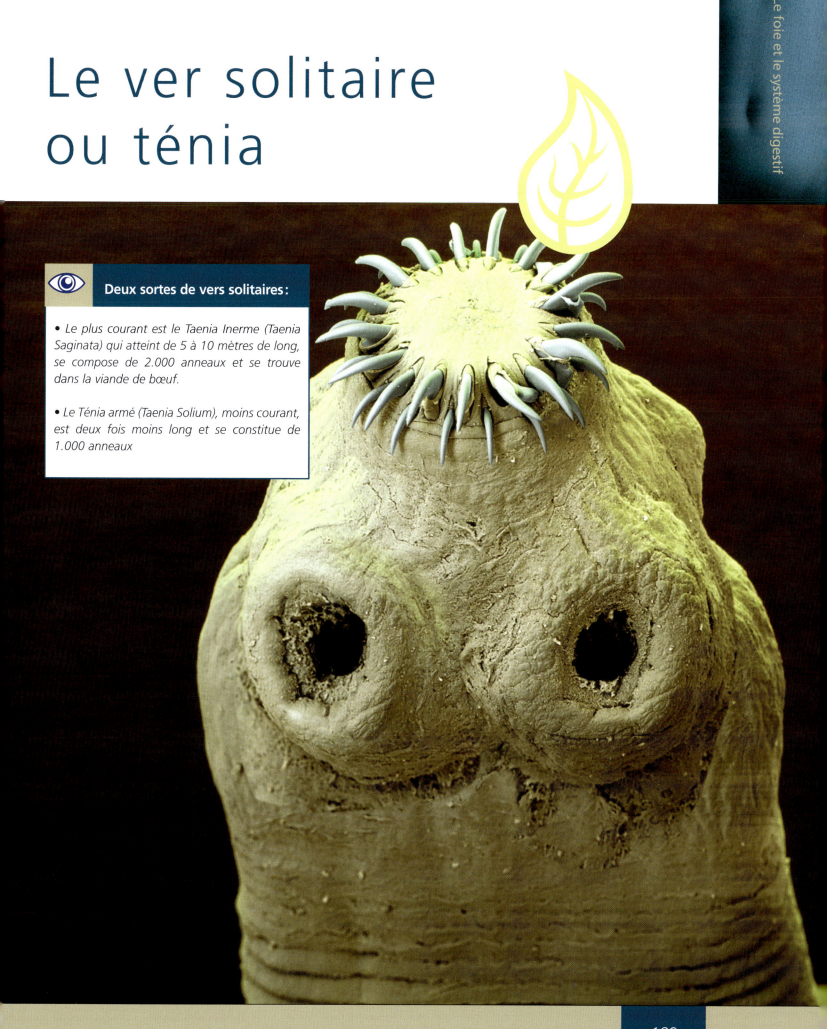

Deux sortes de vers solitaires :

- *Le plus courant est le Taenia Inerme (Taenia Saginata) qui atteint de 5 à 10 mètres de long, se compose de 2.000 anneaux et se trouve dans la viande de bœuf.*

- *Le Ténia armé (Taenia Solium), moins courant, est deux fois moins long et se constitue de 1.000 anneaux*

Les voies respiratoires et les poumons

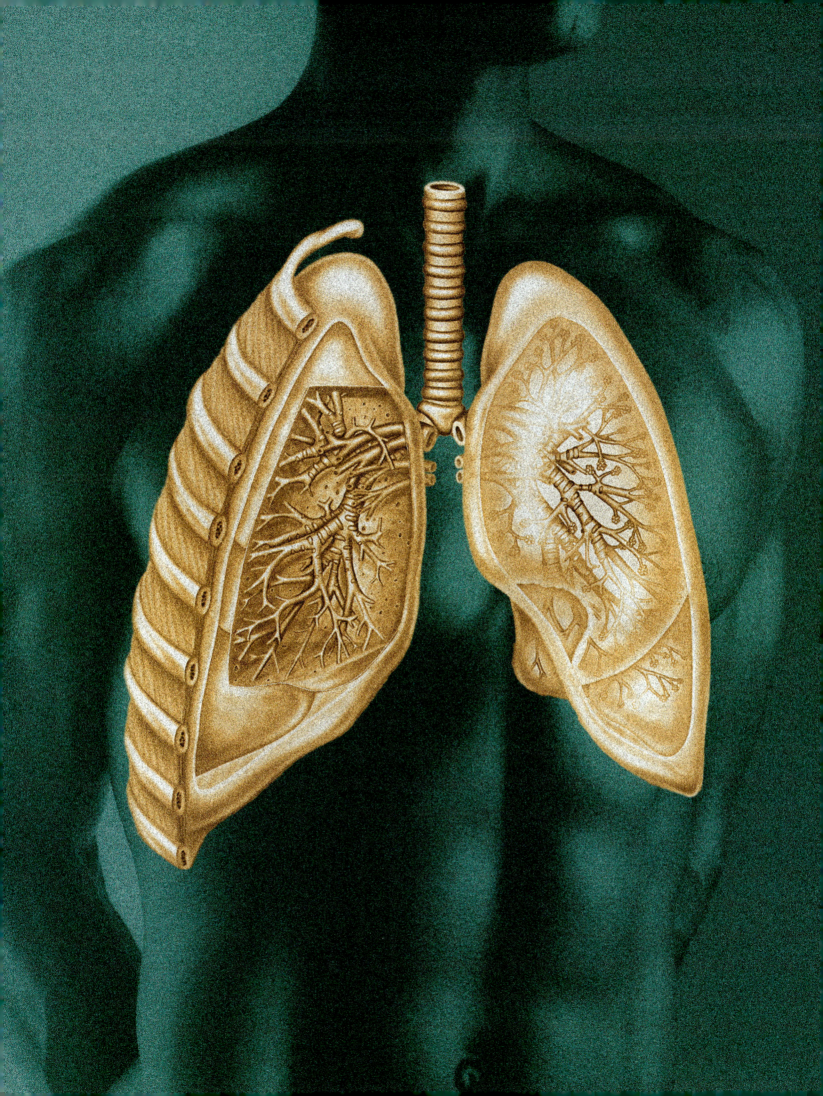

Les voies respiratoires et les poumons

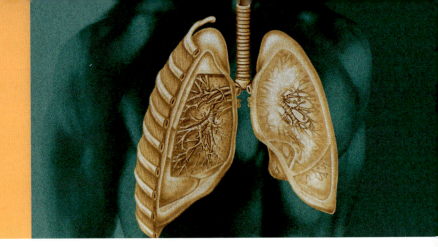

Pour vivre et assurer leurs tâches, les cellules du corps ont besoin d'énergie, apportée par les aliments, et d'oxygène. Quand l'homme respire, il capte l'oxygène présent dans l'air au moyen de l'appareil respiratoire formé par l'arbre respiratoire, les poumons et les muscles associés. Cet oxygène passe, à travers les poumons, dans le sang qui se charge de le transporter vers toutes les cellules de l'organisme. Par ailleurs, lors de la respiration, le gaz carbonique en provenance des cellules, est expulsé par les poumons.

L'arbre respiratoire

Pour arriver aux poumons, l'air doit circuler à travers l'arbre respiratoire. Celui-ci se subdivise successivement en fosses nasales, pharynx, larynx, trachée et bronches.

Les fosses nasales sont tapissées par une muqueuse visqueuse qui capture les corps étrangers. Les cils présents sur la surface des fosses nasales renvoient les impuretés vers l'entrée du nez afin qu'elles soient éjectées par éternuement ou par mouchage. L'air qui passe par les fosses nasales est donc filtré mais aussi chauffé et humidifié.

Le pharynx est un conduit musculo-membraneux appartenant aux voies aériennes et digestives. Il comporte trois parties. Dans la partie supérieure ne passe que l'air. Dans les deux autres, circulent également les aliments.

Le larynx est l'organe de la phonation. Les cordes vocales sont situées à la base du larynx et vibrent lorsque l'air les traverse à l'expiration. L'épiglotte est un clapet cartilagineux qui empêche les aliments de pénétrer dans la trachée. Il s'ouvre pour laisser passer l'air.

La trachée est un conduit d'environ 15 cm de long qui s'étend de l'extrémité inférieure du larynx à l'origine des bronches. Elle se scinde, dans sa partie inférieure, pour donner naissance aux deux principales bronches qui amènent l'air vers le poumon droit et le poumon gauche.
Les bronches souches se ramifient en bronches lobaires, puis segmentaires et enfin en bronchioles qui débouchent dans de toutes petites cavités nommées alvéoles pulmonaires.

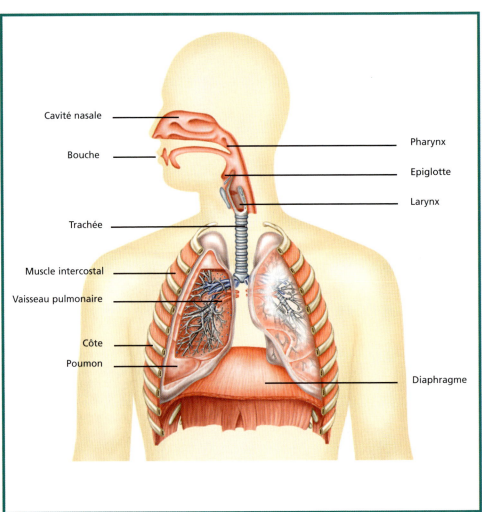

L'appareil respiratoire

Les poumons

Les poumons sont les principaux organes de l'appareil respiratoire. Ils sont constitués de millions d'alvéoles pulmonaires à travers lesquelles se produisent les échanges gazeux nécessaires à l'oxygénation des cellules et à l'élimination des déchets.

Structure

Les poumons sont deux organes coniques, élastiques et spongieux, protégés par la cage thoracique. Ils sont séparés par une zone médiane, appelée **médiastin**. Le poumon gauche est un peu plus petit que le droit. Ce dernier est divisé en trois **lobes**, alors que le poumon gauche n'en comporte que deux. Ces lobes sont séparés par des **scissures**. L'air pénètre dans les poumons par deux conduits issus de la trachée, les bronches. Ces deux **bronches** principales alimentent chacune un poumon et se subdivisent en entités de plus en plus petites (bronches lobaires, puis segmentaires) pour aboutir aux **bronchioles**. A l'extrémité des bronchioles se trouvent de nombreux sacs élastiques, les **alvéoles pulmonaires**, enserrés par un réseau de minuscules **capillaires sanguins**. Les alvéoles sont regroupées par petits groupes de 5 ou 6, desservis par une bronchiole. C'est à travers les parois très fines des capillaires et des alvéoles que s'échangent l'oxygène et le gaz carbonique. Certaines cellules spécifiques des alvéoles pulmonaires sécrètent une substance principalement composée de graisse, le **surfactant**. Il tapisse les parois intérieures des alvéoles et empêche que celles-ci ne s'affaissent en se vidant de leur air. Grâce au surfactant, les alvéoles restent gonflées et l'air peut y pénétrer et en ressortir.

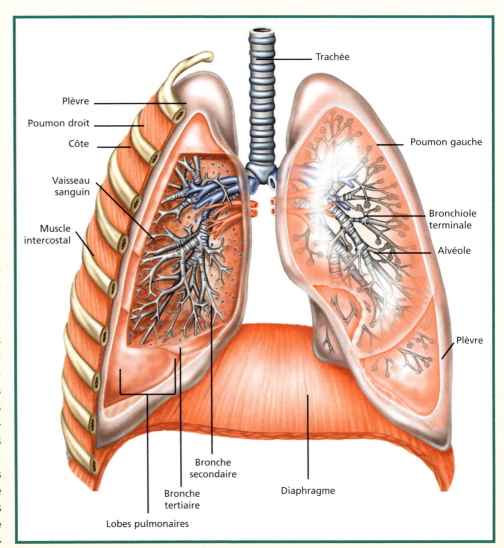

La plèvre

Chaque poumon est enveloppé par une membrane, la plèvre. Elle est composée de deux feuillets qui se réfléchissent l'un dans l'autre et délimitent une cavité virtuelle, la cavité pleurale. Le feuillet viscéral fait corps avec le poumon et le feuillet pariétal est moulé sur les côtes, le médiastin et la coupole diaphragmatique.

Le diaphragme

Le diaphragme est un muscle aplati situé entre la base des poumons et la cavité abdominale. Il joue un grand rôle dans le phénomène de la respiration (muscle inspiratoire principal). Il est assisté par les muscles intercostaux (situés entre les côtes) ainsi que ceux du cou et de l'abdomen.

Les voies respiratoires et les poumons

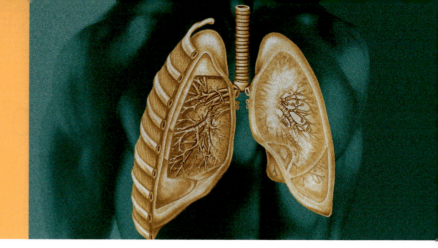

La respiration est l'ensemble des phénomènes qui assurent les échanges gazeux entre le milieu ambiant et la cellule vivante (apport de l'oxygène nécessaire au métabolisme, et tissus, et évacuation du gaz carbonique produit). Elle s'exécute en trois séries de phénomènes : **1.** la respiration pulmonaire, **2.** une étape de transport des gaz et **3.** une étape de respiration tissulaire. La respiration normale est contrôlée par les centres respiratoires situés dans le bulbe rachidien. Il s'agit d'un processus involontaire. Mais la respiration peut également être contrôlée volontairement.

La respiration pulmonaire

Pour permettre le renouvellement de l'air à l'intérieur des poumons, ceux-ci se gonflent et se dégonflent sans arrêt. Ces mouvements s'effectuent en deux phases : l'inspiration et l'expiration.

L'inspiration est la phase pendant laquelle l'air pénètre dans les poumons. Elle se produit grâce à la contraction du diaphragme et des muscles intercostaux qui élargissent la cage thoracique. En cas d'inspiration profonde les muscles du cou se contractent également.

L'expiration est la phase durant laquelle l'air est expulsé des poumons. Le diaphragme et les muscles intercostaux se relâchent sous l'action de la pesanteur et la cage thoracique reprend sa taille initiale. Il s'agit d'un phénomène passif. L'expiration forcée est, par contre, un mécanisme actif, qui mobilise les muscles intercostaux et abdominaux. L'expiration dure plus longtemps que l'inspiration.

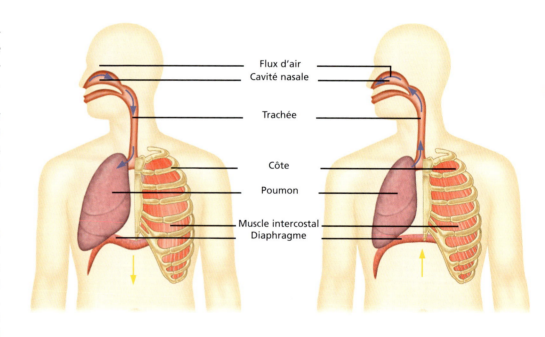

L'inspiration   **L'expiration**

La respiration

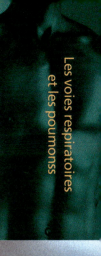

Les voies respiratoires et les poumonss

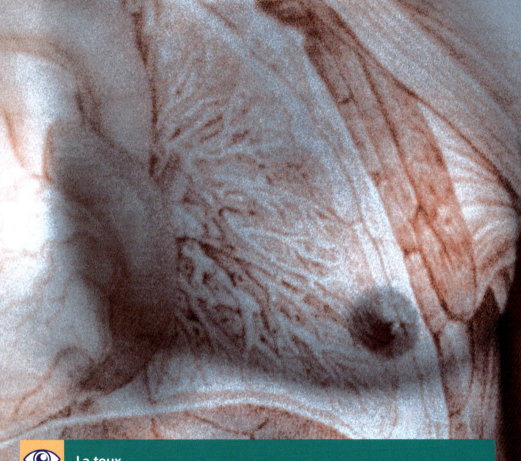

La respiration pulmonaire

La respiration pulmonaire associe une phase de distribution ventilatoire et une phase d'échange alnéolocagillaire (c.-à-d. échange gazeux entre les poumons et le sang). L'air chargé d'oxygène atteint les alvéoles pulmonaires, enveloppées dans une sorte de filet de capillaires sanguins.

Le transport des gaz

Il s'agit de l'échange alnéolocapillaire : transformation du sang veineux en sang artériel. A l'intérieur de ces vaisseaux circule le sang veineux chargé de gaz carbonique. C'est à travers les fines parois des alvéoles pulmonaires et des capillaires que l'échange de gaz se produit : le gaz carbonique passe du sang aux alvéoles, et l'oxygène des alvéoles intègre le flux sanguin. Ce sang dépourvu de gaz carbonique et riche en oxygène repart vers le cœur puis, via l'aorte, vers les différents tissus de l'organisme.

Etape de respiration tissulaire

La véritable respiration qui apporte l'oxygène nécessaire à la vie se produit au sein des cellules. Le sang sort du cœur chargé d'oxygène et, par les capillaires, entre en contact avec les cellules qui doivent éliminer leur gaz carbonique. L'oxygène traverse les capillaires vers les cellules et le gaz carbonique suit le chemin inverse. Le sang désaturé en oxygène retourne alors vers le cœur et, de là, vers les poumons, où il rejettera le gaz carbonique afin qu'il soit expulsé à l'expiration.

👁 La toux

Lorsque les voies respiratoires sont irritées par des particules étrangères, par exemple, la toux permet d'expulser l'agent irritant. Par un effort respiratoire important, l'air inspiré précédemment sort brusquement des poumons. Dans un premier temps, les fausses cordes vocales, situées au-dessus des cordes vocales dans le larynx, se ferment afin d'augmenter la pression à l'intérieur des poumons et de toute la cage thoracique. Lorsque la pression est maximale, les fausses cordes vocales s'écartent et l'air est expulsé avec une force extraordinaire en produisant la toux.

Les voies respiratoires et les poumons

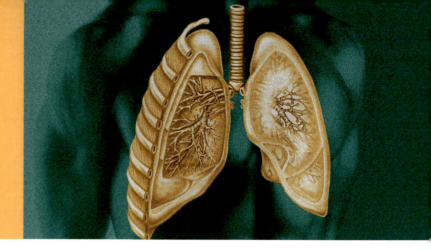

L'asthme est une affection inflammatoire chronique des muqueuses des voies respiratoires, caractérisée par une hyperréactivité de la trachée et des bronches à des facteurs irritatifs variés. Lors d'une crise d'asthme, l'organisme sécrète des substances chimiques qui provoquent la contraction des muscles bronchiques (muscles qui commandent l'ouverture et la fermeture des bronches). Par ailleurs, la muqueuse qui revêt l'intérieur des voies respiratoires s'enflamme ou enfle, puis se recouvre de mucus. Il s'ensuit un rétrécissement diffus des voies respiratoires, ce qui provoque un essoufflement et une respiration sifflante. L'asthme peut survenir à n'importe quel âge: il touche 1 à 3 % de la population adulte, est surtout fréquent dans la jeunesse chez les garçons mais plus fréquent à l'âge adulte chez la femme.

 ## Cause

Il existe de nombreux facteurs susceptibles de déclencher une crise d'asthme. Les personnes asthmatiques ont des poumons sensibles qui réagissent à différents agents déclencheurs. L'hérédité et l'allergie peuvent être placées en tête des causes du développement de la maladie. Les principaux allergènes sont les pollens, les acariens, les poussières de maison, les moisissures et les parcelles de peau, de plumes ou de poils d'animaux. Il semble que certaines personnes soient génétiquement plus sensibles que d'autres aux facteurs déclencheurs de l'asthme. Les infections respiratoires, la pollution atmosphérique, la fumée de cigarette, l'effort physique, l'air froid, les changements de température et du taux d'humidité sont également susceptibles de provoquer des crises d'asthme.

 ## Symptômes

L'asthme se manifeste par divers symptômes apparaissant sous forme de crise : essoufflement, toux, respiration sifflante, serrement de poitrine. Ces symptômes varient selon les personnes tant pour la fréquence que pour la gravité. Ils peuvent aller d'un simple essoufflement à une insuffisance respiratoire importante. Ils sont souvent plus intenses le soir et la nuit. Chez certaines personnes, les symptômes de l'affection se manifestent quotidiennement, alors que chez d'autres, ils restent occasionnels.

 ## La crise d'asthme

Elle débute le plus souvent par une série de quintes de toux sèche. Ensuite, la respiration du patient devient sifflante. Il transpire et les battements de son cœur s'accélèrent. Les crises ont tendance à s'apaiser après quelques dizaines de minutes. Suite à une forte crise, le sifflement à l'expiration peut demeurer.

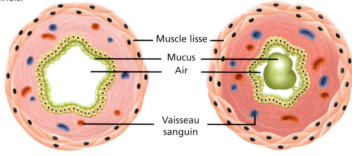

voie normale   **voie asthmatique**

196

Asthme

Diagnostic

Le débitmètre permet de diagnostiquer l'asthme et d'en contrôler les fluctuations. La spirométrie aide à préciser le degré du spasme bronchique. La radiographie sert à détecter une autre affection pulmonaire associée. Des examens allergiques viennent souvent compléter le diagnostic et visent à identifier les allergènes responsables de l'asthme.

Traitement Médecine traditionnelle

L'asthme est une maladie chronique qui peut durer toute la vie. Il ne peut être guéri, mais il peut être maîtrisé. Le traitement vise à réduire ou éliminer les symptômes afin d'assurer au patient une vie normale. Il y a trois mesures principales à prendre pour traiter l'asthme : éviter les déclencheurs, prendre des médicaments anti-inflammatoires, et soulager les symptômes en prenant des médicaments apaisants comme les bronchodilatateurs. En cas de crise grave, une hospitalisation en urgence s'impose afin d'oxygéner le patient, de lui injecter des corticostéroïdes et de lui administrer des bronchodilatateurs à fortes doses.

Traitement Médecine douce

Les déclencheurs

Il est essentiel de rechercher les facteurs déclenchant les crises afin de pouvoir au mieux les éviter. Il suffit parfois de modifier les habitudes de vie pour éliminer un déclencheur. En cas d'allergie au pollen, il faut éviter l'herbe fraîchement coupée et fermer les portes et les fenêtres pour empêcher le pollen d'entrer. Pour combattre les acariens, il est judicieux d'aspirer souvent, d'éviter les tapis, de laver régulièrement la literie et d'utiliser des housses spéciales pour les oreillers et le matelas. La présence d'animaux à poils est déconseillée surtout dans les chambres. Il faut également veiller à se protéger du froid et à se ménager en cas d'exercices physiques (échauffement préalable et périodes de récupération). Dans tous les cas, il faut s'abstenir de fumer.

Le débitmètre et la spirométrie

Le débitmètre est un petit appareil en forme de tube qui est utilisé pour diagnostiquer l'asthme et en faire le suivi. Il permet de mesurer le volume d'air que la personne asthmatique peut expirer avec force après avoir pris une bonne inspiration. Une spirométrie peut, en plus, être demandée par le médecin. Il s'agit d'un examen qui a pour but la mesure des débits et des volumes pulmonaires.

Les voies respiratoires et les poumons

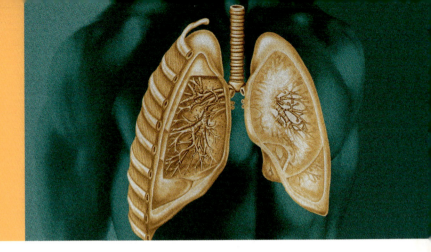

Les médicaments anti-inflammatoires

les plus courants sont les corticostéroïdes que l'on absorbe à l'aide d'un inhalateur et qui visent à réduire l'inflammation des voies respiratoires. Ils ne procurent pas un soulagement rapide des symptômes mais préviennent les symptômes à venir. Ils contrôlent l'inflammation, cause la plus fréquente de l'asthme.

Les bronchodilatateurs

Les bronchodilatateurs sont des médicaments qui agissent rapidement pour relâcher les muscles qui entourent les voies respiratoires et permettent à la personne asthmatique de respirer plus aisément. Ces médicaments agissent rapidement sur les symptômes. Cependant, s'ils calment les symptômes, ils ne préviennent pas l'asthme.

Prévention

La prévention de l'asthme repose sur l'utilisation régulière du médicament anti-inflammatoire, sur l'éviction au maximum des déclencheurs d'asthme et sur la surveillance de la fonction respiratoire à domicile grâce au débitmètre. Lorsque l'élimination de l'allergène est impossible et que celui-ci est unique, une désensibilisation spécifique peut être envisagée et s'avérer efficace.

Traitement Médecine douce

L'asthme est souvent traité par l'intégration de médecines allopathiques et homéopathiques, ou tout autre médecine et méthode douce, que l'on juge parfaitement complémentaire. Les cas extrêmes sont soulagés par des médicaments spécifiques, mais l'homéopathie, les plantes, l'acupuncture, sont aptes à calmer les crises d'intensité moyenne, à prévenir de nouvelles attaques en prenant en compte le terrain du malade, et à mener souvent celui-ci à une guérison.

Les dix dernières années ont vu une progression alarmante du nombre de personnes souffrant d'asthme, 7% de la population en Belgique et en France. La Grande-Bretagne détient le record, avec ses deux millions d'asthmatiques. Si d'une façon générale l'augmentation de la pollution est liée à l'augmentation de cette affection, on sait que le plan émotionnel est tout aussi présent. Il est bien admis que le stress, les émotions, ont leur part dans le déclenchement d'une crise. Le stress est d'ailleurs la façon personnelle de vivre une situation extrême, ou de vivre ses émotions. Chacun a ses capacités, ses limites, le stress est une balance constante et personnelle. On parle de problèmes affectifs liés à la mère, au père, au manque d'amour. Mais là aussi, le besoin d'amour, la demande d'amour, est personnelle à chacun. Freud n'a pas manqué de pointer du doigt le psychisme dans l'asthme, notamment en ce qui concernait une de ses patientes, Dora. Selon lui, les crises d'asthme de cette jeune personne étaient bien un moyen d'aviver l'amour de ses parents, et restèrent jusqu'à l'âge adulte son seul moyen d'attirer l'attention de son entourage. Et l'écrivain Marcel Proust voyait ses crises se déclencher lorsqu'il n'avait pas reçu le soir le baiser de sa mère.

On sait aussi maintenant que les facteurs psychosomatiques sont inscrits en grand dans le problème d'asthme. Le système nerveux et le système hormonal contrôlent l'activité du système immunitaire. De l'équilibre des uns dépend celui de l'autre.

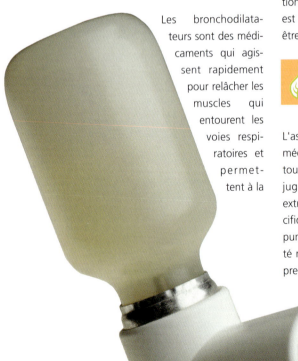

• Bronchodilatateur.

Asthme

L'être humain est reconnu comme étant un tout, une fois de plus.

L'asthme fait aussi partie des allergies, et bien sûr on n'est pas allergique aux pollens pour des raisons psychiques ou affectives, mais ces facteurs favorisent la réaction allergique. S'il existe une prédisposition à l'allergie, un terrain, appelé " atopique " certaines allergies se développent hors de toute prédisposition héréditaire. D'ailleurs les asthmes professionnels pouvant être occasionnés par des produits chimiques, font partie des allergies non atopiques. Mais les médecines naturelles, même dans ce cas, iront chercher la cause tout à fait individuelle, parce que ceux qui sont en contact avec les mêmes substances ne sont pas tous asthmatiques.

Homéopathie

Le traitement de fond relève bien sûr du domaine de l'homéopathie.

Pour rappel : les **4 grands terrains ou diathèses** en homéopathie, sont définies comme des prédispositions à développer certains types de maladies, des manières de réagir à des stress. **Le tuberculinisme** en fait partie. Ce terrain ne mène pas à la tuberculose, ou ne mène plus à cette maladie, mais prédispose à une fragilité des voies respiratoires. Il est souvent lié à un être de constitution phosphorique, sensible, fragile, qui risque les déminéralisations et la déshydratation. On trouve fréquemment chez lui une fragilité hépatique, une sensibilité au froid sur le plan des affections rhino-pharyngées, des faiblesses articulaires avec douleurs de croissance lorsqu'il s'agit d'un adolescent. Le tuberculinique en fait a toujours quelque chose, mais n'est jamais malade. S'il a de la température, ce sera une faible température qui traîne des jours et des jours. Ses défenses immunitaires sont mauvaises, ses ganglions lymphatiques augmentent de volume pour un oui pour un non. Il s'agit d'un fatigué chronique. L'exemple type est bien sûr Marcel Proust, qui passa les trois-quarts de sa vie couché, ce qui ne l'empêcha pas de créer son immense œuvre. Il écrivit : " La mort empêche tout et je vis pourtant avec elle… "

Les remèdes homéopathiques de terrain qui reviennent le plus souvent sont :
Tuberculinum, Natrum Muriaticum, Sepia, Calcarea Phosphorica, et Silicea. Ils sont donnés de façon strictement individualisée, et souvent sous forme de doses.

Pour les crises de moindre importance :

Cuprum Metallicum, 5 ch, est un grand remède anti-spasmodique et pourra être donné dès les signes avant-coureurs de la crise, à raison de 3 granules, éventuellement deux fois de suite, à 20 minutes d'intervalle.

Ignatia, 9 ch, si la crise est consécutive à une contrariété, une grande émotion, accompagnée d'une suffocation intense, d'un pouls rapide, de ballonnement du ventre, de sueurs, et si l'état s'améliore dès que la personne est divertie.

Arsenicum Album, 5ch, si la crise survient vers 2-3 heures du matin, oblige à se lever, si la dyspnée est intense ou s'accompagne d'angoisse, d'impression de brûlure dans la poitrine, même s'il y a frilosité. La personne est pétrifiée, pense qu'elle va mourir, son visage est pâle et couvert de sueurs froides, elle a soif d'eau froide, qu'elle avale en petites quantités souvent répétées. D'une façon générale, cette personne a horreur de l'effort physique qui l'épuise.

Aralia Racemosa, 5ch, si la crise survient au coucher, ou après un court moment de sommeil, et s'accompagne d'une impression de corps étranger dans la gorge, et d'éternuements.

Kali Carbonicum, 5ch, si la crise se déclenche vers 3-4 heures du matin, revient d'ailleurs régulièrement et provoque un grand épuisement. Le malade doit s'asseoir dans son lit et se pencher en avant pour se sentir un peu soulagé.

Lachesis, 5ch, si la crise survient après avoir dormi. Ce remède sera indiqué pour les crises d'asthme de la ménopause ou celles qui apparaissent après suppression des règles, quelle qu'en soit la raison.

Antimonium Tartaricum, 5ch, si les mucosités dans la poitrine provoquent des " ronflements bruyants " qui s'entendent à distance, s'il y a peu ou pas d'expectoration. La moindre tentative pour expulser ces mucosités sont épuisantes. Le malade ne supporte pas de rester assis car il suffoque.

• Acarien.

Les voies respiratoires et les poumons

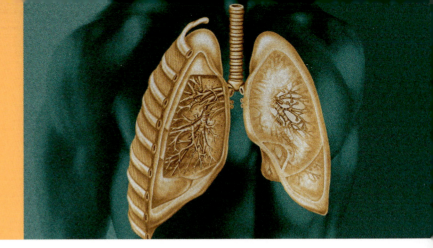

Ipeca, 5ch, si la crise débute brusquement, sans phénomènes précurseurs.
Le malade est réveillé brusquement par un sentiment de constriction dans la poitrine, la respiration s'accélère rapidement et en quelques minutes la suffocation apparaît, intense, avec sensation d'étranglement laryngé. La toux est sèche, suffocante, convulsive, aggravée par chaque mouvement, et s'accompagne de nausées. Le Dr Sananès, dans son livre destiné à la formation médicale continue " Cliniques homéopathiques " écrit : " Pourquoi Ipeca? Mon vieux maître me disait : la crise d'asthme est toujours nocturne, jamais diurne. Une crise du jour est due à l'instituteur, au père ou à la mère, ce sont des crises conflictuelles. Une crise de nuit, c'est de l'asthme. "

Il est possible d'alterner les médicaments correspondants de quart d'heure en quart d'heure, jusqu'à amélioration, mais en début de traitement, généralement les médecins maintiennent une aide allopathique d'urgence.
Poumon Histamine, une dose en 15 ch est souvent ajoutée sans danger aux autres remèdes.
Si les crises ont une origine allergique, on pourra désensibiliser par une isopathie, ou isothérapie, faite en dilution homéopathique dynamisée à partir des mêmes éléments que dans les désensibilisations classiques, et très bien supportée.

Acupuncture

En acupuncture, les systèmes énergétiques mis en cause dans l'asthme sont principalement ceux du poumon, mais aussi du rein et de la rate. On tiendra compte de l'histoire de la personne, de son âge, de son type de fatigue, de son degré d'essoufflement.

Phytothérapie

En tête viennent :
Asmatica, puissant broncho-dilatateur, ayant une grande efficacité sur les terrains asthmatiques. On l'utilise en synergie avec :
Grindelia, désinfectant, antispamodique bronchique.
Réglisse, possède des propriétés anti-inflammatoires et anti-allergiques et est souvent associée à l'Ephédra dans la pharmacopée chinoise.
Ephédra, (Ma Huang en chinois) fait partie des classiques de la médecine traditionnelle chinoise. Il a des propriétés anti-inflammatoires et anti-allergiques. Il est traditionnellement utilisé dans des préparations qui combinent plusieurs plantes pour augmenter certains effets et en diminuer d'autres. Il est surtout efficace dans les cas relativement récents d'asthme épisodique.

Les plantes dites balsamiques,
donc adoucissantes des muqueuses respiratoires, ont leur place également :
Eucalyptus, il est le grand classique de toutes affections respiratoires et est même utilisé contre le tabagisme.
Bourgeons de pin, c'est le remède important de tout l'arbre bronchique.

Les plantes anti-allergiques respiratoires :
Plantain, **Desmodium Ascendens**, qui inhibent l'action de l'histamine et jouent un rôle dans tous les problèmes d'allergie.

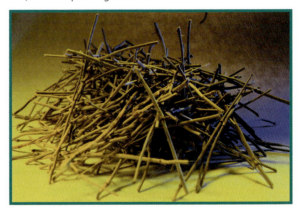

• Ephédra (Ma Huang).

Asthme

Elles seront associées au **Maïtake**, **Shii-ta-ke**, champignons asiatiques qui aideront à renforcer les défenses immunitaires des organismes diminués par les agressions de leurs allergènes. Il y a des siècles déjà, on disait du Shii-ta-ke, qu'il était " porteur de vie ".
Ces plantes existent en gélules, 1-2 à chaque repas.

Alimentation

Consommer des antioxydants en quantité qui protègent les poumons contre les substances allergènes :

Légumes et fruits, dont oranges et pamplemousses, fraises, framboises, poivrons, légumes crucifères et à feuilles vertes, persil, sont particulièrement riches en vitamine C. Ils sont de puissants antioxydants, dont on trouve la présence sur les parois des poumons, et qui les protègent contre les oxydants qu'apportent la respiration et la fumée de cigarettes. (On recommande d'ailleurs souvent aux fumeurs invétérés de consommer de la vitamine C en grande quantité). Elle a en plus, la particularité d'accélérer le métabolisme des histamines, donc d'inhiber leur taux, ce qui est un atout majeur chez les personnes trop sensibilisées sur ce point. Et elle agit sur les prostaglandines, qui contribuent à maîtriser tout type d'inflammation. Des études ont démontré que la plupart des asthmatiques manquent de vitamine C.

Le magnésium est nécessaire, il aide à la souplesse des muscles des bronchioles. On le trouvera dans les céréales, le pain complet, les amandes, le lait, mais attention, le lait peut faire partie des aliments susceptibles d'aggraver les crises d'asthme, surtout chez les enfants, et parfois chez l'adulte également. Il vaudra mieux en parler à son médecin.

Les acides gras oméga-3 aident à inhiber les substances inflammatoires qui participent aux réactions asthmatiques. On les trouve dans les poissons gras en particulier, saumon, sardines, thon, hareng et maquereau.

L'oignon renferme à lui seul 3 substances anti-inflammatoires intervenant dans les processus permettant de contrecarrer les manifestations de l'asthme.

L'ail est une véritable panacée universelle avec ses importantes propriétés anti-bactériennes et anti-inflammatoires. Pline l'Ancien (Ecrivain latin, passionné de sciences naturelles, 23-79 après J-C), dans son ouvrage " Historia Naturalis ", prescrivait l'ail dans le traitement de 61 affections, dont l'asthme.

Le café se trouve être au rang des bronchodilatateurs. Aux Etats-Unis, des études faites à l'Université de Harvard affirment que les consommateurs de café qui boivent entre une et trois tasses par jour réduisent de 5 à 23 % les crises d'asthme. Pourquoi? La caféine se décompose

Les voies respiratoires et les poumons

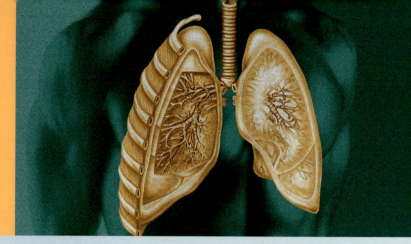

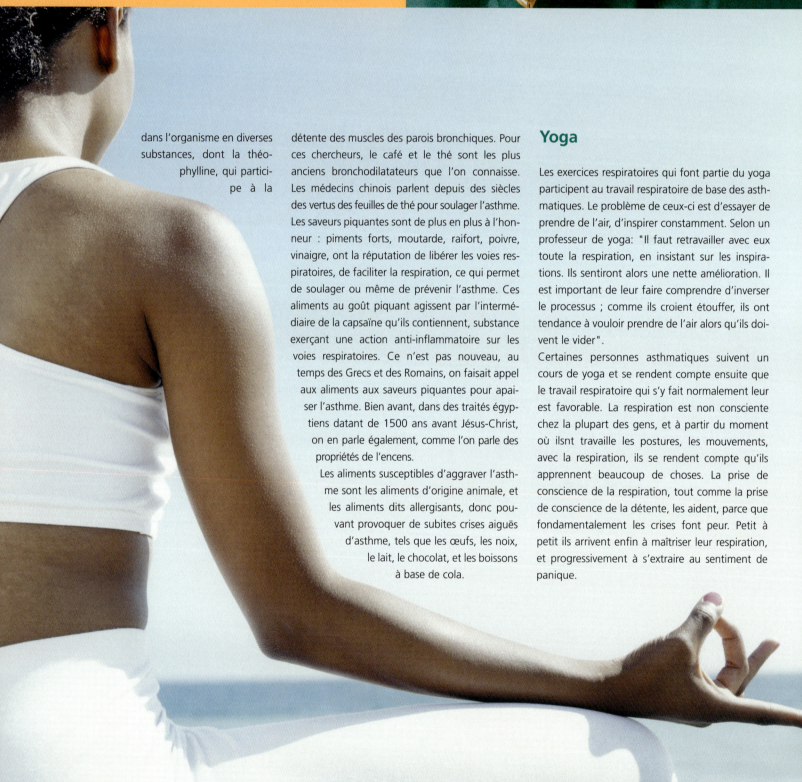

dans l'organisme en diverses substances, dont la théophylline, qui participe à la détente des muscles des parois bronchiques. Pour ces chercheurs, le café et le thé sont les plus anciens bronchodilatateurs que l'on connaisse. Les médecins chinois parlent depuis des siècles des vertus des feuilles de thé pour soulager l'asthme. Les saveurs piquantes sont de plus en plus à l'honneur : piments forts, moutarde, raifort, poivre, vinaigre, ont la réputation de libérer les voies respiratoires, de faciliter la respiration, ce qui permet de soulager ou même de prévenir l'asthme. Ces aliments au goût piquant agissent par l'intermédiaire de la capsaïne qu'ils contiennent, substance exerçant une action anti-inflammatoire sur les voies respiratoires. Ce n'est pas nouveau, au temps des Grecs et des Romains, on faisait appel aux aliments aux saveurs piquantes pour apaiser l'asthme. Bien avant, dans des traités égyptiens datant de 1500 ans avant Jésus-Christ, on en parle également, comme l'on parle des propriétés de l'encens.

Les aliments susceptibles d'aggraver l'asthme sont les aliments d'origine animale, et les aliments dits allergisants, donc pouvant provoquer de subites crises aiguës d'asthme, tels que les œufs, les noix, le lait, le chocolat, et les boissons à base de cola.

Yoga

Les exercices respiratoires qui font partie du yoga participent au travail respiratoire de base des asthmatiques. Le problème de ceux-ci est d'essayer de prendre de l'air, d'inspirer constamment. Selon un professeur de yoga : "Il faut retravailler avec eux toute la respiration, en insistant sur les inspirations. Ils sentiront alors une nette amélioration. Il est important de leur faire comprendre d'inverser le processus ; comme ils croient étouffer, ils ont tendance à vouloir prendre de l'air alors qu'ils doivent le vider".

Certaines personnes asthmatiques suivent un cours de yoga et se rendent compte ensuite que le travail respiratoire qui s'y fait normalement leur est favorable. La respiration est non consciente chez la plupart des gens, et à partir du moment où ils travaille les postures, les mouvements, avec la respiration, ils se rendent compte qu'ils apprennent beaucoup de choses. La prise de conscience de la respiration, tout comme la prise de conscience de la détente, les aident, parce que fondamentalement les crises font peur. Petit à petit ils arrivent enfin à maîtriser leur respiration, et progressivement à s'extraire au sentiment de panique.

Asthme

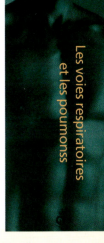

Les voies respiratoires et les poumonss

Kinésiologie

Cette méthode cherche les blocages, les nœuds laissés par les événements de la vie. On s'attachera à trouver ce qui, au niveau émotions, a laissé ses empreintes. La personne dont l'asthme se déclenche à l'âge adulte peut très bien être porteuse d'un conflit, vivre depuis longtemps sur une situation où tout est " trop ". Un jour, la " goutte qui fait déborder le vase " se manifeste, c'est ce que le Dr. Hamer " (chercheur dans le domaine des chocs psychiques de l'être humain) appelle " conflit déclenchant ". Le vase émotionnel est rempli par celui-ci, qui est peut-être d'ailleurs lié à une petite chose anodine. Lorsque la personne raconte ce qui lui est arrivé, comment elle a eu cette crise d'asthme, un kinésiologue peut se dire : " Ce n'est pas possible, cela n'a pas de sens ". Mais en fait cette goutte-là est venue compléter l'ensemble de tous les conflits vécus par la personne. Le kinésiologue interrogera la mémoire du corps à travers les muscles, qui gardent la mémoire de chaque événement. On recherchera la cause physique, tout comme les circonstances, qui ont pu être à l'origine du début de cette maladie. On trouvera le problème et même l'âge auquel il a eu lieu. La kinésiologie n'est pas une psychothérapie, on recherchera donc à modifier la manière plus qu'à trouver la cause. La correction peut consister à dissocier les faits de l'émotion en changeant l'image de cette expérience par un choix, une situation consciente. On utilisera également les principes de rééquilibrage énergétique dérivés de la médecine chinoise, comme le travail des méridiens. On fera usage des fleurs de Bach, des huiles essentielles, du massage, on intègrera les conseils alimentaires, et on peut faire appel à la chromothérapie – thérapie par les couleurs-.

 Le rire thérapeute

Le Dr. Christian Tal Schaller, auteur de plusieurs livres dont " Rire pour Gai-Rire " (Ed. Vivez Soleil). Il a été un précurseur de la thérapie du rire. Y a-t-il, selon lui, un lien rire et asthme? De plus en plus de cliniques spécialisées, notamment dans le traitement des enfants asthmatiques, pratiquent le rire. Pourquoi ? " Avant, on ne s'occupait que du corps physique, ignorant l'émotionnel. Or, il est important, voire même urgent de s'occuper aussi du corps émotionnel, d'apprendre aux gens à lâcher leurs émotions en " faisant les fous ", en s'amusant, en riant bien. Dans ces cliniques, pendant une heure tout le monde peut crier, rire, pleurer, et tout le monde s'y met, médecins, infirmières, comme si c'était un jeu. On appelle ça la vidange émotionnelle.
Progressivement, on voit l'asthme s'en aller chez l'enfant qui apprend à pratiquer cette vidange. L'asthme est une maladie de la répression de l'émotion. C'est l'enfant à qui on dit : " tais-toi, ne pleure pas, ne ris pas ".
Les garçons font plus d'asthme que les filles, car il semblerait qu'ils soient plus censurés émotionnellement."

 La fumée dite secondaire

Des études ont montré que la fumée secondaire, c'est-à-dire celle provenant de la cigarette d'une tierce personne, pouvait affecter considérablement la manifestation de l'asthme chez les enfants ou chez toute personne asthmatique. Il est important de savoir que le simple fait, pour le fumeur, de fumer à l'extérieur de la maison, peut améliorer les symptômes de ses enfants asthmatiques.

Les voies respiratoires et les poumons

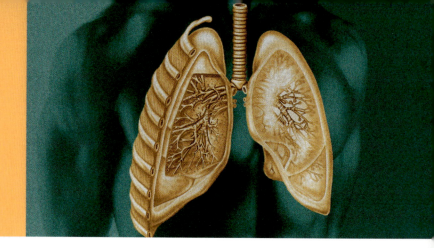

La bronchite est une inflammation de la muqueuse qui tapisse l'intérieur des bronches. L'inflammation irrite les voies respiratoires, qui produisent alors de grandes quantités de mucus qui déclenchent une toux persistante. Il existe deux types de bronchites : la bronchite aiguë, qui s'installe brutalement et guérit en quelques jours, et la bronchite chronique, qui peut durer plusieurs mois et même des années.

Cause

La bronchite aiguë survient rapidement, généralement à la suite d'une infection virale des voies respiratoires supérieures. Dans la majorité des cas, ce sont les virus de la grippe ou du rhume qui sont responsables. Certains types de bactéries peuvent également être à l'origine de la bronchite aiguë. Chez les enfants et les personnes âgées, une simple rhino-pharyngite peut suffire à déclencher la maladie. Par ailleurs, la bronchite peut également s'installer après irritation des bronches par la poussière, le tabac et la pollution atmosphérique.

La bronchite chronique touche principalement les fumeurs. La pollution atmosphérique et les infections à répétition constituent également des facteurs favorisant la forme chronique de la maladie.

Symptômes

La bronchite aiguë débute habituellement par une toux sèche qui se transforme, au bout de quelques heures ou de quelques jours, en toux grasse avec expectoration de mucus jaune ou ver-

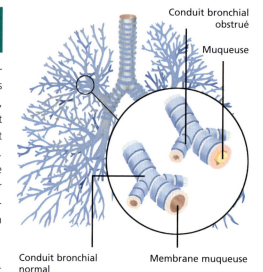

Conduit bronchial obstrué
Muqueuse
Conduit bronchial normal
Membrane muqueuse

dâtre. La congestion pulmonaire et la respiration sifflante sont également fréquentes. Le patient peut aussi ressentir des douleurs thoraciques, une fatigue, des maux de tête et de gorge. La fièvre s'associe aux autres symptômes. Elle tourne autour de 38°, mais peut monter jusqu'à 39°, surtout chez les enfants. Si les symptômes persistent au-delà de 15 jours, il y a suspicion de surinfection bactérienne. Celle-ci se caractérise par une modification de l'aspect des expectorations qui deviennent purulentes. Il arrive parfois que la bronchite aiguë cache une autre infection aux symptômes similaires, comme la pneumonie. Les personnes âgées et celles qui souffrent d'une maladie chronique telle que l'asthme, ou de maladies cardiaques ou pulmonaires sont davantage susceptibles de développer ce type de complications.

La bronchite chronique se caractérise par l'inflammation persistante des muqueuses bronchiques qui provoque l'augmentation de la sécrétion de mucus par les bronches. Cette hypersécrétion se traduit par une toux presque permanente et l'expectoration de quantités abondantes de mucus visqueux. Ce mucus obstrue partiellement les voies respiratoires, ce qui rend la respiration laborieuse et constitue un bon milieu de croissance pour les bactéries et les virus. Par conséquent, les personnes atteintes de bronchite chronique sont plus prédisposées à d'autres infections telles que la pneumonie. Le diagnostic de bronchite chronique peut être établi lorsqu'un patient a, sur une période de deux ans, des expectorations quotidiennes pendant trois mois consécutifs. Après quelques années, la bronchite chronique peut s'accompagner d'une gêne respiratoire et d'une destruction des alvéoles pulmonaires (emphysème

Bronchite

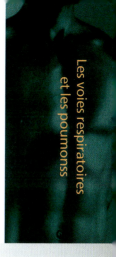

pulmonaire) qui parfois évoluent vers l'insuffisance respiratoire (incapacité des poumons à assurer leurs fonctions). D'autre part, la bronchite chronique peut favoriser la survenue d'un cancer bronchopulmonaire.

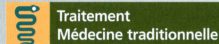
Traitement Médecine traditionnelle

La bronchite aiguë

Le traitement de la bronchite aiguë repose sur l'administration de médicaments visant à calmer la toux (antitussifs) et à favoriser l'expectoration du mucus (fluidifiants bronchiques). Les antibiotiques ne sont prescrits qu'en cas d'infection ou de surinfection bactérienne et chez les personnes fragiles (enfants, personnes âgées, diabétiques, etc.). La bronchite virale guérit spontanément avec quelques jours de repos (au lit, si possible).

La bronchite chronique

S'il est fumeur, le patient doit impérativement arrêter de fumer. Un certain nombre de médicaments peuvent être prescrits pour lutter contre la bronchite chronique. Les bronchodilatateurs élargissent les voies respiratoires pour faciliter la respiration. Les corticostéroïdes contribuent à réduire l'inflammation et l'œdème des voies aériennes. Les fluidifiants des sécrétions bronchiques facilitent l'expectoration du mucus. Le patient doit également veiller à prendre des antibiotiques immédiatement lorsque se déclare une nouvelle infection bronchique. Enfin, dans les cas plus graves, une assistance respiratoire avec supplément d'oxygène peut être mise en place à domicile.

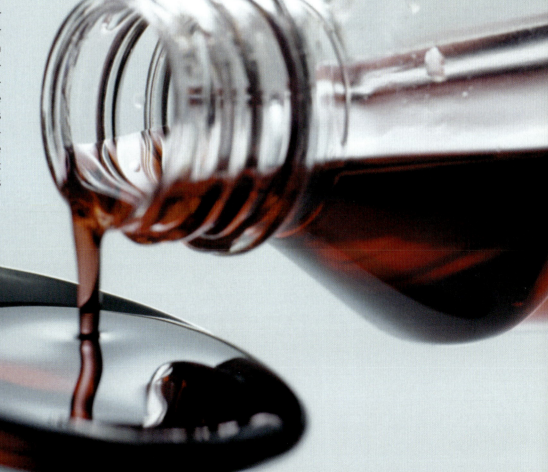

Les voies respiratoires et les poumons

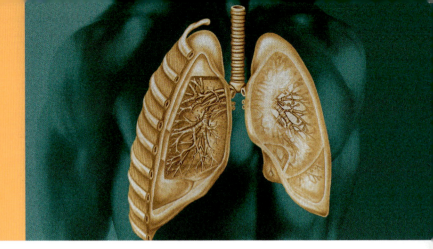

Prévention

La prévention en matière de bronchite est primordiale. En effet, le seul traitement vraiment efficace contre la bronchite chronique est préventif : il consiste à combattre le tabagisme et la pollution atmosphérique. L'abandon du tabagisme ralentit la progression de la maladie.

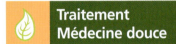

Homéopathie

La bronchite fait partie des maladies développées le plus souvent, qui peuvent être soignées par l'homéopathie, ce qui évite un usage immodéré et souvent erroné d'antibiotiques.

Antimonium Tartaricum, 5ch, trouve son utilité lorsque les mucosités ont du mal à être expulsées, s'il y a impression d'encombrement dans la poitrine, un bruit ressemblant à un ronflement, et même une impression d'étouffement.
Le malade est somnolent, anxieux. 3 granules, 3 fois par jour.
Ipeca, 5ch, s'il y a toux quinteuse, accompagnée de nombreux crachats, de sifflements dans la poitrine et de nausées.
Dulcamara, 5ch, si la toux, très grasse, est survenue suite à une exposition au froid humide.
Aconit, 5ch, si la toux est soudaine, sèche, saccadée, accompagnée de frissons et d'une fièvre tout aussi soudaine, survenue suite à une exposition au froid ou à un vent sec. La personne est agitée, anxieuse, pense qu'elle sera malade tout le reste de sa vie, ou même qu'elle va mourir.
Bryonia, 5ch, si la toux est douloureuse, déchirante. Caractéristique : la personne ne supporte pas qu'on la touche.
Coccus Cacti, 5ch, si les mucosités gênent en position couchée. Ces remèdes sont donnés à raison de 3 granules toutes les 4 heures, pendant 2 jours, puis 3 fois par jour jusqu'à amélioration.
Ferrum Phosphoricum, 5ch, est ajouté pour ses qualités anti-inflammatoires, à raison de 3 granules par jour.

Gemmothérapie

En cas de bronchite chronique, ou de bronchite à répétition, en plus des remèdes homéopathiques cités, prendre :

Betula Pubescens, 20 gouttes le matin.
Coryllus Avellana, 20 gouttes avant le repas de midi.

Oligothérapie

Le Cuivre, puissant antiviral et anti-inflammatoire, aide à combattre tous les états infectieux.
Cuivre-Or-Argent aide à garder ou retrouver ses forces, et remonte l'immunité insuffisante.
Le Sélénium devient indispensable, puisque au cours de la plupart des infections, sa présence dans le sérum sanguin baisse. Sa teneur dans notre alimentation dépend de la richesse du sol, mais comme le sol s'appauvrit de plus en plus, nous nous trouvons en carence pratiquement continue.

Phytothérapie

Eucalyptus : véritable antiseptique respiratoire, il est la plante star des problèmes respiratoires. 1-2 gélules avant chaque repas (3 x / jour).
Serpolet : il agit rapidement en cas de bronchites aiguës.
Mauve et Sassafras : pour les infections respiratoires en général, et les troubles pulmonaires dus au froid.
Ces plantes existent en gélules, 1-2 avant chaque repas.

Huiles essentielles

Eucalyptus, Niaouli, Lavande, Ravensara Aromatica (très en vogue depuis quelques années) diffusés dans la maison, font une redou-

Bronchite

table chasse aux microbes. (Les diffuseurs se trouvent en pharmacie ou en maison de diététique).

Le bain aux huiles essentielles

12 gouttes de **Lavande**, ou d'**Eucalyptus**, ou de **Niaouli**, ou les 3 en mélange, sont diluées dans un verre de lait que l'on verse dans le bain. Ne pas se rincer, ainsi l'effet d'inhalation se poursuivra. Pour une inhalation en bonne et due forme, il existe des préparations à base de ces mêmes huiles essentielles, ainsi que du **Cyprès**, du **Sapin**, ou du **Pin**.

Une autre solution consiste à distiller 2 gouttes de chaque espèce dans l'inhalateur ou tout simplement dans un bol rempli d'eau chaude. Se couvrir la tête d'une serviette éponge, que l'on ne relève que pour respirer. Rester ainsi une dizaine de minutes. Il est important de ne pas sortir juste après.

Choses naturelles

- **Boire abondamment** : de l'eau coupée de jus de citron ou d'orange, une tisane de thym, du thé léger, toutes les tisanes que l'on préfère, agrémentées de miel plutôt que de sucre.

- **Le thym** est un véritable remède, qui aide à dégager les bronches. Ne pas en consommer plus de 2-3 tasses par jour, car les intestins pourraient alors protester.

- **La vitamine C** : deux verres de jus d'orange frais par jour évitent la carence en vitamine C, qui pourrait être, selon des études américaines, une des causes de la bronchite, notamment de la bronchite à répétition ou de la bronchite chronique.

Selon ces études, les personnes absorbant 300 mg de vitamine C par jour seraient exposées à 70% de risques en moins que ceux qui n'en absorbent que 100 mg par jour.

- **L'argile en cataplasme chaud** est très efficace. L'utiliser en couche épaisse (que l'on étale sur un tissu de coton) et laisser agir 1/2 heure. Les personnes courageuses et très adeptes de l'argile ajouteront un cataplasme froid sur le bas-ventre, gardé le même temps que le premier, souverain pour faire baisser la température. Lorsque la tuberculose ne pouvait être soignée qu'en sanatorium suisse, les médecins spécialistes faisaient grand usage de l'argile. Après avoir enduit le thorax du malade, ils laissaient celui ci une douzaine d'heures en compagnie de son cataplasme. Les résultats étaient très probants, affirmait-on.

- **Arrêter de fumer** : la bronchite peut être une alerte pour les fumeurs, il est bon d'en tenir compte. Les personnes fragiles des bronches éviteront les endroits enfumés.

- **Le propolis** est un bouclier antiseptique et prévient notamment les affections respiratoires, il pourra donc être ajouté à tout traitement, sous forme de bonbons ou de pâtes à mâcher. Il s'agit d'une colle à tout faire, biologique, faite à partir de résine de conifères, avec laquelle les abeilles colmatent les brèches de leur ruche, pour la

 recette

Riche en vitamine C également, cette boisson populaire aux Antilles, à base de gingembre et de citron, qui soulage la toux, stimule les voies respiratoires, et réchauffe.

Préparation : couper 1 citron en tranches, auxquelles on ajoute le gingembre, de préférence frais et pilé (50 grammes). Faire mijoter à feu moyen dans un quart de litre d'eau pendant une demi-heure. Hors du feu, on ajoute de la cassonade. Ainsi, la boisson sera bien sucrée. Les Antillais ajoutent bien sûr éventuellement un petit verre de rhum.

Les voies respiratoires et les poumons

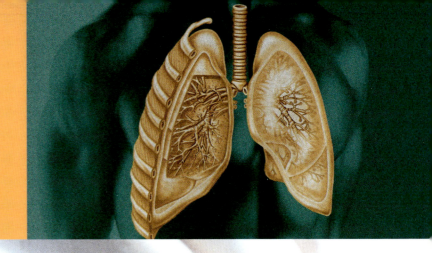

défendre contre les agresseurs. Elle possède en fait la même fonction chez l'être humain.

Alimentation

Légumes et fruits, absolument! Carottes, légumes verts, mangues et abricots pour leur richesse en bêta-carotène. Dans les populations où le légume est roi, où il y a consommation quotidienne, où la bêta-carotène fait partie également du quotidien, la bronchite n'existe pratiquement pas, et la bronchite chronique n'est même pas au tableau, sauf chez les grands fumeurs.

La vitamine A (contenue dans les laitages entiers, les fromages, le jaune d'œuf, les poissons gras, saumon et maquereau surtout), fait partie des méthodes de prévention contre toutes les atteintes des bronches. Les fumeurs impénitents auront intérêt à faire une grande consommation d'aliments riches en vitamine A ainsi qu'en oméga 3, que contiennent également les poissons gras, mais aussi les noix, l'huile d'olive. Ceux-ci combattent les troubles d'origine inflammatoire. Des études ont démontré qu'une interférence des acides gras insaturés, donc oméga 3, avec une inflammation causée par le tabac a un effet protecteur.

Les aliments riches en **vitamine E** ont également une action protectrice vis-à-vis de la bronchite. C'est le cas des céréales complètes, des légumes verts à feuilles, des avocats.

La saveur piquante est liée, en médecine chinoise, à l'automne, au métal et au poumon. Elle trouve sa place en cas de bronchite, et se trouve dans le piment de Cayenne, le gingembre, l'oignon, la moutarde, la coriandre, le radis noir, ainsi que dans des légumes tels que le poireau ou le navet. Un véritable médicament anti bronchite : couper un navet en tranches fines, le saupoudrer de sucre, laisser macérer la nuit, boire le jus le matin.

Pharmacopée chinoise

Le but principal de la médecine traditionnelle chinoise est la prévention.
C'est-à-dire maintenir l'organisme en bonne santé, ce qui signifie avant tout renforcer le système immunitaire. De nombreuses plantes et formules possèdent ce potentiel et font donc partie en Chine du quotidien de millions de personnes. Les herbes médicinales constituent d'ailleurs un " trésor national ", elles se comptent par quelques milliers. La pharmacopée médicinale n'est qu'une des cinq pratiques de la médecine traditionnelle chinoise, les quatre autres étant l'acupuncture, la diététique, le massage Tui Na et les exercices énergétiques (Qi Gong et Tai Ji). Mais les soins par les plantes sont considérés comme plus puissants que l'acupuncture et s'inscrivent comme une approche privilégiée.

Xiao Chai Hu Wan Petites pilules de buplévre

Les principales indications sont : la maladie infectieuse qui traîne, que l'organisme ne réussit pas à combattre (grippe, bronchite, pneumonie).
En énergétique chinoise, on emploie cette préparation lorsque l'infection est logée dans la couche énergétique Shao Yang. Il y a déséquilibre : les microbes tentent de se développer, sans y parvenir, alors que l'énergie du corps tente de les chasser, sans en avoir la force.
Les symptômes associés et permettant de se diriger vers ce remède sont : alternance de fièvre et frissons, gorge sèche, goût amer dans la bouche, étourdissements, irritabilité, oppression thoracique, nausée, vomissement, perte de l'appétit, enduit blanc sur la langue

Cette formule se trouve sous différentes formes et à divers dosages. Pour la posologie, il faut suivre attentivement les recommandations du fabricant. Généralement, ce remède sera pris sur une courte période, un mois au maximum. Il ne sera pas pris en cas d'excès de Yang vers le haut, c'est-à-dire de tendance aux maux de tête, à l'hypertension.

Nin Jiom Pei Pa Koa Sirop contre la toux à base de plantes

Les indications principales de ce remède sont : la toux due aux infections et aux allergies, la bronchite chronique du fumeur.
La posologie : deux cuillères à thé, trois fois par

Bronchite

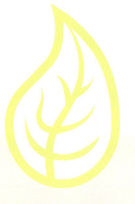
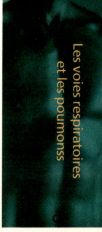

jour, avec un peu d'eau chaude. Le remède peut être utilisé sur une longue période, tout l'hiver si besoin est, en diminuant alors le dosage. Dans ce cas, une cuillère à thé par jour suffira.

Selon la médecine traditionnelle chinoise, la toux est causée par une agression des Énergies perverses, (c'est-à-dire non seulement par les microbes, mais aussi par les produits allergènes ou irritants) sur les voies respiratoires et les poumons. Ce sirop fait cesser la toux rapidement. Selon les termes de l'énergétique chinoise, il tonifie l'Énergie du Poumon, ce qui fortifie le système immunitaire. Il tonifie également l'Énergie de la Rate, ce qui a pour effet de diminuer la production de mucosités. Toutes les plantes utilisées dans cette préparation ont également des propriétés antibiotiques et antivirales.

Yu Ping Feng San (Wan) Ecran de jade contre le Vent

Les principales indications sont : rhinite allergique, bronchite chronique, grippe et rhume à répétition.

En énergétique chinoise, cette préparation tonifie le Wei Qi, le système immunitaire.

Ce tonique existe à divers dosages, on suivra donc la posologie indiquée.

Il peut être pris pendant trois à cinq mois sans problème. Les médecins chinois avaient observé, bien avant que l'on découvre les microbes, que certaines maladies se propageaient dans l'air (Vent). On dit donc de cette formule qu'elle protège du Vent qui transporte les microbes.

 Echinacée : une plante au-dessus de tout soupçon.

En Grec, elle s'appelle Echinos, ou fleur de hérisson. Elle s'appelle Echinacea Purpurea lorsqu'elle entre en usage homéopathique, où elle figure sous forme de Teinture-Mère et de granules. Elle est originaire d'Amérique du Nord et fait partie depuis longtemps de la pharmacopée indienne. Elle y est considérée comme une véritable plante de l'immunité. Pour les Indiens, une plante est un lien sacré avec l'univers. Un phytothérapeute suisse, Alfred Vogel, grand globe-trotter, découvre ses vertus en 1950, et l'usage qu'en font les Indiens. Non seulement ils utilisent ses feuilles et racines bouillies pour soigner toutes plaies suspectes et s'en servent pour prévenir l'empoisonnement du sang à la suite de morsures de serpents venimeux, mais de plus, en la mastiquant tout au long de l'hiver, ils sont immunisés contre toutes les maladies infectieuses, telles que la grippe, le rhume, l'angine et les problèmes de bronches.

Alfred Vogel emmène la plante en Suisse où elle s'acclimate très bien.

Cette magnifique herbacée aux fleurs rose violacé, qui peut atteindre 1m50 de hauteur, est donc une grande star de l'hiver. Elle agit sur toutes les maladies nécessitant un renfort de l'immunité. On en parle comme d'un véritable antibiotique naturel. A la différence près qu'elle ne détruit pas les bactéries, mais stimule les défenses naturelles de l'organisme. Elle ne détruit pas le virus, mais stoppe sa croissance et empêche sa pénétration dans les cellules.

Elle nous permet d'opposer un véritable barrage à la maladie. Ses champs de bataille favoris? Outre son efficacité préventive lorsqu'elle prend ses quartiers d'hiver, elle reste fidèle contre la bronchite chronique, qui sévit toute l'année et est efficace dans un grand nombre d'affections dont celles de la vessie. Elle assiste également les polyarthrites chroniques, aide à lutter contre les abcès, les anthrax ou divers problèmes de peau et est une grande alliée en cas de fatigue, de période de stress, de faiblesse physique et morale.

Outre l'usage homéopathique, on la trouve sous forme de tisanes, de gélules, d'ampoules buvables, et même en pommade et en dentifrice.

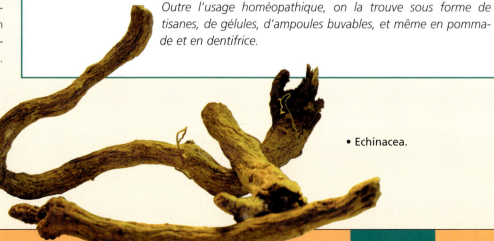

• Echinacea.

Les voies respiratoires et les poumons

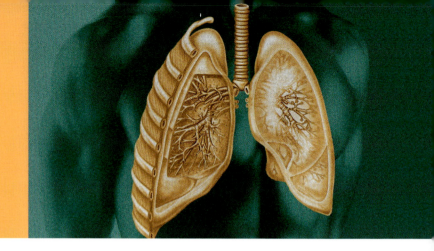

La bronchiolite est une maladie infectieuse qui survient surtout chez les enfants de moins de 2 ans. Il s'agit d'une inflammation aiguë des dernières ramifications de l'arbre respiratoire (les bronchioles) qui peut provoquer une gêne respiratoire importante. La bronchiolite sévit en hiver sous forme d'épidémies, de novembre à février.

Cause

Le virus en cause est le plus souvent le Virus Respiratoire Syncitial (VRS). Il pénètre dans l'organisme par les voies respiratoires. La contamination se fait par l'écoulement nasal et la projection de gouttelettes au moment de la toux. La bronchiolite est une affection fréquente, très contagieuse qui touche principalement les enfants qui vont à la crèche.

Symptômes

Les deux premiers jours, le bébé présente les symptômes d'une banale rhino-pharyngite avec une fièvre modérée (environ 38°), le nez qui coule et une petite toux sèche pouvant devenir grasse par la suite. Ce n'est que vers le troisième jour qu'apparaissent les signes typiques de la bronchiolite. L'enfant éprouve des difficultés à respirer : sa respiration est plus rapide que d'habitude, il semble respirer avec son ventre et l'on entend un bruit anormal à chaque respiration, plus ou moins sifflant (le wheezing).

Traitement Médecine traditionnelle

Dans la majorité des cas, la bronchiolite est une affection bénigne qui se traite à la maison et guérit, sans séquelles, en une semaine environ. Le traitement est basé sur la kinésithérapie respiratoire pour drainer les sécrétions bronchiques de façon à désobstruer les voies respiratoires. Il est recommandé de fractionner les repas de l'enfant pendant cette période afin d'éviter les vomissements. Il est également vivement conseillé de bien hydrater le bébé en lui proposant régulièrement de petites quantités d'eau. Cela permet de fluidifier les mucosités et d'en faciliter ainsi l'élimination. En effet, le fait de respirer plus vite augmente les pertes en eau, ce qui dessèche les sécrétions bronchiques et aggrave l'encombrement. La température de la chambre ne doit pas excéder 19°C. Il peut s'avérer bénéfique d'humidifier l'air ambiant surtout en cas de chauffage électrique qui dessèche l'atmosphère. Un traitement médicamenteux peut aussi être prescrit en fonction de l'état de l'enfant. Les bronchodilatateurs dilatent les bronches et soulagent immédiatement les difficultés respiratoires. Les antibiotiques sont inutiles au cours d'une bronchiolite sans complications mais sont, en revanche, indispensables en cas de surinfection bactérienne.
En cas de détresse respiratoire (dyspnée, apnée, agitation), une hospitalisation s'impose pour administrer de l'oxygène et une assistance respiratoire.

Enfants à risque

La maladie est souvent plus grave chez les nourrissons de moins de 3 mois qui luttent plus difficilement contre l'obstruction des voies respiratoires et sont donc plus exposés à une insuffisance respiratoire. Il faut également consulter en urgence si le bébé est un ancien grand prématuré ou s'il a déjà été hospitalisé pour des raisons respiratoires. Les enfants présentant des cardiopathies congénitales, des pathologies respiratoires chroniques (mucovisci-

• Une fièvre modérée est un des premiers symptômes.

Bronchiolite

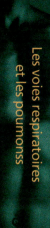
Les voies respiratoires et les poumons

dose…) ou une immunodéficience constituent également un groupe à risque. L'hospitalisation est parfois nécessaire afin d'apporter à l'enfant une assistance respiratoire, ainsi qu'une alimentation par sonde gastrique ou par voie veineuse s'il refuse de s'alimenter.

Prévention

Les principales mesures de prévention sont basées sur l'hygiène. La transmission du virus de la bronchiolite se fait par contact des mains, la salive, les sécrétions nasales, et même les vêtements, sur lesquels le virus survit pendant 6 heures. En période épidémique, il faut donc veiller à bien se laver les mains et à limiter les contacts du petit malade avec les autres enfants.

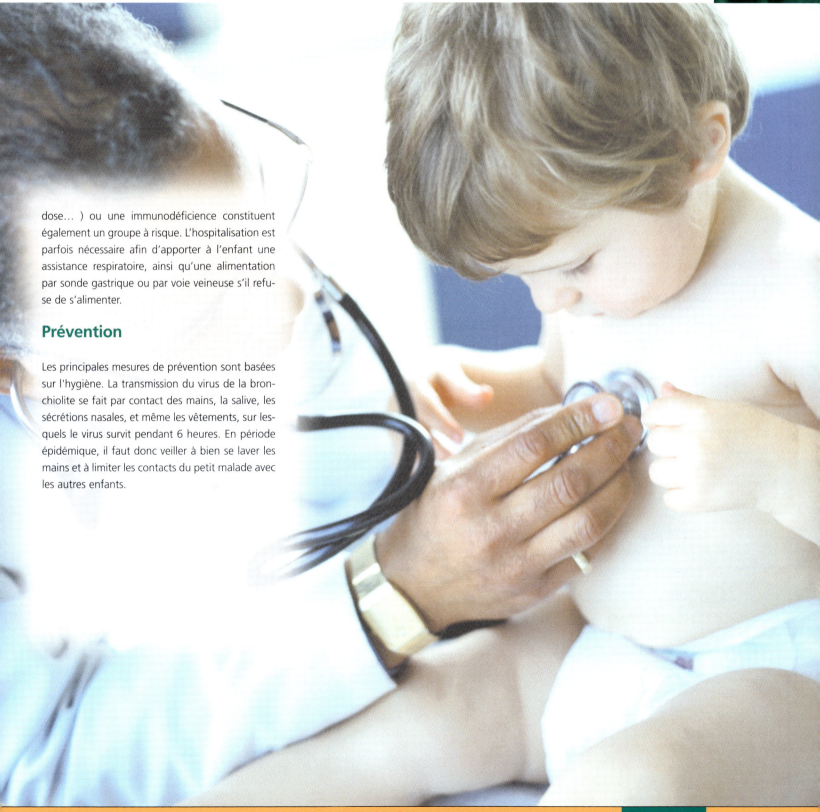

Les voies respiratoires et les poumons

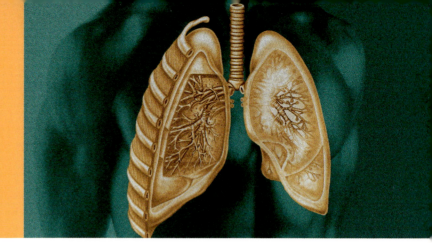

Traitement Médecine douce

Pour le Dr. Horvilleur, auteur de " l'homéopathie pour mes enfants", la règle première en cas de bronchiolite est l'hospitalisation pour un traitement énergique et une oxygénation indispensable. Mais il propose cependant, au cas où il y aurait une quelconque impossibilité dans l'immédiat, et en attendant ces soins, de donner :

Phosphorus, 9 ch.
Lycopodium, 9 ch
Carbo Vegetabilis, 9 ch

Dix granules de chaque dans un verre d'eau, donner une cuillerée à café toutes les 1/2 h, deux fois par exemple, puis toutes les heures jusqu'à amélioration.

Par contre, penser à une prévention est tout à fait chose possible Un bébé sur deux ayant eu une bronchiolite récidive. Ceci est dû à la grande variété des virus responsables et probablement à une immaturité des systèmes de défense de l'appareil respiratoire de l'enfant, qui s'améliorera avec l'âge.
C'est donc une angoisse latente pour les parents. Une maman en parle à son médecin homéopathe. Elle lui explique que son petit garçon, âgé de 18 mois, a été sujet à deux reprises, l'hiver dernier, de bronchiolite. Cela a nécessité, à chaque fois, une course affolée à l'hôpital, des soins d'urgence, l'intervention en urgence d'un kinésithérapeute, pour aider la respiration. Beaucoup d'angoisse à la clé. En se trouvant au début de l'hiver suivant, et redoutant que cela se reproduise, elle demande donc s'il existe un traitement préventif contre cette forme d'affection.
Il est tout à fait possible d'entreprendre ce traitement préventif pour la mauvaise saison. Mais il est évident que celui-ci doit être adapté et individualisé. Le choix est large et doit être mené par un homéopathe. On retrouve fréquemment pour cette affection:

Silicea, 5 ch
Echinacea en D1 ou D3, donnée en cure d'un mois, à raison de 5-6 gouttes, 3 fois par jour.
Echinacea ne doit jamais être donné en Teinture

A savoir concernant les vaccins

En homéopathie, chaque vaccin peut être préparé, accompagné. Un vaccin BCG ne devrait pas être fait avant 8 mois, dans l'absolu, compte tenu des possibilités de réaction de l'enfant (aussi longtemps qu'un bébé est allaité, il est protégé).
Nous n'ouvrirons pas de polémiques quant aux vaccins. Il est bon de savoir qu'un BCG est lourd, qu'il peut entraîner certaines conséquences, au niveau des bronches, sans gravité, mais qui prédisposent à une certaine fragilité.
Les travaux effectués dans différents pays le prouvent. L'homéopathie pourra préparer le corps, en donnant, pour prévenir ce choc énergétique, une dynamisation homéopathique du vaccin à venir. Cela alerte les responsables de la défense de l'organisme. Le jour du vaccin, l'ennemi, déjà connu, a perdu son caractère inquiétant. Le Dr Elmiger, en Suisse, auteur du livre " La médecine retrouvée " a mis au point un programme autour de chaque vaccin. Un mois après le vaccin, il administre un rappel de la même dynamisation, en quatre temps, à quelques jours d'intervalle, en utilisant des doses de plus en plus élevées. La cicatrice infligée à l'énergie vitale par le vaccin est alors effacée, et celle-ci reprend sa pleine harmonie. En même temps, les systèmes de défense, impressionnés par le choc apporté par l'homéopathie, se mettent en marche et produisent des anticorps qui participeront à une parfaite immunité.

• " Feng ", l'idéogramme chinois signifiant " vent ".

Bronchiolite

Mère à un petit enfant, car cette préparation contient un peu d'alcool.

V.A.B. pourra être prescrit par le médecin, dans le cas où l'enfant a été vacciné précocement par le BCG, il agit en enlevant ce que l'on pourrait appeler les effets secondaires du vaccin (V.A.B. est un remède préparé à partir du B.C.G., vaccin atténué contre la tuberculose).

On dit que la moitié des enfants présentant une bronchiolite souffriront d'asthme plus tard. Les spécialistes discutent encore à l'heure actuelle des rapports exacts entre ces affections. Mais là aussi un traitement homéopathique de prévention pourra annuler cette fatalité. Même chez un nourrisson, il est possible de travailler sur le terrain. Et un bébé réagit merveilleusement bien à l'homéopathie, il n'a pas été pollué, et le stress n'a heureusement pas de prise sur lui.

Penser aussi, dans le cas de la bronchiolite, à la **kinésithérapie respiratoire.**
Le kinésithérapeute pratiquera des mouvements sur le haut du torse du bébé, et ceux-ci auront pour effet de réduire les glaires qui gênent cet enfant. Il sera vite soulagé.

Pharmacopée chinoise pouvant aider l'enfant

Yu Ping Feng San (Wan) Ecran de jade contre le Vent : en énergétique chinoise, cette préparation tonifie le Wei Qi, le système immunitaire, et dans ses indications se trouve la bronchiolite. Elle peut être utilisée pour les enfants qui passent, durant tout l'hiver, d'une grippe à un rhume, d'une rhino-pharyngite à une otite. Elle agira en prévention, et un usage plus modéré d'antibiotiques se fera naturellement.

Elle peut être prise pendant trois à cinq mois sans problème, le dosage sera indiqué sur le flacon, mais ne sera pas donné à un enfant de moins de deux ans.

L'ostéopathie et l'enfant

Le concept décrit dans le sujet " asthme " est valable pour l'enfant, la bronchiolite est soignée à travers les corrections que l'ostéopathe engage sur l'ensemble de la structure et du fonctionnement, qui sont les bases même de l'ostéopathie. Les enfants répondent très bien à ce traitement, cela empêche même certaines complications de se produire plus tard, ce que l'on appelle des " problèmes à distance ". En fait, actuellement, tout enfant devrait être vu par un ostéopathe après sa naissance. Certains pédiatres préconisent cette visite d'office. Même si un accouchement s'est bien passé, il peut y avoir de petits traumatismes cervicaux et occiputo-cervicaux. Des troubles divers, plus tard, peuvent en être une des conséquences. L'ostéopathie lève les contraintes qui empêchent l'organisme de fonctionner en toute harmonie, elle agit en horloger du corps, elle remet en mouvement. " Le corps est un " est le principe cher à Andrew Still, médecin américain " inventeur " de l'ostéopathie à la fin du siècle dernier.

Un principe qui donnera ses propres chances à chaque enfant.

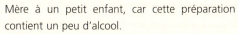

• Veiller à la bonne hydratation de l'enfant.

Les voies respiratoires et les poumons

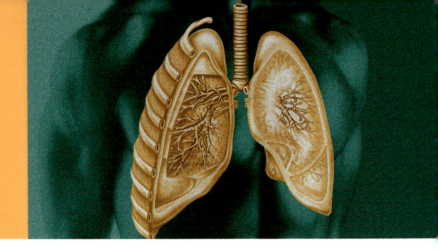

Les cancers broncho-pulmonaires, appelés communément cancers des poumons, regroupent les différents cancers touchant les bronches et les poumons. Le cancer des poumons est le plus répandu au monde et constitue une cause de mortalité par cancer très importante. Il est presque exclusivement lié à la consommation de tabac. Ce cancer n'est plus aujourd'hui l'apanage des hommes. Sa fréquence auprès des femmes a augmenté avec la montée du tabagisme féminin.

Cause

La cause la plus fréquente du cancer des poumons est la fumée de cigarette qui contient, en plus de la nicotine, des goudrons très cancérigènes, formés lors de la combustion du tabac. L'inhalation répétée de ces substances endommage les cellules de la couche supérieure des parois des bronches, détruisant les cils à leur surface. Les cellules de la couche inférieure (cellules basales) se multiplient alors rapidement pour remplacer les cellules endommagées. Certaines d'entre elles deviennent cancéreuses et prolifèrent à leur tour, se substituant aux cellules détruites. Plus la consommation de tabac est importante et prolongée, plus les risques d'apparition d'un cancer des poumons sont élevés. D'autre part, le tabagisme passif constitue un risque non-négligeable de cancer chez les non-fumeurs, en particulier la femme et les jeunes enfants. En effet, les non-fumeurs exposés de façon prolongée à la fumée à la maison ou au travail (fumeurs passifs) sont plus susceptibles de développer un cancer que les non-fumeurs non-exposés. Enfin, il existe également d'autres substances irritantes cancérigènes

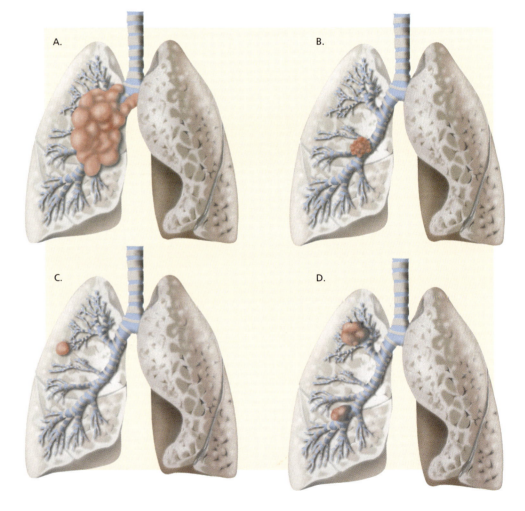

A. Carcinome à petites cellules
B. Cancer épidermoïde
C. Adénocarcinome
D. Carcinome à grandes cellules

Cancer des poumons

comme les hydrocarbures, l'amiante, le chrome, le nickel, le radon (gaz radioactif), la pollution de l'air, l'arsenic. Leur rôle est cependant nettement moindre.

Types de cancers primitifs des poumons

L'examen des cellules cancéreuses permet de différencier les cancers en fonction de leur taille. On distingue le cancer primitif à petites cellules et les cancers autres qu'à petites cellules.

Les cancers primitifs autres qu' à petites cellules regroupent les cancers épidermoïdes, les adénocarcinomes et les carcinomes à grandes cellules. Ils représentent environ 80% des cancers des poumons. Habituellement, ils grossissent et s'étendent lentement.

Le cancer primitif à petites cellules est moins répandu. Il se caractérise par sa rapidité de propagation à partir d'un foyer central vers d'autres organes du corps.

Stades d'évolution du cancer des poumons

Avant de pouvoir se prononcer sur le traitement, il faut évaluer le stade d'évolution du cancer. Selon le type de cancer, les évolutions sont différentes.

Le cancer primitif non à petites cellules évolue lentement en quatre stades. Le premier stade est un cancer très localisé dans un poumon. Au second stade, le cancer s'est étendu aux ganglions lymphatiques de voisinage. Pour le troisième stade, le cancer a envahi des organes voisins de sa localisation initiale (paroi thoracique, etc.). Au quatrième stade, le cancer a migré vers d'autres organes plus éloignés (foie, os, cerveau, glandes surrénales). Ces nouvelles tumeurs sont les métastases du cancer primitif.

• La cause la plus fréquente du cancer du poumon est la fumée de cigarette.

Les voies respiratoires et les poumons

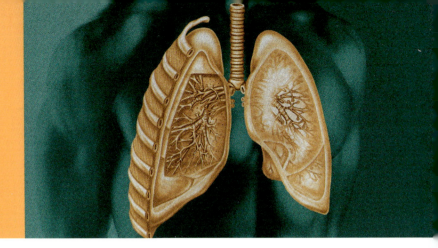

Le cancer primitif à petites cellules évolue beaucoup plus vite que les précédents et a tendance à produire des métastases.
Au premier stade, le cancer reste localisé dans le thorax. Pour le second stade, il a déjà envahi d'autres organes en dehors du thorax (métastases).

Symptômes

Le cancer des poumons se manifeste, dans un premier temps, par des signes respiratoires : toux persistante, irritante et résistante aux traitements habituels, infections broncho-pulmonaires récidivant au même endroit, crachats sanglants, essoufflement, douleurs dans la cage thoracique, modification de la voix, sifflement respiratoire, pleurésie, abcès du poumon. Plus tard, l'état général du patient s'altère : perte d'appétit, amaigrissement, fatigue. Les premiers symptômes apparaissent malheureusement souvent une fois que la maladie est déjà bien installée.

Diagnostic

Lorsqu'un cancer est suspecté, plusieurs techniques d'investigation peuvent être pratiquées. La **radiographie** pulmonaire permet de visualiser certaines tumeurs dans les poumons. Le **scanner** permet de détecter des tumeurs plus petites. Le diagnostic est souvent confirmé par la **bronchoscopie**. L'examen est réalisé à l'aide d'un tuyau souple (bronchoscope) muni d'une caméra miniature que le médecin introduit dans les poumons en passant par la bouche du patient. Il inspecte alors toutes les parties du poumon à la recherche d'une tumeur. S'il en détecte une, il peut en prélever un fragment (biopsie) en vue de l'analyser. Les lésions vraiment distales nécessitent une ponction transthoracique.

Par ailleurs, l'**analyse des crachats** peut aussi révéler la présence de cellules cancéreuses.

Traitement Médecine traditionnelle

Le traitement du cancer des poumons dépend du type de cancer en cause, de son stade d'évolution, de sa localisation précise et de l'état général du patient. Il fait appel à la chirurgie, la chimiothérapie et la radiothérapie. Plus le diagnostic de cancer du poumon est posé tardivement, moins le pronostic est bon.

Chirurgie

La chirurgie est le traitement de choix pour les cancers non à petites cellules. Environ un quart des patients porteurs d'un cancer non à petites cellules peut bénéficier d'une exérèse pulmonaire. L'intervention consiste à retirer une partie du lobe malade, un lobe entier (lobectomie) ou un poumon entier (pneumonectomie). Plutôt qu'une simple ablation de la tumeur, il est nécessaire d'enlever tout le lobe (ou tout le poumon) pour diminuer le risque de récidive. La décision du choix de l'une ou l'autre intervention ainsi que le taux de guérison dépendent de la taille de la tumeur, de sa localisation et de son extension éventuelle.

Cancer primitif et métastases

Le cancer se caractérise par la multiplication excessive de cellules anormales, dites cancéreuses. Cette prolifération de cellules anormales forme une tumeur qui ressemble plus ou moins au tissu dans lequel elle se développe. La tumeur cancéreuse apparue dans les poumons (cancer primitif) peut se propager à d'autres parties du corps. Ces nouvelles tumeurs sont alors appelées métastases.

Cancer des poumons

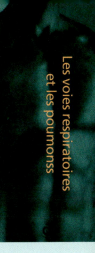
Les voies respiratoires et les poumonss

Chimiothérapie

La chimiothérapie est un traitement médicamenteux qui vise à détruire les cellules cancéreuses présentes dans tout l'organisme. La particularité des médicaments utilisés est qu'ils sont toxiques sur toutes les cellules capables de se diviser. Ils bloquent donc la prolifération des cellules cancéreuses mais aussi celle des cellules saines. C'est pourquoi, ces traitements sont administrés par cures répétées, espacées de 3 à 4 semaines afin de permettre aux tissus sains de " récupérer " entre les séances. La chimiothérapie peut être utilisée en préopératoire pour réduire le volume tumoral et faciliter la chirurgie. Cependant, elle s'adresse principalement aux formes plus étendues de cancer et à celles qui s'accompagnent de métastases comme les cancers à petites cellules. La plupart des patients tolèrent relativement bien la chimiothérapie et ses effets secondaires peuvent habituellement être atténués ou maîtrisés.

Radiothérapie

La radiothérapie est un traitement fondé sur l'utilisation de rayonnements ionisants anticancéreux qui atteignent les tissus profonds de l'organisme. Ils permettent de traiter une tumeur en épargnant les organes voisins. Ce traitement est destiné aux tumeurs limitées au thorax quand elles sont inopérables, aux métastases douloureuses et à celles, situées dans le cerveau ou la colonne vertébrale. La radiothérapie peut être utilisée seule ou en complément d'un autre traitement (exérèse pulmonaire ou chimiothérapie) pour soigner tous les types de cancers.

Evolution et prévention

Dans les cancers non à petites cellules, seule la chirurgie permet la guérison. Cependant, un nombre assez restreint de patients bénéficie de la suppression totale du cancer. La chimio-

• Le Dr. Robert D. Timmerman de l'Indiana University's School of Medicine à Indianapolis et Maria Jones, radiothérapeute, préparent un patient atteint d'un cancer du poumon inopérable à une radiothérapie expérimentale: les premiers tests ont pour but de déterminer quel est le plus haut taux de radiations qui peut être administré au patient.

Les voies respiratoires et les poumons

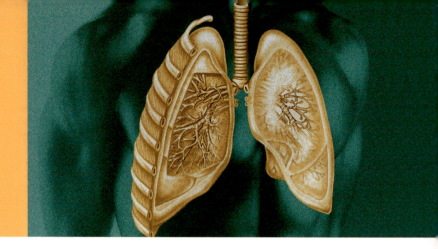

thérapie et la radiothérapie permettent d'obtenir des rémissions de bonne qualité mais leur effet est souvent limité dans le temps. La prévention est donc indispensable afin de réduire les cancers broncho-pulmonaires. Elle repose essentiellement sur la lutte antitabac.

 Traitement Médecine douce

Alimentation

Dans " Les aliments et leurs vertus " (les Editions de l'Homme) Jean Carper, nutritionniste réputé aux Etats-Unis et au Québec, écrit : " Les chercheurs spécialisés dans l'étude du cancer du poumon sont unanimes : les fumeurs, les ex-fumeurs, les " fumeurs passifs " et tous ceux qui, d'une manière générale, ont des raisons de craindre d'être vulnérables au cancer du poumon devraient se faire une obligation de manger chaque jour des fruits et légumes. Les carottes et les légumes à feuilles vert sombre sont particulièrement efficaces. "

Selon elle toujours, une seule carotte de plus que d'habitude, une demi-tasse de légumes orange vif ou vert sombre, un fruit ou un verre de jus de fruit chaque jour font toute la différence dans la résistance au cancer du poumon. De si petites quantités peuvent réduire le risque de 50 % ou plus dans certains cas.

Si le cancer du poumon a commencé à se développer, cette consommation régulière de légumes pourrait ralentir alors le rythme de croissance de cette tumeur, donc prolonger la durée de vie. Jean Carper précise bien que cela peut paraître un peu farfelu, mais qu'un grand nombre de chercheurs renommés croient aux vertus curatives de cette diététique. Elle affirme que l'adoption d'un régime très riche en légumes, 4-5 portions par jour, pourrait faire une brèche plus grande qu'on ne le pense dans les taux de cancer. Selon des études strictes, la consommation d'espèces végétales variées permet d'obtenir un taux de cancer du poumon 7 fois moins élevé chez les femmes, et 3 fois moins élevé chez les hommes.

Concernant les fumeurs, le tabac aurait un effet synergique, c'est-à-dire que ses pouvoirs cancérigènes s'exerceraient avec plus de force encore chez les fumeurs dont le régime est déficient.

Plus la couleur d'un légume est accentuée, orange foncé ou vert foncé, et plus ils renferment de **bêta-carotène**, qui exerce une action protectrice de toute évidence. Il est important de maintenir le taux de bêta-carotène dans le sang.

Toujours selon des études effectuées aux Etats-Unis, le contraire semblerait être une véritable bombe à retardement dans l'organisme, et faire partie indéniablement des menaces de cancer, plus particulièrement du cancer du poumon. Selon ces études menées sur dix ans, on a dénombré deux fois plus de cancer du poumon chez les personnes présentant de plus faibles taux sanguins de bêta-carotène que chez les autres. Les plus faibles taux sont aussi ceux qui conduisent aux cancers du poumon les plus sévères (le carcinome épidermoïde bronchique, qui se développe à partir de la paroi interne des voies respiratoires). En plus des qualités précitées, le bêta-carotène s'attaque aux radicaux libres et les désarment littéralement.

Pour augmenter la résistance des tissus pulmonaires aux assauts du cancer, une quantité suffisante d'acide folique (vitamines du groupe B) est nécessaire. On la trouve dans les légumes verts à feuilles, les choux de Bruxelles, les brocolis, les navets, les épinards, et tous les haricots secs, plus particulièrement les haricots de soja.

D'autres légumes et fruits apportent leurs vertus particulières dans la diminution du risque du cancer, tels que les tomates, et tous les crucifères. Le brocoli est riche en substances réputées anti-cancéreuses, ses indoles, ses glucosinolates, en font le premier aliment anti-cancéreux aux Etats-Unis et lui donne la réputation d'agir dans la prévention du cancer du poumon.

Le cresson, par les isothiocyanates qu'il

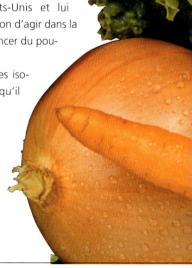

Cancer des poumons

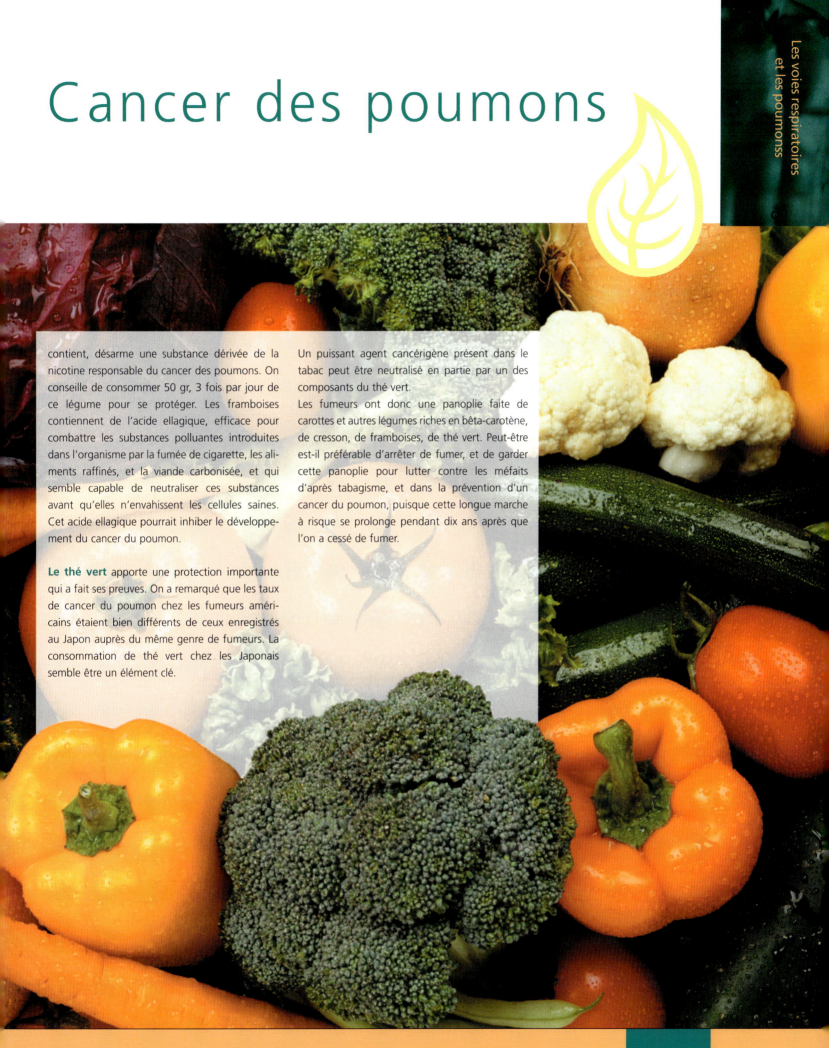

contient, désarme une substance dérivée de la nicotine responsable du cancer des poumons. On conseille de consommer 50 gr, 3 fois par jour de ce légume pour se protéger. Les framboises contiennent de l'acide ellagique, efficace pour combattre les substances polluantes introduites dans l'organisme par la fumée de cigarette, les aliments raffinés, et la viande carbonisée, et qui semble capable de neutraliser ces substances avant qu'elles n'envahissent les cellules saines. Cet acide ellagique pourrait inhiber le développement du cancer du poumon.

Le thé vert apporte une protection importante qui a fait ses preuves. On a remarqué que les taux de cancer du poumon chez les fumeurs américains étaient bien différents de ceux enregistrés au Japon auprès du même genre de fumeurs. La consommation de thé vert chez les Japonais semble être un élément clé.

Un puissant agent cancérigène présent dans le tabac peut être neutralisé en partie par un des composants du thé vert.
Les fumeurs ont donc une panoplie faite de carottes et autres légumes riches en bêta-carotène, de cresson, de framboises, de thé vert. Peut-être est-il préférable d'arrêter de fumer, et de garder cette panoplie pour lutter contre les méfaits d'après tabagisme, et dans la prévention d'un cancer du poumon, puisque cette longue marche à risque se prolonge pendant dix ans après que l'on a cessé de fumer.

Les voies respiratoires et les poumons

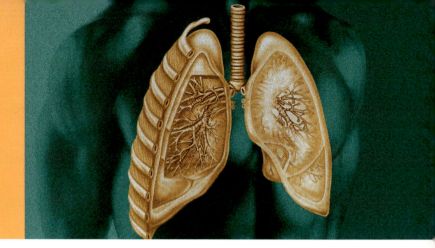

Une embolie pulmonaire correspond à l'oblitération totale ou partielle d'une artère pulmonaire du réseau artériel irriguant le poumon par un ou plusieurs caillots de sang. Ces caillots proviennent le plus souvent des veines des membres inférieurs qui présentent une phlébite. Plus rares sont les embolies gazeuses, graisseuses, infectieuses ou cancéreuses. L'embolie pulmonaire est encore de nos jours une affection fréquente, grave mettant la vie du patient en jeu, et constituant une urgence cardiologique.

La phlébite

La phlébite correspond à l'obstruction partielle ou complète, par un caillot de sang, d'une veine du mollet ou de la cuisse, parfois associée à une inflammation de la paroi veineuse. Le sang ne peut plus circuler librement, ce qui entraîne une pression excessive dans les vaisseaux en amont du caillot.

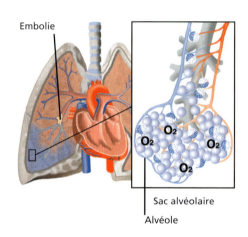

Embolie
Sac alvéolaire
Alvéole

Mécanisme

Un caillot de sang (thrombus) se forme sur la paroi d'une veine des membres inférieurs, se détache et migre dans le réseau veineux. Il atteint ensuite le cœur avant d'être éjecté dans l'artère pulmonaire. Comme le calibre de l'artère pulmonaire se réduit au fur et à mesure qu'on s'éloigne du cœur, le caillot sanguin va rester bloqué, suivant sa grosseur, dans l'artère elle-même, dans l'une de ses branches ou dans une artériole.

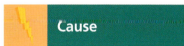 Cause

Il n'est pas normal que le sang se mette à coaguler au point de former un caillot. Plusieurs mécanismes favorisent la survenue de ce phénomène. Il peut être lié au ralentissement du sang dans les veines (stase veineuse), consécutif à la compression d'une veine ou à une immobilisation prolongée (jambe plâtrée, long voyage en avion, alitement pour maladie, repos après accouchement). La baisse de fluidité du sang peut également être à l'origine de la formation d'un caillot sanguin, notamment lorsqu'il existe une anomalie de la coagulation du sang ou du processus naturel de dissolution des caillots sanguins. Par ailleurs, l'inflammation de la paroi des veines par une infection ou un traumatisme peut provoquer l'apparition d'un caillot. Dans certains cas, ces différents mécanismes se conjuguent au point d'entraîner un risque élevé de phlébite et d'embolie pulmonaire. Il s'agit surtout des suites des interventions chirurgicales portant sur les jambes, le petit bassin et l'abdomen. Il existe également d'autres facteurs de risque : l'âge élevé, l'obésité, l'insuffisance veineuse chronique, la sédentarité. Enfin, certaines maladies se compliquent parfois d'une phlébite comme les leucémies (maladies du sang), certains cancers, les maladies cardiaques et les cirrhoses.

Symptômes

Le début est brutal, associant une douleur thoracique le plus souvent au niveau de la base du thorax, associée à une gêne respiratoire et un essoufflement angoissant. Une toux irritative l'accom-

Embolie pulmonaire

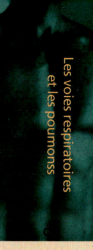

pagne souvent ainsi qu'une accélération du rythme cardiaque et une fièvre peu élevée (38 à 38,5°C). Dans certains cas, le patient crache du sang. Ces crachats sanglants sont le signe de la destruction d'une partie du poumon (infarctus pulmonaire).

Diagnostic

Les signes cliniques de l'embolie pulmonaire sont inconstants et non-spécifiques. Plusieurs examens peuvent être pratiqués, soit pour écarter d'autres affections (infarctus du myocarde ou péricardite, par exemple), soit pour affirmer l'embolie pulmonaire, en apprécier les conséquences, et faire le point sur la maladie veineuse responsable de la phlébite. Trois examens simples, rapidement accessibles sont susceptibles d'apporter des arguments en faveur d'une embolie pulmonaire : l'électrocardiogramme, la radiographie pulmonaire et la mesure des gaz du sang. Les examens qui vont réellement fournir le diagnostic de l'embolie pulmonaire sont la scintigraphie pulmonaire, l'échographie-doppler des membres inférieurs, le scanner thoracique et l'angiographie pulmonaire. Ce dernier examen consiste à visualiser les artères pulmonaires, en y injectant directement un produit de contraste radiologique. L'angiographie pulmonaire est en principe l'examen de référence pour le diagnostic d'embolie pulmonaire. Cependant, comme il existe actuellement des examens moins agressifs et performants, l'angiographie pulmonaire est de moins en moins souvent réalisée.

Traitement
Médecine traditionnelle

L'embolie pulmonaire est une urgence médicale qui doit être traitée en milieu hospitalier. Dans la majorité des cas, le traitement vise à accélérer la destruction du caillot dans l'artère pulmonaire et à éviter la formation de nouveaux caillots. L'héparine est un anticoagulant qui empêche l'extension du caillot et prévient les récidives. Ce médicament est administré par voie intraveineuse. Les thrombolytiques (streptokinase, urokinase) permettent de dissoudre les caillots existants. Pour les embolies pulmonaires graves, on pose parfois des filtres dans la veine cave inférieure afin d'éviter que les caillots ne remontent jusqu'aux poumons. D'autres mesures (apport d'oxygène, antidouleurs) sont mises en place pour soulager les symptômes. L'évolution de l'embolie pulmonaire se fait en général sans séquelle si elle a été traitée à temps. Dans le cas contraire, elle peut entraîner une insuffisance respiratoire aiguë et une défaillance respiratoire.

Prévention

La prévention consiste à éviter l'alitement prolongé après une opération ou un accouchement, à faire jouer ses muscles lorsqu'on porte un plâtre, à porter des bas de contention (appelés aussi bas à varices) après une intervention sur les membres inférieurs, à se dégourdir les jambes toutes les deux heures lors d'un long voyage. Ces mesures sont associées à la prise d'anticoagulants (héparine, antivitamines K) à faibles doses dans les cas de prévention secondaire.

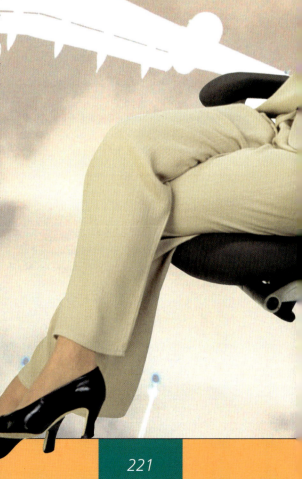

Les voies respiratoires et les poumons

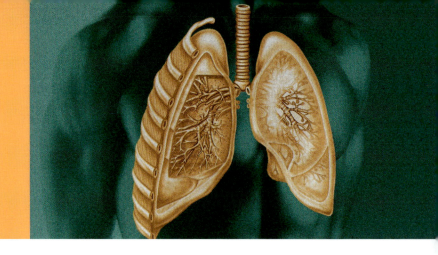

L'emphysème pulmonaire est une maladie diffuse des poumons définie par la destruction permanente des structures distales du poumon (bronchiole terminale et alvéoles) par destruction de leur paroi élastique, sans fibrose, ce qui entraîne leur distension. L'affection touche en général les hommes de plus de 40 ans qui ont un lourd passé de fumeurs. Cependant, la maladie est en hausse chez les femmes en raison de l'augmentation du tabagisme féminin.

Un peu d'anatomie

Avant d'arriver au poumon, l'air doit traverser les fosses nasales, le pharynx, le larynx, la trachée et enfin les bronches. Ces dernières se ramifient et se divisent en bronchioles qui débouchent dans de toutes petites cavités nommées alvéoles pulmonaires. Ces alvéoles, qui se comptent par millions dans chaque poumon, sont des petit sacs entourés de capillaires sanguins. Elles constituent le lieu de l'échange gazeux des poumons. En effet, c'est à travers les parois fines des alvéoles et des capillaires sanguins que l'oxygène rejoint le circuit sanguin et que s'évacue le gaz carbonique.

Mécanisme

Lorsque les alvéoles sont détruites ou endommagées, les poumons deviennent incapables de se vider complètement de leur air, en raison de leur graduelle perte d'élasticité. Les alvéoles lésées

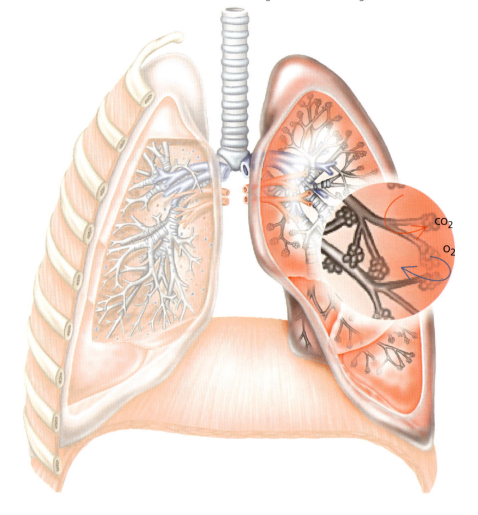

Emphysème pulmonaire

présentent de multiples trous, réduisant notablement la surface d'échange gazeux des poumons (oxygène et dioxyde de carbone). La respiration devient alors de plus en plus ardue, inefficace et procure une sensation persistante d'essoufflement. Les dommages causés sont permanents et irréversibles.

Cause

L'emphysème découle d'une exposition prolongée à un irritant dont le principal est le tabac. Cependant, la pollution de l'air, l'exposition à des substances toxiques et le grand âge peuvent également être à l'origine de l'affection. Par ailleurs, certains patients sont porteurs d'une anomalie génétique spécifique. L'emphysème est alors dû à un manque d'alpha 1-antitrypsine, une protéine servant à protéger les tissus. En outre, le tabac accroît la progression de la maladie chez ces patients-là. Les infections des voies respiratoires à répétition affaiblissent le système immunitaire et exacerbent l'emphysème. Enfin, l'emphysème pulmonaire peut aussi être la complication d'une bronchite chronique, elle-même provoquée par la consommation de tabac.

Symptômes

L'emphysème peut s'accompagner d'un large éventail de symptômes. Le premier à être détecté est souvent un souffle court qui se manifeste à l'effort. Au début de la maladie, les difficultés respiratoires s'installent lentement, presque silencieusement. Avec le temps, les symptômes apparaissent clairement : essoufflement qui empire graduellement, respiration sifflante, sensation d'oppression dans la poitrine, fatigue, perte de poids, toux grasse si l'emphysème s'accompagne d'une bronchite chronique. Les personnes qui souffrent d'une forme plus grave d'emphysème peuvent se sentir essoufflées même au repos. Les activités quotidiennes (se laver, s'habiller, etc.) deviennent impossibles. A ce stade, le malade est devenu un invalide respiratoire. L'emphysème

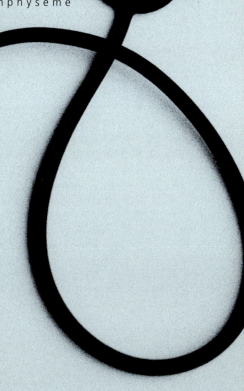

L'insuffisance respiratoire chronique

L'insuffisance respiratoire chronique est l'incapacité permanente des poumons à assurer leurs fonctions. Elle se traduit par une difficulté constante à respirer et résulte de l'évolution de plusieurs maladies respiratoires. On distingue les insuffisances chroniques obstructives et les insuffisances chroniques restrictives. Les premières sont liées à l'obstruction des voies respiratoires qui est provoquée par diverses affections comme l'asthme, l'emphysème ou la bronchite chronique. Les secondes sont liées aux fibroses pulmonaires. La maladie évolue lentement et devient de plus en plus invalidante pour le patient qui doit être régulièrement hospitalisé.

Les voies respiratoires et les poumons

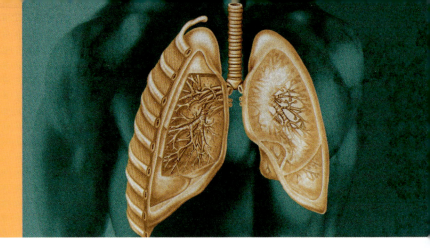

pulmonaire risque d'évoluer vers une insuffisance respiratoire chronique qui peut avoir un retentissement cardiaque. En effet, avec l'emphysème, l'échange sanguin n'est plus aussi efficace, ce qui oblige le cœur à fournir plus d'effort pour distribuer le sang. Il arrive que le cœur se distende sous l'effort et ne puisse plus assumer ses fonctions (insuffisance cardiaque).

Mode de vie : la première mesure à adopter en cas d'emphysème pulmonaire est l'arrêt du tabac afin de ralentir ou de stopper la destruction alvéolaire. Il faut également veiller à s'exposer le moins possible aux polluants domestiques et industriels. Toute infection broncho-pulmonaire doit être traitée précocement pour éviter l'aggravation de l'emphysème. L'exercice modéré et des séances régulières de kinésithérapie respiratoire sont également conseillés.

Traitement Médecine traditionnelle

Le traitement médicamenteux vise à soigner les symptômes. Les broncho-dilatateurs permettent aux personnes qui souffrent d'un resserrement des voies respiratoires de mieux respirer. Les corticostéroïdes peuvent être utilisés pour réduire l'inflammation des alvéoles, des bronches et des bronchioles. Les antibiotiques sont prescrits pour combattre les infections bactériennes.

L'oxygénothérapie accroît le pourcentage d'oxygène que reçoivent les poumons à chaque inspiration. Des appareils qui concentrent l'oxygène peuvent être utilisés à la maison et permettent aux patients d'inhaler quotidiennement l'oxygène qui leur est nécessaire.

La chirurgie (greffe pulmonaire ou réduction du volume pulmonaire) peut être envisagée chez certains patients gravement atteints. La réduction du volume pulmonaire consiste à exciser la partie la plus touchée du poumon. Cette intervention permet au tissu pulmonaire restant et aux muscles de mieux fonctionner et d'améliorer la respiration.

Traitement Médecine douce

Pour le Dr. Horvilleur, homéopathe, auteur du " Guide familial de l'homéopathie " (Editions parents Hachette) le véritable emphysème, dû à la dilatation et au durcissement des alvéoles du poumon, n'est pas du ressort de l'homéopathie. Par contre il souligne que la bronchite l'est.

Une personne souffrant d'emphysème pulmonaire demande, sur un site Internet, s'il existe des traitements possibles, ou s'il est inévitable de se résoudre à avoir le souffle court à tout jamais.
Les réponses de deux médecins:
• Premièrement arrêter de fumer, s'il y a tabagisme, ce qui est souvent le cas.
• Deuxièmement penser aux oligo-éléments, aux plantes qui renforcent les poumons, puisque, comme c'est un problème chronique, il faut travailler à long terme.
• L'essoufflement dû à l'emphysème peut être aggravé par d'autres facteurs, dont l'anxiété psychologique.
• L'ostéopathie, utile pour renforcer les muscles respiratoires et améliorer l'ouverture de la cage thoracique.
Sources : site www.reseauproteus.net
rubrique : questions & réponses

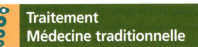
Manque d'alpha 1-antitrypsine

Il existe un faible pourcentage de la population qui présente une déficience en alpha 1-antitrypsine. Ces personnes peuvent recevoir un traitement par perfusion intraveineuse hebdomadaire de ce composé. Cette thérapie est toutefois très coûteuse et on ne sait pas encore si elle a un effet réellement positif sur l'évolution de l'emphysème.

Emphysème pulmonaire

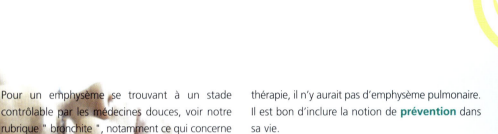

Pour un emphysème se trouvant à un stade contrôlable par les médecines douces, voir notre rubrique " bronchite ", notamment ce qui concerne l'homéopathie, les oligo-éléments, et les plantes, en ajoutant la Pulmonaire.

Concernant l'ostéopathie, voir rubrique " asthme ", l'ostéopathe interrogé, dans ses explications concernant cette affection, fait mention de l'emphysème pulmonaire.

Pour tout ce qui est aggravé par l'anxiété psychologique, le premier remède en homéopathie, est **Ignatia**. Il peut être pris en 9 ch, 3 granules à ses heures de prédilection, 11h et 18 h. Par périodes de 3 semaines.

La **réflexologie** peut apporter de surprenants résultats dans l'emphysème pulmonaire en redonnant de façon naturelle une élasticité aux poumons s'il n'y a pas de dégâts irréductibles. Les points réflexes se situent sous chaque pied un peu plus bas que la base des orteils. Ils couvrent une large surface, tout comme les poumons et les bronches occupent un espace volumineux dans la poitrine.

L'hygiène de vie

Pour certaines maladies, les médecines douces ne peuvent être d'un grand secours. Mais il n'est pas présomptueux de dire qu'avec une aide préalable de l'homéopathie, de l'acupuncture, de la phytothérapie, il n'y aurait pas d'emphysème pulmonaire. Il est bon d'inclure la notion de **prévention** dans sa vie.

En médecine chinoise ancestrale, le médecin devait payer son patient si celui-ci tombait vraiment malade. Il s'agissait avant tout d'agir dans un cadre de prévention. " Mieux vaut prévenir que guérir " dit un vieil adage un peu oublié dans l'agitation actuelle.

Une visite chez l'ostéopathe permet d'éviter de sérieuses complications à long terme pour un problème bénin.

Le médecin homéopathe procédera à un rééquilibre face aux dispositions de chacun et à un renforcement du terrain (notre prédisposition aux maladies). L'acupuncteur apportera son rééquilibre des énergies vitales.

On évitera de nombreuses maladies en adoptant cette ligne de vie.

Nous parlons souvent d'hygiène de vie. Comment la définir? C'est un facteur aussi fondamental que déterminant pour la santé, qui agit en prévention ou en harmonie avec les thérapies choisies.

Se nourrir mieux. Observer quelques règles de base :

• Attention aux acides gras, ne les prendre que de première qualité, on découvre que la majorité des pathologies actuelles ont pour cause les acides gras transformés, (omega 6 transformés) toxiques, et que l'on trouve dans la pizza, les plats congelés, les viennoiseries. Les omega 6 sont extrêmement fragiles, ils doivent provenir de première pression à froid (huile de tournesol, de maïs, de bourrache) et ne doivent jamais être chauffées, la seule pouvant être utilisée pour la cuisson est l'huile d'olive.

• Manger deux trois fois par semaine des poissons gras pour l'Oméga 3 qui, avec les noix, l'huile de noix, les graines de lin ou de tournesol, fourniront les vraies graisses dont nous avons besoin.

• Manger plus de fibres, des céréales complètes, se souvenir qu'un riz complet déconstipe, un riz blanc constipe.

• Manger bio autant que possible, surtout les légumes.

• Eviter tout ce qui est pesticides, engrais etc… Les Américains consomment environ 4 kilos de produits chimiques par an par personne, cela veut dire que les toxines s'accumulent insidieusement dans l'organisme. Une simple salade est bourrée de pesticides. Une laitue a été aspergée une vingtaine de fois.

Bien dormir. Les techniques de relaxation, le yoga, apprennent à mieux maîtriser son calme, et aident à faire le vide dans sa tête en se couchant. Les rites du soir, comme se préparer une tisane, un tilleul agrémenté de miel, sont aussi favorables au sommeil.

S'aérer autant que possible, marcher en pensant à sa respiration. Nous respirons mal, juste

• Respirez profondément: lorsque les poumons se remplissent complètement, la cage thoracique appuie sur le diaphragme, ce qui exerce une action sur le système nerveux sympathique.

Les voies respiratoires et les poumons

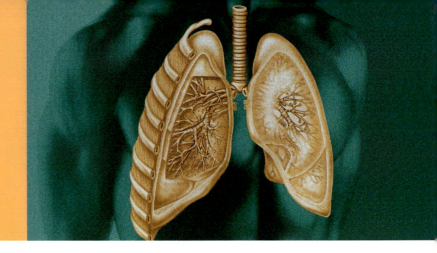

assez pour survivre selon les spécialistes. Lorsque les poumons se remplissent complètement, la cage thoracique appuie sur le diaphragme, ce qui exerce une action sur le système nerveux sympathique. Et puis nous captons cette énergie vitale qui nous entoure, nous permet de vivre (la vie est une énergie qui anime la matière inerte) qui a le pouvoir de permettre à une blessure de se refermer ou à une fleur de pousser à travers le sol.

Equilibrer le travail et la vie privée, essayer de faire la part des choses, en se donnant un lieu, des heures de travail, des heures de vie personnelle, même si on travaille chez soi. C'est fondamental. De nombreux psychothérapeutes disent que l'on manque de temps pour soi et que cela conduit à bien des névroses.

Arrêter de fumer en s'aidant par les médecines douces : l'urgence est là lorsqu'il y a affections des bronches ou des poumons: il faut arrêter de fumer. La marche à suivre commence par l'acupuncture. Ce sera l'aide de base. L'acupuncteur consulté se renseignera sur l'ancienneté de l'intoxication en premier lieu, le nombre de cigarettes quotidiennes, la variété de tabac consommé, et les tentatives d'arrêt qui sont au palmarès du fumeur. Il abordera les problèmes par leur racine. Les " points forts " pour que le traitement fonctionne bien :

1. Réduire la tendance à l'anxiété et au stress du fumeur. Les gens fument souvent lorsqu'il y a contrariété, ou pour se donner une contenance parce qu'un élément de leur vie privée ou professionnelle les perturbe. Certains points apportent la paix de l'esprit et d'autres ont un effet sur les atteintes du plan émotionnel. L'acupuncteur conseillera également des oligo-éléments, ou des plantes, dans le même but.

Essayer de mieux " s'écouter ". L'être humain perd le goût, l'odorat, le sens du toucher. Retrouver le goût à travers une cuisine pleine de saveurs, d'épices excellentes pour la santé de surcroît, l'odorat en intégrant dans sa vie quotidienne l'encens, les bougies parfumées, les fleurs. Retrouver le sens du toucher à travers le massage, qui est ancestral et devrait faire partie de la vie courante. De même, il est important de penser aussi aux gestes que l'on fait, en les faisant avec amour, même lorsqu'il s'agit de petites choses.

2. Enlever l'envie de fumer en provoquant le dégoût de la cigarette. L'acupuncture agira alors sur les muqueuses des fosses nasales et des sinus, tissu très sensible, endroit clé. Des aiguilles seront placées surtout autour du nez sur les points correspondants. Ainsi, de l'extérieur, l'acupuncture modifiera la perception du tabac.

3. Briser l'accoutumance à la nicotine. L'acupuncture engagera une véritable lutte contre cette toxicomanie de la cigarette. Des points appartenant au méridien de la vessie obtiennent d'extraordinaires résultats. Ils sont situés de chaque côté de la tête, au-dessus de l'oreille. On les utilisait en Chine pour venir à bout des intoxications par l'opium. Ces aiguilles seront laissées beaucoup plus longtemps qu'habituellement, une heure environ. Deux ou trois séances seront prévues, et pour en consolider l'effet, le patient pourra masser les points chez lui.

4. L'homéopathie peut aider efficacement. On fabriquera une isothérapie, en 9 ch (sorte de vaccin) à partir du tabac de la cigarette habituelle. On prendra 3 granules avant de fumer. Une impression de goût désagréable sera de plus en plus présente dans la bouche du fumeur et devrait repousser progressivement son envie d'allumer

• Retouver la plénitude des sens.

Emphysème pulmonaire

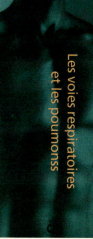

une cigarette, jusqu'au jour où il n'aura plus du tout envie de l'allumer.

Si l'isothérapie semble difficile à réaliser, il est possible de prendre :
Tabacum, 5 ch, à raison de 3 granules, 3 fois par jour tant que le problème n'est pas surmonté. Ce remède a une double action : dégoûter de l'usage du tabac dans un premier temps, et participer à la désintoxication ensuite. Il a dans ses symptômes nausées, vertiges, sueurs froides, salivation, désir d'air frais, autant de signes d'intoxication. On le prescrit également aux femmes enceintes qui ont fumé ou dont le mari ou toute personne de la famille a fumé, pour protéger l'enfant des méfaits de ce tabagisme, même lointain.

Les autres grands remèdes de l'intoxication tabagique sont :
Caladium, 5 ch, 3 granules, 3 fois par jour jusqu'à obtenir une complète amélioration. Ce remède devrait être pris au début de toute désintoxication tabagique, et correspondra d'autant mieux si la personne est irritable, très sensible au bruit, a des vertiges en fermant les yeux, perd la mémoire de ses actions et le fil de ses pensées, peut souffrir d'impuissance sexuelle accompagnée de dépression.

Ignatia, 9 ch, si la nervosité devient insupportable. Ce remède sera présent pendant la phase de désintoxication, où s'installe une aversion pour la fumée, peut-être des migraines.

Nux Vomica, 5 ch, est un grand remède de désintoxication en général. La personne en osmose avec ce remède est irritable, ne supporte pas la lumière vive, le moindre bruit, les odeurs, ressent des pesanteurs gastriques, est plus fatiguée le matin que le soir.

Spigelia, 5 ch, si la personne a des palpitations qui peuvent l'empêcher de dormir, si elle est anxieuse, si elle ressent de l'oppression, doit se coucher la tête haute.
Ces remèdes seront pris à raison de 3 granules, 3 fois par jour pendant la durée des symptômes.

Les trois remèdes clé du sevrage tabagique :

Argentum Nitricum, 9 ch, pour un sujet de tempérament nerveux, toujours en mouvement, toujours pressé, c'est un remède de fond essentiel pour l'intoxiqué tabagique. 5 granules le matin.
Nux Vomica, 9 ch, est un grand remède de désintoxication en général. La personne en osmose avec ce remède est irritable, stressée et surmenée en permanence, ne supporte pas la lumière vive, le moindre bruit, les odeurs, ressent des pesanteurs gastriques, est plus fatiguée le matin que le soir. Elle est très tournée vers les excitants : thé, café, tabac et souvent alcool. 5 granules le soir.

Anacardium Orientale, 9 ch : remède indispensable pour toute démarche de désintoxication.
Ce remède est indiqué :
Lorsque l'esprit a décidé, et que sans même s'en rendre compte, l'on se tourne vers sa drogue, lorsque deux volontés s'affrontent, lorsque la prise de la drogue calme l'irritabilité, qu'il y a manque de concentration et céphalées.
Il évitera également le risque de boulimie qui accompagne souvent le sevrage tabagique. C'est un remède modérateur de l'appétit.
5 granules matin et soir, et dès que l'envie se fait sentir. Il n'y a aucune limitation dans le nombre de prises au départ.

• Veiller à se coucher la tête haute si l'on souffre d'anxiété.

Les voies respiratoires et les poumons

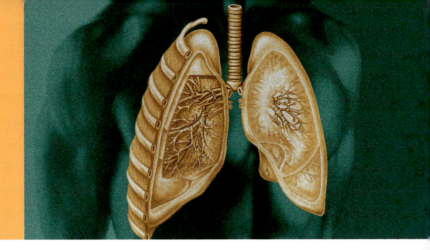

L'insuffisance respiratoire est l'incapacité, aiguë ou chronique, des poumons à assurer leur fonction. Elle se traduit par une chute du taux d'oxygène dans le sang, associée parfois à une augmentation de la concentration sanguine de gaz carbonique. L'insuffisance respiratoire peut menacer la vie si elle évolue vers une détresse respiratoire aiguë où l'ensemble des cellules du corps souffre d'un manque d'oxygène trop important.

Insuffisance respiratoire aiguë

L'insuffisance respiratoire aiguë (ou détresse respiratoire) est une diminution brutale de la fonction respiratoire. Les échanges gazeux deviennent brutalement insuffisants pour couvrir les besoins de base de l'organisme. Sans apport rapide d'oxygène, les cellules nerveuses sont incapables de fonctionner et la mort est inéluctable dans les minutes qui suivent...

Cause

De très nombreuses situations peuvent entraîner une insuffisance respiratoire aiguë :
Une réduction du débit d'air respiré (hypoventilation). Elle peut être provoquée notamment par un arrêt momentané de la respiration (apnée), une grave crise d'asthme, un traumatisme thoracique, un accident vasculaire cérébral, une overdose, une obstruction des voies respiratoires, des déformations sévères de la colonne vertébrale, un coma.
Une insuffisance d'oxygène dans l'air inspiré. Elle peut être due à l'altitude, le feu, le confinement dans un local non ventilé.
Une perturbation des échanges gazeux alvéolaires. Cette perturbation est liée à l'endommagement de la membrane alvéolocapillaire, lieu des échanges gazeux entre les alvéoles pulmonaires et les capillaires sanguins qui les enveloppent. Cette détérioration peut être causée par une infection pulmonaire (emphysème, œdème pulmonaire), une noyade, l'inhalation de produits suffocants, grave traumatisme agressant les poumons.
Une perturbation de la circulation pulmonaire. Elle est le résultat d'un déséquilibre entre l'apport d'oxygène et de sang : soit l'apport de sang est trop faible par rapport à la quantité d'air reçue (embolie pulmonaire, insuffisance cardiaque), soit l'apport sanguin est excessif par rapport à la quantité d'oxygène disponible (affections aiguës des poumons).
L'aggravation d'une insuffisance respiratoire chronique. Chez un patient souffrant déjà d'une insuffisance respiratoire chronique, toute surinfection bronchique virale ou bactérienne est susceptible de déclencher une insuffisance respiratoire aiguë.

Symptômes

L'insuffisance respiratoire aiguë se traduit par des symptômes qui sont le résultat des échanges gazeux déficients : accélération du rythme respiratoire, pouls rapide, coloration bleutée des lèvres et des ongles (cyanose), élévation de la tension artérielle, sueurs, troubles neurologiques (somnolence, désorientation, agitation, convulsions, coma).

La ventilation

La ventilation est commandée par des centres cérébraux qui transmettent des signaux aux muscles respiratoires qui eux-mêmes mettent en mouvement la cage thoracique. Grâce à ce système de pompe, les poumons peuvent se gonfler d'air (inspiration) et l'expulser (expiration). Toute atteinte d'un des composants de la " pompe " (cerveau, nerfs, muscles et paroi thoracique, poumon et bronches) peut nuire à la ventilation et entraîner une insuffisance respiratoire.

Insuffisance respiratoire

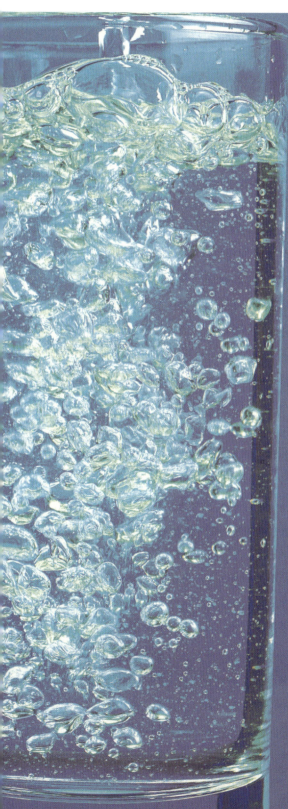

Traitement
Médecine traditionnelle

Le traitement de l'insuffisance respiratoire aiguë est toujours une urgence. Il vise à assurer une bonne ventilation, à rétablir la respiration et à traiter la cause quand c'est possible. Afin de suppléer la fonction respiratoire défaillante, on a recours à l'oxygénothérapie ou à l'assistance ventilatoire.

L'oxygénothérapie accroît le pourcentage d'oxygène que reçoivent les poumons à chaque inspiration. Des appareils qui concentrent l'oxygène permettent aux patients d'inhaler l'oxygène qui leur est nécessaire. La quantité d'oxygène varie selon la gravité de l'insuffisance respiratoire.

L'assistance ventilatoire est mise en place lorsque l'oxygénothérapie ne suffit pas. Le patient est raccordé à un respirateur artificiel par l'intermédiaire d'une sonde mise en place par la bouche ou le nez (sonde endotrachéale), ou introduite via un orifice pratiqué dans la trachée (trachéotomie). Cette sonde permet d'administrer au malade de plus grandes quantités d'oxygène.

L'insuffisance respiratoire chronique

L'insuffisance respiratoire chronique est l'incapacité permanente pour les poumons d'assurer des échanges gazeux normaux et donc d'oxygéner de façon satisfaisante les tissus et les cellules de l'organisme. Il s'agit d'une affection qui évolue lentement mais qui devient, à terme, très invalidante, nécessitant des soins importants.

Cause

On distingue, en fonction de leur origine, trois formes d'insuffisance respiratoire chronique : obstructive, restrictive ou mixte.

Insuffisance respiratoire chronique obstructive
Elle se traduit par un rétrécissement du calibre des bronches qui freine le passage de l'air. Elle constitue la majorité des cas et résulte en général d'une atteinte des bronches et des poumons dont les principales causes sont la bronchite chronique, l'asthme, l'emphysème et les dilatations des bronches.

Insuffisance respiratoire chronique restrictive
Elle se traduit par une diminution de la capacité pulmonaire et donc des volumes respiratoires qui peuvent être mobilisés. Elle peut avoir de nombreuses causes : destruction du tissu pulmonaire due à une maladie (tuberculose, fibrose pulmonaire), déformation de la cage thoracique ou de la colonne vertébrale, maladies neuromusculaire entraînant une paralysie des muscles respiratoires (myopathies, poliomyélite), séquelles de traitements chirurgicaux (ablation d'un poumon),

Les voies respiratoires et les poumons

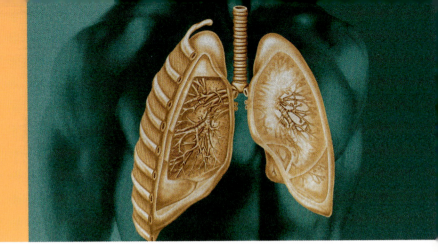

séquelles d'une affection pleurale (épaississement de la plèvre), surcharge pondérale importante qui peut gêner la respiration.

Insuffisance respiratoire chronique mixte

Elle associe dans des proportions variables les deux autres formes d'insuffisance respiratoire chronique.

Symptômes

La maladie s'installe progressivement. Le principal symptôme de l'insuffisance respiratoire chronique est une gêne respiratoire (dyspnée) qui se manifeste d'abord à l'effort puis au repos. Elle limite les gestes de la vie courante : marcher, se laver, s'habiller... Son augmentation traduit une aggravation de la maladie. D'autres signes accompagnent cette dyspnée : coloration bleutée des ongles et des lèvres (cyanose), maux de tête, somnolence anormale, toux, augmentation du volume de la cage thoracique.

Complications

Les principales complications de l'insuffisance respiratoire chronique sont l'hypertension artérielle pulmonaire et l'insuffisance respiratoire aiguë.

L'hypertension artérielle pulmonaire est due à l'augmentation de pression dans les artères pulmonaires. Les symptômes correspondants sont des œdèmes des membres inférieurs et un gonflement des veines du cou (veines jugulaires).

L'insuffisance respiratoire aiguë est due à la défaillance de la pompe respiratoire entraînant une chute brutale du taux d'oxygène et l'élévation du taux de gaz carbonique, responsables d'une souffrance de certains tissus vitaux comme le cerveau ou le cœur. On peut alors observer dans les cas les plus graves des troubles du rythme cardiaque (arythmie cardiaque) ou des troubles de la conscience.

Traitement Médecine traditionnelle

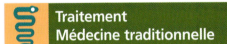

L'oxygénothérapie constitue la base du traitement. Elle a pour objectif de maintenir un taux d'oxygène sanguin acceptable afin d'éviter les complications et d'assurer au patient une certaine qualité de vie. Des appareils qui concentrent l'oxygène peuvent être utilisés à la maison et permettent aux patients d'inhaler quotidiennement l'oxygène qui leur est nécessaire.

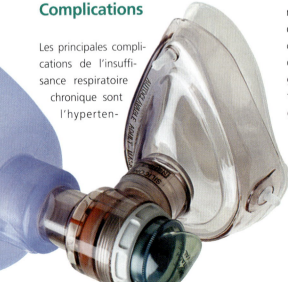

Le traitement médicamenteux s'ajoute à l'oxygénothérapie. Il repose sur les broncho-dilatateurs (médicaments qui augmentent le diamètre des bronches), les corticoïdes et les antibiotiques en cas de surinfection. L'émission des sécrétions bronchiques, soit par la toux et les crachats, soit par des manœuvres de kinésithérapie permet d'éviter l'encombrement des bronches. Des fluidifiants sont éventuellement utilisés pour rendre les sécrétions bronchiques plus faciles à évacuer. En cas de maladie cardiaque, des médicaments spécifiques sont utilisés.

La trachéotomie peut s'avérer indispensable lorsque l'insuffisance respiratoire chronique devient très invalidante (ex. : comas prolongés). Il s'agit d'une intervention chirurgicale qui consiste à pratiquer un petit orifice dans la trachée et d'y placer une canule pour permettre l'apport d'air riche en oxygène. Elle facilite les échanges gazeux dans les alvéoles pulmonaires.

Prévention

Dans la bronchite chronique obstructive, l'arrêt du tabac est la première mesure à prendre. Il faut également éviter que ces sujets soient exposés à l'inhalation de produits toxiques (chimiques, industriels...). Pour limiter le risque d'aggravation lors d'infections respiratoires, les vaccinations contre la grippe et contre le pneumocoque sont conseillées pour les personnes à risque.

Insuffisance respiratoire

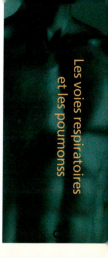

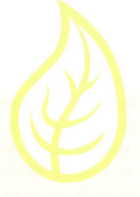

La kinésithérapie respiratoire, une aide efficace

La kinésithérapie respiratoire joue un rôle important dans le traitement de nombreuses maladies respiratoires. Elle permet de faciliter l'évacuation des sécrétions bronchiques qui encombrent les bronches, ce qui diminue les risque d'infections et la fatigue respiratoire. Les techniques de gymnastique respiratoire consistent à améliorer la ventilation (inspiration et expiration) du patient en renforçant notamment l'efficacité des muscles respiratoires.

Traitement
Médecine douce

L'ostéopathie et les problèmes respiratoires

On ne s'occupera pas en ostéopathie d'une pathologie simplement. Tout ce qui touche aux problèmes respiratoires, dans leur ensemble, doit faire l'objet d'une investigation approfondie. L'ostéopathe commencera par voir ce qui se passe au niveau des vertèbres, que ce soient cervicales, dorsales ou lombaires, et plus particulièrement des côtes, très importantes dans ce type de pathologie. Leur perte de mobilité, leur mauvais positionnement provoquent des tensions musculaires périphériques dans les muscles intercostaux, et s'étend aux muscles du thorax et tout particulièrement à un muscle très important, non seulement au niveau respiratoire mais aussi cardio-respiratoire et circulatoire en général : le diaphragme. C'est un muscle essentiel, vital, primordial pour un ostéopathe, qu'il examinera, testera et corrigera s'il est en dysfonctionnement. Cela permettra une meilleure ventilation, par un phénomène de drainage extrêmement important, tant au niveau de l'organe pulmonaire et bronchique, mais également au niveau de la circulation à l'intérieur de cet organe pulmonaire et bronchique. Il y a une double action, à la fois sur la mécanique du poumon lui-même, puisque le diaphragme détermine la possibilité d'expansion du poumon en laissant l'air y pénétrer, mais aussi ce poumon, largement vascularisé, qui a un effet second, important, sur la circulation lymphatique et artérielle. On ne pourra dissocier, en ostéopathie, cœur, poumon, thorax, et musculature diaphragmatique.

Bronchite chronique, bronchite obstructive, certaine forme d'asthme, emphysème, insuffisance respiratoire, tous sont associés à des problèmes cardio-pulmonaires et seront donc améliorés par cette approche ostéopathique.

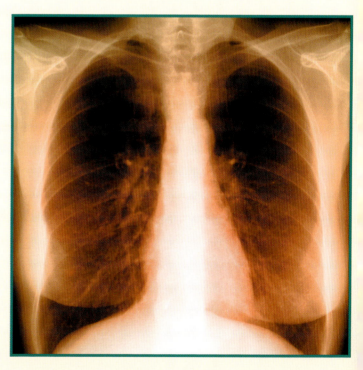

Les voies respiratoires et les poumons

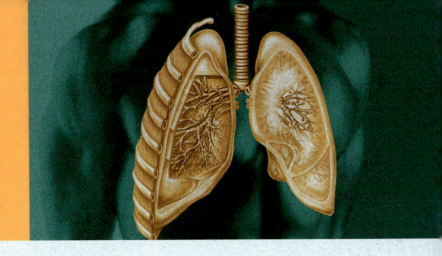

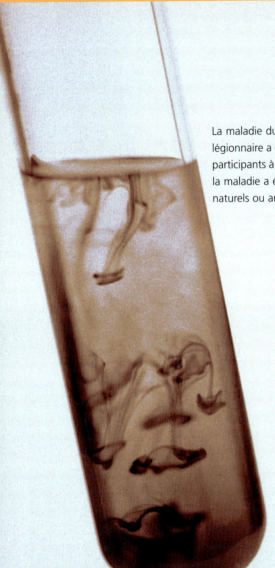

La maladie du légionnaire, appelée également légionellose, est une forme de pneumonie grave. Le nom de maladie du légionnaire a été donné pour la première fois en 1976 lorsque 180 cas de légionellose ont été diagnostiqués parmi 4 500 participants à un congrès de l'American Legion of Pennsylvania, à Philadelphie. Ultérieurement, la bactérie responsable de la maladie a été isolée et nommée *Legionella pneumophila*. Cette bactérie évolue principalement en milieux aquatiques naturels ou artificiels.

Contamination

La maladie semble se transmettre par de petites particules d'eau contaminée. La température optimale de prolifération de la bactérie Legionella étant de 37°C, les principales sources de contamination sont les circuits de distribution d'eau chaude dans les immeubles (les installations sanitaires) et les systèmes de climatisation. En effet, les gros systèmes modernes de climatisation sont équipés de tours de refroidissement qui refroidissent l'eau et évacuent la chaleur dans l'atmosphère par évaporation. Lorsque l'air circulé charrie des gouttelettes d'eau contaminées, la bactérie peut circuler dans tout l'immeuble. Si les gouttelettes sont assez petites, elles peuvent être inhalées, ce qui permet à la bactérie de pénétrer dans les poumons. L'épidémie ne se transmet pas entre les hommes.

Facteurs de risque

La maladie du légionnaire touche davantage les personnes d'un âge moyen même si des cas de légionellose sont retrouvés dans toutes les tranches d'âge. La dépendance au tabac et à l'alcool favorise le développement de la maladie. Les personnes dont le système immunitaire est affaibli, celles atteintes d'un cancer, du diabète ou d'une affection respiratoire chronique sont également à risque.

Symptômes

La durée d'incubation de Legionella pneumophila est d'environ une semaine. La maladie débute par un état grippal, associant maux de tête, douleurs musculaires, fièvre modérée, malaise général et troubles digestifs (diarrhée, vomissements et nausées). Ensuite, la fièvre grimpe jusqu'à 40°C, les douleurs musculaires s'intensifient, une toux sèche et une douleur thoracique apparaissent. Une gêne respiratoire est souvent signalée. Le patient reste dans cet état pendant plus ou moins une semaine avant d'entrevoir la guérison ou l'aggravation des problèmes respiratoires. L'évolution de la maladie peut aller jusqu'à une insuffisance

Maladie du légionnaire

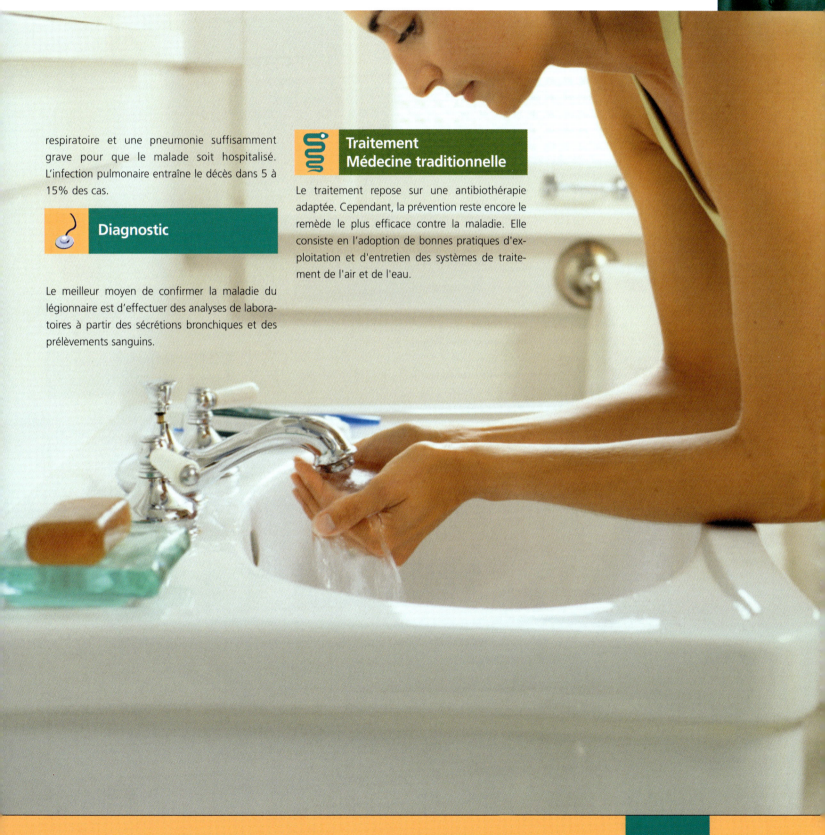

respiratoire et une pneumonie suffisamment grave pour que le malade soit hospitalisé. L'infection pulmonaire entraîne le décès dans 5 à 15% des cas.

Diagnostic

Le meilleur moyen de confirmer la maladie du légionnaire est d'effectuer des analyses de laboratoires à partir des sécrétions bronchiques et des prélèvements sanguins.

Traitement
Médecine traditionnelle

Le traitement repose sur une antibiothérapie adaptée. Cependant, la prévention reste encore le remède le plus efficace contre la maladie. Elle consiste en l'adoption de bonnes pratiques d'exploitation et d'entretien des systèmes de traitement de l'air et de l'eau.

Les voies respiratoires et les poumons

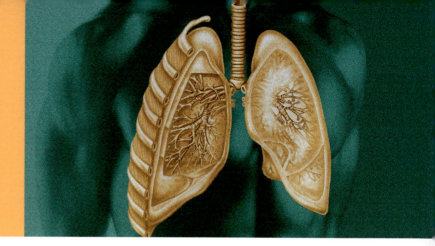

La pleurésie est une inflammation aiguë ou chronique de la plèvre (membrane qui enveloppe les poumons). Chaque plèvre est constituée de deux feuillets dont l'un couvre les poumons et l'autre adhère aux parois de la poitrine. Ils sont séparés par la cavité pleurale contenant un fluide lubrifiant. Les plèvres sont destinées à faciliter le glissement des poumons sur les parois thoraciques. La maladie peut toucher un poumon ou les deux.

Types de pleurésies

On distingue **la pleurésie sèche** (sans présence de liquide entre les feuillets) et **la pleurésie avec épanchement** de liquide entre les membranes. Le liquide peut être clair (pleurésie séro-fibrineuse) ou purulent (pleurésie purulente). D'autre part, une pleurésie sèche peut se transformer en pleurésie avec épanchement.

 La tuberculose

La tuberculose est une maladie infectieuse contagieuse due principalement au germe Mycobacterium tuberculosis (ou bacille de Koch). On estime qu'elle touche aujourd'hui plus d'un milliard de personnes dans le monde, la propulsant aux premiers rangs des maladies infectieuses connues. Elle est susceptible d'atteindre tous les organes du corps mais ce sont les poumons qui sont le plus souvent affectés.

 Cause

La pleurésie est le plus souvent due à une infection par une bactérie ou à un cancer mais elle peut aussi avoir d'autres causes (troubles cardio-vasculaires, pancréatites, cirrhose, etc.). Les pleurésies bactériennes sont la conséquence d'une infection respiratoire (pneumonie, tuberculose, etc.). Les pleurésies cancéreuses peuvent provenir d'un cancer situé dans un autre endroit du corps (cancer broncho-pulmonaire, par exemple) dont les métastases s'étendent à la plèvre. Il peut aussi s'agir d'un cancer qui se développe directement au niveau de la plèvre (mésothéliome pleural). Par ailleurs, dans certains cas de pleurésie, aucune cause ne peut être identifiée.

 Symptômes

La pleurésie se manifeste par une gêne respiratoire, de vives douleurs à la toux et aux mouvements, un point de côté qui irradie vers une épaule ou le haut du ventre, une toux sèche et une fièvre en cas d'infection. La pleurésie purulente est la complication d'une pleurésie bactérienne avec formation de pus dans la cavité pleurale.

 Diagnostic

Le diagnostic est confirmé par la radiographie des poumons et l'analyse du liquide d'épanchement prélevé par ponction à l'aiguille.

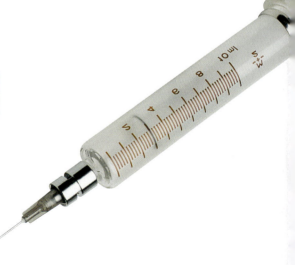

• La pleurésie est diagnostiquée grâce à une ponction.

Pleurésie

**Traitement
Médecine traditionnelle**

Le traitement de la pleurésie est avant tout celui de la maladie causale. Il fait appel, selon les cas, aux antibiotiques, aux antituberculeux, aux anticancéreux. Lorsque le liquide d'épanchement comprime trop les poumons et provoque une gêne respiratoire importante, on peut l'évacuer par ponction puis drainer la cavité pleurale. En présence d'une pleurésie purulente, cette ponction est parfois difficile à cause de la viscosité du liquide. On a alors recours à des produits qui liquéfie le pus avant la ponction. La kinésithérapie respiratoire doit être précoce et intensive afin d'éviter les séquelles de la plèvre.

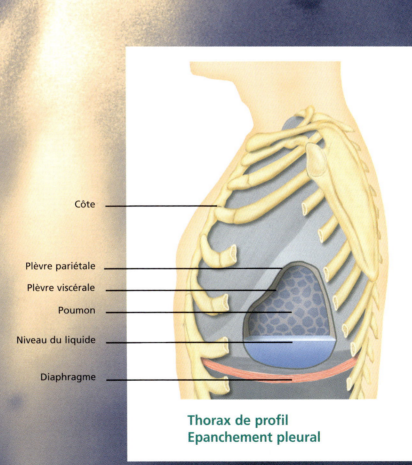

**Thorax de profil
Epanchement pleural**

Les voies respiratoires et les poumons

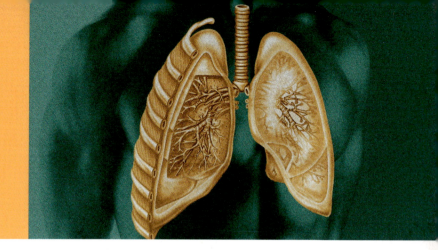

La pneumonie est une inflammation des poumons, généralement provoquée par une infection bactérienne ou virale. Cette infection provoque l'accumulation de pus, de sécrétion et de liquide dans les alvéoles pulmonaires qui ne peuvent dès lors plus assurer aussi efficacement la distribution de l'oxygène dans le sang. C'est pourquoi, les patients atteints de pneumonie peuvent souffrir de troubles respiratoires (essoufflements, respiration haletante, toux).

Types de pneumonies

Il existe plusieurs types de pneumonies dont les plus courants sont la pneumonie bactérienne, la pneumonie virale et la pneumonie à mycoplasme.

Pneumonie bactérienne

La forme la plus fréquente de pneumonie bactérienne est causée par une bactérie appelée Streptococcus pneumoniae ou pneumocoque. Elle peut toucher n'importe qui, mais certains groupes sont plus sensibles à l'infection. C'est le cas des personnes de plus de 65 ans, de celles qui souffrent d'une maladie chronique (diabète, maladie cardiaque, pulmonaire ou rénale, alcoolisme, etc.), d'un cancer ou d'une maladie du système immunitaire.

Pneumonie virale

On estime que près de la moitié des pneumonies sont d'origine virale. Les personnes qui souffrent de maladie cardiaque ou pulmonaire et les femmes enceintes sont plus vulnérables. La plupart des pneumonies virales guérissent spontanément mais certaines peuvent aussi amener à une insuffisance respiratoire.

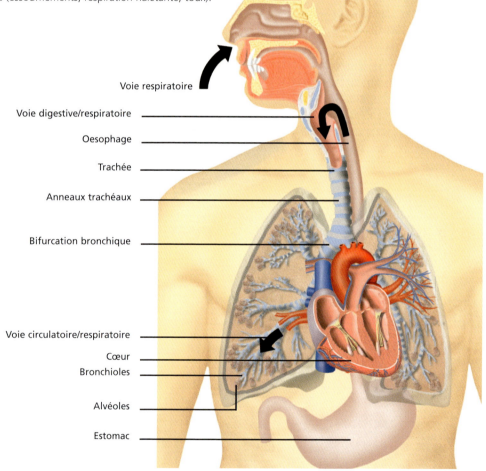

- Voie respiratoire
- Voie digestive/respiratoire
- Oesophage
- Trachée
- Anneaux trachéaux
- Bifurcation bronchique
- Voie circulatoire/respiratoire
- Cœur
- Bronchioles
- Alvéoles
- Estomac

Pneumonie

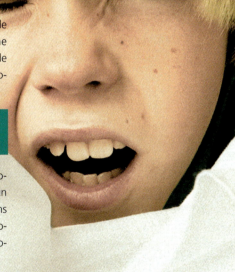

Pneumonie à mycoplasme

La pneumonie à mycoplasme est provoquée par un petit agent infectieux appelé Mycoplasma pneumoniae qui, bien qu'il ne soit considéré ni comme une bactérie ni comme un virus, possède des propriétés de chacun des ces deux microbes. Les symptômes de la pneumonie à mycoplasme diffèrent cependant beaucoup de ceux de la pneumonie à streptocoque. C'est pourquoi on la classe parmi les pneumonies atypiques. Ce type de pneumonie touche en général les enfants, les adolescents et les jeunes adultes (entre l'âge de 5 et 35 ans).

Symptômes

Les symptômes varient en fonction du type de pneumonie :

Pneumonie bactérienne

La pneumonie bactérienne peut se manifester brusquement par une fièvre élevée, des frissons, une douleur thoracique (aggravée par la toux), une toux qui produit des expectorations vertes ou rouille, une respiration et un pouls qui s'accélèrent. Les patients ont parfois les ongles et les lèvres bleuâtres indiquant un manque d'oxygène dans le sang.

Pneumonie virale

La pneumonie virale débute habituellement par des symptômes similaires à ceux de la grippe : fièvre, toux sèche, maux de tête et douleurs musculaires. La maladie peut évoluer rapidement et s'accompagner d'une fièvre élevée, d'une toux avec expectorations présentant des traces de sang, d'un essoufflement et d'un bleuissement des lèvres. Certaines pneumonies virales se compliquent d'une infection bactérienne. Elles présentent alors tous les symptômes de la pneumonie bactérienne.

Pneumonie à mycoplasme

Les principaux symptômes sont des quintes de toux violentes, accompagnées parfois d'une fièvre, de frissons, d'une fatigue, de nausées et de vomissements. En général, la pneumonie à mycoplasme est bénigne.

Diagnostic

La pneumonie est suspectée sur base de l'interrogatoire du patient et de l'auscultation. Le médecin prescrit ensuite une radiographie des poumons qui révèle un foyer infectieux en cas de pneumonie. L'analyse d'échantillons de sang et d'expectorations complète l'investigation.

Les voies respiratoires et les poumons

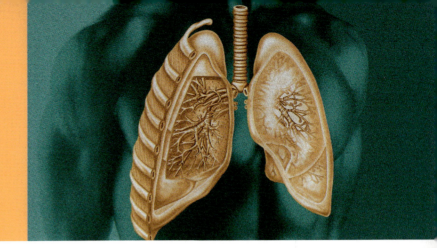

Traitement Médecine traditionnelle

Pour traiter les pneumonies bactériennes et les pneumonies à mycoplasme, on a recours aux antibiotiques, administrés par voie orale ou intraveineuse. Par contre, il n'existe pas de traitement efficace contre la pneumonie virale. Certains malades, en proie à des difficultés respiratoires, ont besoin d'une oxygénothérapie ou d'une assistance ventilatoire. D'autres médicaments peuvent encore être prescrits pour soulager les symptômes comme les analgésiques (contre les douleurs thoraciques) et les antitussifs (contre la toux). Généralement, la fièvre disparaît dans les deux jours et la guérison intervient en quelques jours. Cependant, il arrive que le patient doive être hospitalisé pendant une partie ou toute la durée du traitement. Le repos et une bonne hygiène de vie contribuent également à un rétablissement complet.

L'oxygénothérapie

L'oxygénothérapie accroît le pourcentage d'oxygène que reçoivent les poumons à chaque inspiration. Des appareils qui concentrent l'oxygène peuvent être utilisés à la maison et permettent aux patients d'inhaler quotidiennement l'oxygène qui leur est nécessaire.

L'assistance ventilatoire

Le patient est raccordé à un respirateur artificiel par l'intermédiaire d'une sonde mise en place par la bouche ou le nez (sonde endotrachéale), ou introduite via un orifice pratiqué dans la trachée (trachéotomie). Cette sonde permet d'administrer au malade de plus grandes quantités d'oxygène.

Prévention

Malheureusement, le pneumocoque est devenu progressivement résistant aux antibiotiques. La vaccination anti-pneumocoque est donc indiquée pour les personnes à risque (personnes âgées de plus de 60 ans, ou affaiblies par une maladie cardiaque, respiratoire, une diminution de l'immunité ou un diabète). Le vaccin ne doit pas être administré aux femmes enceintes, à celles qui allaitent et aux enfants de moins de deux ans. De plus, comme la pneumonie s'installe souvent après une infection respiratoire comme un rhume ou une grippe, la prévention de ces maladies peut aider à éviter la pneumonie. Le vaccin annuel contre la grippe est donc conseillé pour les personnes appartenant aux groupes à risque.

Traitement Médecine douce

Voir dans le sujet " Bronchite " tout ce qui concerne l'oligothérapie, la gemmothérapie, la phytothérapie, les huiles essentielles, notamment utilisées en inhalation et en diffuseur, les bienfaits du propolis. Et faire connaissance de la plante aux mille vertus : l' Echinacée.

Homéopathie

Il est indispensable de consulter un médecin qui décidera ce que l'importance de cette pneumonie nécessite. Il est par contre certain que les remèdes homéopathiques peuvent accompagner, et permettre d'adoucir les séquelles de la maladie. Ils pourront également aider en cas d'urgence.

Aconit et **Bryonia** auront, comme dans la bronchite, une place de choix.

Aconit, 5 ch, s'il y a eu un refroidissement, surtout par vent très froid, si la pneumonie se déclare soudainement, avec une fièvre subite, des douleurs thoraciques angoissantes, le malade pense qu'il va mourir.

Bryonia, 4 ch, si le malade ne supporte pas qu'on le touche, s'il y a un point de côté, si les douleurs thoraciques sont aggravées au moindre mouvement,

Pneumonie

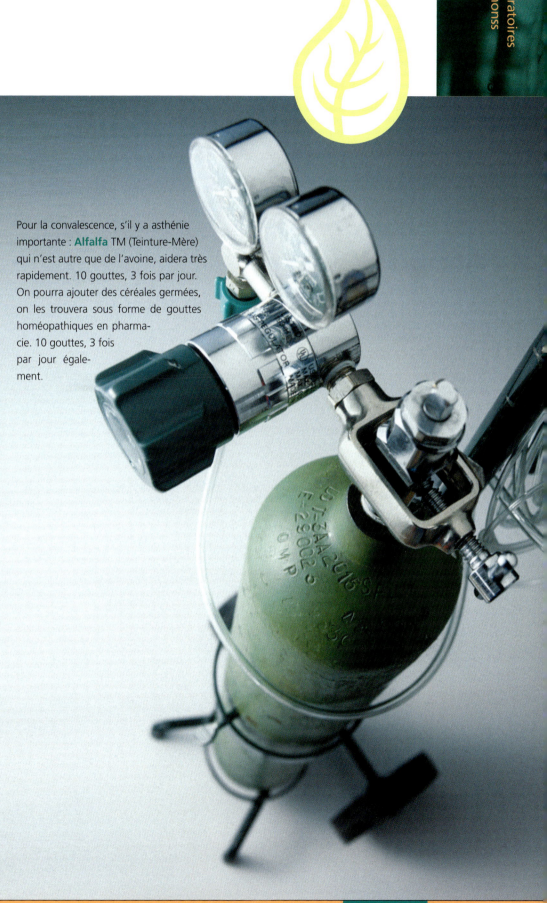

si le malade se sent mieux en étant couché du côté malade (ce qui est une grande constante de Bryonia).
2 granules toutes les 2 heures du remède correspondant jusqu'à amélioration.

S'il y a impression de constriction des bronches, on pensera à **Arsenicum Album**, 5 ch.
S'il y a une restriction des mouvements de la cage thoracique, il faudra prende **Calcarea Carbonica**, 5 ch, 3 granules 3 fois par jour.
Phosphorus, 4 ch. si le malade paraît tomber en prostration, si le pouls est petit et rapide, si la langue est desséchée, il y a une impression de soif constante, si les crachats sont striés de sang, 2 granules toutes les 3 heures jusqu'à amélioration

Il est intéressant de savoir que certains remèdes existent.
Si l'état s'aggrave encore, si l'asphyxie menace, si les lèvres deviennent violettes, se refroidissent (si aucune aide médicale n'est possible dans l'immédiat) un remède a tiré des quantités de malades de situations très fâcheuses, on peut dire pratiquement de l'agonie : **Carbo Vegetabilis**, 5 ch.
Ne doit pas être pris à raison de plus de 2 granules toutes les 6 heures.

Voir les remèdes du sujet " bronches " qui peuvent entrer également en osmose avec les symptômes de la personne malade, notamment **Antimonium Tartaricum**.

Pour la convalescence, s'il y a asthénie importante : **Alfalfa** TM (Teinture-Mère) qui n'est autre que de l'avoine, aidera très rapidement. 10 gouttes, 3 fois par jour. On pourra ajouter des céréales germées, on les trouvera sous forme de gouttes homéopathiques en pharmacie. 10 gouttes, 3 fois par jour également.

La santé de A à Z
Bruxelles (Belgique), 2004
© 2004, Paperview SA. Tous droits réservés.

Auteur: Paperview
Direction éditoriale: Odile d'Oultremont
Design: Christophe Huthmacher
Mise au net: Paperview
Rédaction: Tootsie Guéra (médecines douces), Virginie Vulhopp (médecine traditionnelle)

Avec la collaboration de : Dr. A. Toussaint en Dr. B. Deboeck

Conception de l'œuvre: Paperview
Production éditoriale: Paperview

© 2004, Paperview SA, Brussels.
Tous droits réservés.

© 2004 by Artis-Historia SA, Mechelen.
Tous droits réservés pour les langues française et néerlandaise. Toute reproduction ou représentation intégrale ou partielle, par quelque procédé que ce soit, électronique, mécanique, photocopies ou autre, des pages publiées dans cet ouvrage, faite sans l'autorisation préalable d'Artis-Historia est illicite.

ISBN 2-87391-390-8
D2004/0832/9

Strategic development Manager: Gert Mahieu
Concept et réalisation graphique (couverture): Sara Firlefijn/Artis-Historia